HEBAMME IRIS WILHELM
DRESDENSTR. 74
38124 BRAUNSCHWEIG
☎05312884198 📱0172 5445714
IRIS.WILHELM@ONLINE.DE

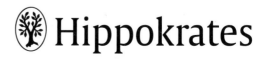

Weitere Titel der Reihe:

Adamaszek et al., *Naturheilverfahren in der Hebammenarbeit*
AFS (Hrsg.), *Stillen und Stillprobleme*
Buchardt, *Babymassage*
Diefenbacher, *Praxisratgeber Recht für Hebammen*
Enning, *Wassergeburtshilfe*
Fischer, *Atlas der Gebärhaltungen*
Harder, *Wochenbettbetreuung in der Klinik und zu Hause*
Illing, *Kinderheilkunde für Hebammen*
Körner/Rösch, *Ernährungsberatung in Schwangerschaft und Stillzeit*
Melchert, *Schwangerenschwimmen, Rückbildungsschwimmen, ...*
Salis, *Ratgeber für den Einstieg in die Freiberuflichkeit*
Schmid, *Der Geburtsschmerz*
Seidel, *111 knifflige Prüfungsfragen für Hebammen*
Stachowiak, *Aromatherapie*
Stüwe, *Gymnastik und Yoga in der Geburtsvorbereitung*
Stüwe, *Wochenbett- und Rückbildungsgymnastik*
Sutton/Scott, *Die Optimierung der Kindslage*
de Wall/Glaubitz, *Schwangerenvorsorge*

Praxisbuch Homöopathie für Hebammen

Ingrid Revers-Schmitz

unter Mitarbeit von
Sabine Nitz-Eisendle

26 Abbildungen
17 Tabellen

Hippokrates Verlag · Stuttgart

*Bibliografische Information
der Deutschen Bibliothek*

Die Deutsche Bibliothek verzeichnet diese Publikation in der Deutschen Nationalbibliografie; detaillierte bibliografische Daten sind im Internet über http://dnb.ddb.de abrufbar

Anschrift der Autoren:

Ingrid Revers-Schmitz
Alte Bonnstr. 147
50321 Brühl

Sabine Nitz-Eisendle
Darwingasse 8/14
A-1020 Wien

© 2006 Hippokrates Verlag in
MVS Medizinverlage Stuttgart GmbH & Co. KG,
Oswald-Hesse-Str. 50, 70469 Stuttgart

Unsere Homepage: www.hippokrates.de

Printed in Germany 2006

Lektorat: Renate Reutter
Abbildungsnachweise: s. S. 307
Umschlaggestaltung: Thieme Verlagsgruppe
Titelfotos: DHU, Karlsruhe
Satz: SATZPUNKT Ewert GmbH, Bayreuth
Druck: Westermann Druck, Zwickau

ISBN 3-8304-5302-7

Wichtiger Hinweis: Wie jede Wissenschaft ist die Medizin ständigen Entwicklungen unterworfen. Forschung und klinische Erfahrung erweitern unsere Erkenntnisse, insbesondere was Behandlung und medikamentöse Therapie anbelangt. Soweit in diesem Werk eine Dosierung oder eine Applikation erwähnt wird, darf der Leser zwar darauf vertrauen, dass Autoren, Herausgeber und Verlag große Sorgfalt darauf verwandt haben, dass diese Angabe **dem Wissensstand bei Fertigstellung des Werkes** entspricht.

Für Angaben über Dosierungsanweisungen und Applikationsformen kann vom Verlag jedoch keine Gewähr übernommen werden. **Jeder Benutzer ist angehalten,** durch sorgfältige Prüfung der Beipackzettel der verwendeten Präparate und gegebenenfalls nach Konsultation eines Spezialisten festzustellen, ob die dort gegebene Empfehlung für Dosierungen oder die Beachtung von Kontraindikationen gegenüber der Angabe in diesem Buch abweicht. Eine solche Prüfung ist besonders wichtig bei selten verwendeten Präparaten oder solchen, die neu auf den Markt gebracht worden sind. **Jede Dosierung oder Applikation erfolgt auf eigene Gefahr des Benutzers.** Autoren und Verlag appellieren an jeden Benutzer, ihm etwa auffallende Ungenauigkeiten dem Verlag mitzuteilen.

Geschützte Warennamen (Warenzeichen®) werden **nicht** besonders kenntlich gemacht. Aus dem Fehlen eines solchen Hinweises kann also nicht geschlossen werden, dass es sich um einen freien Warennamen handelt.

Das Werk, einschließlich all seiner Teile, ist urheberrechtlich geschützt. Jede Verwertung außerhalb der engen Grenzen des Urheberrechtsgesetzes ist ohne Zustimmung des Verlages unzulässig und strafbar. Das gilt insbesondere für Vervielfältigungen, Übersetzungen, Mikroverfilmungen und die Einspeicherung und Verarbeitung in elektronischen Systemen.

Inhalt

Grundlagen

1 Die Entstehungsgeschichte der Homöopathie 2
Sabine Nitz-Eisendle

2 Homöopathie und Forschung 4
Sabine Nitz-Eisendle

2.1 Klinische Studien 4
2.2 Grundlagenforschung 4
   Physikalische Untersuchungen 5
   Botanische Modelle 5
   Immunologische Modelle 5
   Untersuchungen an Zellkulturen 5
   Tierexperimentelle Studien 5
2.3 Wirkung von Hochpotenzen 6
2.4 Fazit 6

3 Grundprinzipien der Homöopathie 8
Sabine Nitz-Eisendle

3.1 Ähnlichkeitsregel 8
3.2 Die Arzneimittelprüfung 8
   Individuelles Krankheitsbild 9
3.3 Potenzierung 9
3.4 Erstverschlimmerung 10
3.5 Heringsches Gesetz 10
3.6 Homöopathische Arzneimittel 10
   Arzneistoffe 10
   Verabreichungsformen 11
   Lagerung der Arzneimittel 11

4 Grundregeln für die Einnahme der Arzneimittel 12
Ingrid Revers-Schmitz

4.1 Dosierung 12
   Wann wiederhole ich eine Mittelgabe? 12
   Auswahl der Potenz 13
4.2 Reaktionen auf die Mittelgabe 15
   Wie lange wirkt ein homöopathisches Mittel? 15
   Woran erkenne ich, ob ein homöopathisches Mittel gewirkt hat? 16

5	Die homöopatische Anamnese	17
	Ingrid Revers-Schmitz	
5.1	Akute Anamnese	17
5.2	Gründliche homöopathische Erstanamnese	18
5.3	Anamnese bei Säuglingen und Kleinkindern	19
5.4	Hierarchie der Symptome	19

6	Repertorisieren	25
	Ingrid Revers-Schmitz	
6.1	Praktisches Vorgehen	25
6.2	Arbeit mit Komplexmitteln	29
6.3	Andere Therapiekonzepte	29
	Homöopathische Prophylaxe	29
	Plazenta- oder Nabelschnurblutnosoden	30
	Eugenische Kur	30

Indikationen

7	Bewährte Indikationen in der Schwangerschaft	32
	Ingrid Revers-Schmitz	
7.1	Anämie	32
7.2	Blutungen in der Schwangerschaft	35
7.3	Fluor	45
7.4	Kindsbewegungen (Besonderheiten)	46
7.5	Obstipation in der Schwangerschaft	47
7.6	Ödeme	49
7.7	Pruritus	51
7.8	Schlaflosigkeit in der Schwangerschaft	52
7.9	Sodbrennen	54
7.10	Übelkeit und Erbrechen	56
7.11	Varizen und Hämorrhoiden	72
7.12	Vorzeitige Wehentätigkeit (Abort-/Frühgeburtsneigung)	74
7.13	Wadenkrämpfe, Finger und Zehenkrämpfe	79

8	Bewährte Indikationen während der Geburt	81
	Ingrid Revers-Schmitz	
8.1	Blutung intrapartal/postpartal	81
8.2	Harnverhalt	90
8.3	Muttermundsbefund (Besonderheiten)	92
8.4	Plazentaretention	95
8.5	Untersuchung schmerzhaft	98
8.6	Wehenstörung	99

9 Bewährte Indikationen beim Neugeborenen 118
Ingrid Revers-Schmitz

9.1	Abusus/Medikamenteneinnahme der Mutter	118
9.2	Augenentzündung	120
9.3	Ikterus	122
9.4	Kephalhämatom	127
9.5	Mekoniumabgang verzögert	127
9.6	Notfälle beim Neugeborenen	128
9.7	Trinkschwierigkeiten	134

10 Bewährte Indikationen beim Säugling 138
Ingrid Revers-Schmitz

10.1	Blähungen/Koliken	138
10.2	Nabelprobleme	152
10.3	Stomatitis/Mundsoor	155
10.4	Windeldermatitis	158
	Lokale Therapie und Prophylaxe	159

11 Bewährte Indikationen im Wochenbett 163
Ingrid Revers-Schmitz

11.1	Haarausfall	163
11.2	Lochien	165
11.3	Nachwehen	169
11.4	Psychische Veränderungen	172
11.5	Schwäche	177
11.6	Subinvolutio, Puerperalfieber	179

12 Bewährte Indikationen in der Stillzeit 188
Ingrid Revers-Schmitz

12.1	Mamillenbeschwerden	188
12.2	Milchstau, Mastitis und Laktationsprobleme	193
12.3	Probleme mit Milchmenge/Milchfluss	200
12.4	Abstillen	207

Arzneimittelbilder

13 Die wichtigsten Arzneimittel in der Hebammenarbeit 210
Ingrid Revers-Schmitz

13.1	Aconitum napellus	210
13.2	Apis	212
13.3	Arnica montana	214

13.4	Arsenicum album	216
13.5	Belladonna	217
13.6	Bellis perennis	220
13.7	Borax	222
13.8	Bryonia alba	223
13.9	Calcium carbonicum Hahnemanni	224
13.10	Calcium phosphoricum	227
13.11	Calendulaofficinalis	228
13.12	Caulophyllum thalictroides	230
13.13	Causticum	231
13.14	Chamomilla	233
13.15	China officinalis	234
13.16	Cimicifuga racemosa	236
13.17	Coffea	239
13.18	Gelsemium sempervirens	240
13.19	Ignatia	242
13.20	Ipecacuanha	244
13.21	Kalium carbonicum	245
13.22	Kalium phosphoricum	247
13.23	Lachesis muta	248
13.24	Lycopodium clavatum	250
13.25	Magnesium phosphoricum	253
13.26	Natrium muriaticum	254
13.27	Nux vomica	257
13.28	Opium	260
13.29	Phosphoricum acidum	262
13.30	Phosphorus	263
13.31	Phytolacca decandra	266
13.32	Platinum metallicum	266
13.33	Pulsatilla praetensis	268
13.34	Secale	271
13.35	Sepia	273
13.36	Silicea	277
13.37	Staphisagria	279
13.38	Sulphur	281

Anhang

Ingrid Revers-Schmitz

Abkürzungen homöopathischer Arzneimittel	302
Literatur	306
Abbildungsnachweise	307
Index	308
Die Autorinnen	319

für Dieter, Cornelia und Marion

Danke!

Danke an Sabine Nitz-Eisendle, die freundlicherweise die ersten drei Kapitel geschrieben hat.

Danke an Frau Dr. Reutter vom Hippokrates-Verlag für ihre Geduld.

Danke an Herrn Dr. Steckelbroeck, mit dem ich Hömöopathie-Seminare für Hebammen durchführe, für seine Unterstützung.

Danke an die Firma Deutsche Homöopathie-Union für die Genehmigung zur Veröffentlichung ihrer Fotos und Unterlagen.

Ein ganz besonderes Dankeschön geht an meine Familie: meinen Mann und meine beiden Töchter, die mich in meiner Arbeit immer sehr unterstützt haben. Eine Hebamme zur Ehefrau/als Mutter zu haben, ist nicht immer leicht. Und wenn die dann noch ein Buch schreibt ... .

Vorwort

Als der Verlag bei mir anfragte, ob ich nicht ein Buch von Hebammen für Hebammen zum Thema Homöopathie schreiben würde, war mein erster Gedanke „Gibt es nicht schon genügend davon?" – Beim weiteren Nachdenken stellte ich aber fest: Wenn ich selbst in der Klinik oder freiberuflich arbeite, fehlt mir oft ein Werk, in dem ich „nur mal schnell nachschlagen" kann; ein Buch, in dem man nicht erst „Romane" lesen muss, sondern in dem die Symptome stichwortartig aufgeführt sind. Die entsprechenden Rubriken eines Repertoriums sollten bei jedem Thema zu finden sein, damit man nicht so viel hin und her blättern muss. Und wenn es in der Klinik sehr hektisch ist, wünsche ich mir oft eine Tabelle, in der ich schnell die wichtigsten Mittel auf einem Blick sehen kann.

In diesem Buch habe ich versucht, all diese in der praktischen Tätigkeit entstandenen Anforderungen und Wünsche umzusetzen. So ist ein Nachschlagewerk für den akuten Fall entstanden – **ein Praxisbuch, das ganz auf die Bedürfnisse der Hebammenarbeit abgestimmt ist**. Dass dieses Buch keine Ausbildung in der Homöopathie ersetzen kann, steht dabei außer Frage. Diese ist absolute Voraussetzung für eine homöopathische Behandlung.

Zum Aufbau des Buches

Nach den **Grundlagen der Homöopathie** werden die **bewährten Indikationen** aufgeführt. Auch wenn auf den ersten Blick ein Mittel gut zu den angegebenen Beschwerden passt, ist es wichtig, das Mittel in seiner Ganzheit im Blick zu haben. Wenn z. B. die Symptome auf Chamomilla passen, die Frau aber still, ruhig und geduldig ist, ist Chamomilla das falsche Mittel. Das heißt, wir müssen nach dem Repertorisieren immer noch einmal die Übereinstimmung mit dem Mittelbild kontrollieren.

In den **Repertoriums-Rubriken** zu Beginn jedes Themas habe ich aus verschiedenen Quellen (s. Literatur) die Rubriken zusammengefügt. Teilweise sind sich die Autoren sehr einig und ich fand in allen verwendeten Büchern die gleichen Mittel, zum Teil gab es aber auch gravierende Unterschiede in den aufgeführten Mitteln zu einem Symptom sowie in der Wertigkeit. Ich habe jeweils die höchste Wertigkeit verwendet. Habe ich ein Symptom nur bei einem Autor gefunden, so ist der entsprechende Name angegeben.

Manche Hebammen und Ärzte neigen dazu, ein homöopathisches Mittel symptomatisch zu verschreiben, z. B. „Gebärende zittert = Gelsemium" oder „VT hoch = Kalium carbonicum". Aus diesem Grunde habe ich im **Arzneimittelteil** die Symptomenordnung etwas geändert. An erster Stelle stehen die Gemütssymptome, die immer berücksichtigt werden müssen. An der zweiten Stelle sind Allgemeinsymptome aufgeführt, damit auch diese nicht unbeachtet bleiben. Erst danach folgen die für die Hebammenarbeit typischen Symptome aus dem Bereich der Schwangerschaft, Geburt, Wochenbett, der Stillzeit und Neugeborenenperiode. Am Ende der Beschreibung der Arzneimittel sind immer einige Beispiele genannt für ähnliche Mittel, Folgemittel und Antidote. Diese Auflistung ist nicht vollständig. Mittel, die mit großer Wahrscheinlichkeit nicht in Kreißsaal und Hebammenkoffer vorhanden sind, da sie sehr selten gebraucht werden, habe ich häufig nicht aufgeführt (z. B. Nit-s-d).

Als Hebammen dürfen wir nur Beschwerden in unserem „Zuständigkeitsbereich" (Schwangerschaft bis 1. Lebensjahr) ohne Krankheitswert homöopathisch lindern. Auch wenn pathologische Symptome, wie Blutungen und Mastitis etc., aufgelistet sind, benötigen wir hierfür die Verordnung eines Arztes. Nichtsdestotrotz ist es erforderlich, das gesamte Arzneimittelbild zu kennen.

Praktisches Vorgehen

- Wenn wir z. B. eine Frau mit Schwangerschaftserbrechen behandeln wollen, schlagen wir im Kapitel „Bewährte Indikationen in der Schwangerschaft" das Thema „Übelkeit und Erbrechen" nach. Bei der entsprechenden Rubrik (z. B. „Übelkeit durch Gerüche von Essen") finden wir die entsprechenden Mittel, z. B. Sepia. Die Symptome der aus meiner Praxis wichtigsten Mittel sind dann kurz beschrieben.
- Wenn die Schwangere weitere Beschwerden hat, so sehen wir uns das entsprechende Kapitel ebenso an.
- Haben wir uns für ein Mittel entschieden, prüfen wir anhand des Arzneimittelbildes (Kapitel 13 oder Übersichtstabelle 13-1), ob es wirklich das richtige ist.

Nach meiner langjährigen Erfahrung mit homöopathischer Therapie in der Hebammenarbeit ist diese eine unschätzbare Bereicherung und Erleichterung unserer Arbeit. Sehr oft kann man mit diesen sanften Mitteln den Frauen sehr gut helfen, wenn andere Mitteln versagen. Manche Sectio, manche Antibiotikabehandlung kann vermieden werden durch die Gabe des passenden homöopathischen Mittels. (An meinen Seminaren nehmen häufig auch Ärzte/Ärztinnen teil, die Näheres über die „Zauberkügelchen" der Hebammen erfahren wollen.)

Allen Hebammen, die mit diesem Buch arbeiten, wünsche ich viel Erfolg mit der homöopathischen Therapie bei „ihren" Frauen und Babys.

Ingrid Revers-Schmitz

Geleitwort

Frau Revers-Schmitz ist es mit diesem Buch gelungen, einen Brückenschlag zu vollziehen zwischen einem „Kochbuch" für den Kreißsaal bzw. für die geburtshilflich tätige Hebamme und einem ausführlichen Lehrbuch für dieses Fachgebiet. Entweder finden sich in den meisten Handbüchern „Rezeptvorschläge" für ein symptomatisches Vorgehen ohne Berücksichtigung des ganzen Persönlichkeitsbildes oder ein Lehrwerk ist so umfassend, dass es nicht für die rasche Mittelfindung geeignet ist. Homöopathische Arbeit, die mangels Zeit nur symptomorientiert an Hand weniger Merkmale durchgeführt wird, ist oft genug genauso wenig erfolgreich wie eine Komplexmittelbehandlung. Andererseits fehlt in der Hektik des Kreißsaals häufig die Zeit oder die Atmosphäre für eine klassische homöopathische Begleitung.

Um den Widerspruch in der Realität der modernen Geburtshilfe (zentralisierte Geburtshilfe mit wenig Zeit für die einzelne Gebärende und daraus resultierend wenig Zeit für eine individuelle homöopathische Behandlung auf der einen Seite, Anspruch auf eine individuelle homöopathische Behandlung ohne Verzicht auf moderne Errungenschaften in der Geburtshilfe auf der anderen Seite) in etwa aufzuheben, bedarf es oft eines Balanceaktes der Hebamme/des Geburtshelfers.

Den Hebammen und den geburtshilflich tätigen Ärzten, die trotz widriger Arbeitsbedingungen gute homöopathische Geburtshilfe leisten wollen, ist dieses Buch eine wertvolle Arbeitshilfe.

Die Autorin ist mir seit vielen Jahren durch gemeinsame Arbeit zunächst im Kreißsaal, später durch gemeinsame Fortbildungen für Hebammen und Frauenärzte bekannt. In dieser Zeit habe ich ihren geschulten Blick für die klassische homöopathische Arbeit im Sinne Samuel Hahnemanns schätzen gelernt. Durch ihre Tätigkeit als Hebamme und Heilpraktikerin ist ihr Blick nicht auf die Geburtshilfe allein begrenzt, sondern richtet sich darüber hinaus auf das gesamte Persönlichkeitsbild der betreuten Frau.

Die große praktische Erfahrung der Autorin mit der Homöopathie in der Geburtshilfe macht dieses Buch für Hebammen und Geburtshelfer zu einer wertvollen Hilfe bei der täglichen Arbeit.

Dr. med. Volker Steckelbroeck

Arzt für Frauenheilkunde und Homöopathie, Brühl

Grundlagen

1 Die Entstehungsgeschichte der Homöopathie

Sabine Nitz-Eisendle

Die Wurzeln der Homöopathie gehen bis in die Antike (**Hippokrates**, 4. Jahrhundert v. Chr.) zurück. Auch **Paracelsus** beschrieb im 16. Jahrhundert n. Chr. Ansätze des Heilprinzips der Homöopathie.

Als eigentlicher Begründer der Homöopathie aber gilt **Christian Friedrich Samuel Hahnemann**. Er wurde am 10. April 1755 in Sachsen geboren und wuchs in ärmlichen Verhältnissen auf. Der begabte Junge konnte durch einen Förderer die Schule besuchen und Medizin studieren. Mit dem im Studium erworbenen Wissen war er jedoch nicht zufrieden und stand der damaligen Medizin bald sehr kritisch gegenüber. Als unabhängiger Denker und Wissenschaftler seiner Zeit veröffentlichte er zahlreiche Werke über chemische, naturwissenschaftliche und medizinische Themen und war hierdurch bekannt und geschätzt. Aus Enttäuschung über die oft schädigenden Behandlungsweisen der damaligen Zeit gab er seine praktische Tätigkeit als Arzt trotz drohender materieller Not für 8 Jahre auf. Er verdiente sein Geld mit Schriften auf dem Gebiet der Heilkunde, Chemie, Pharmazie, Gesundheitspflege und Erziehung sowie mit Übersetzungen.

Bei der Übersetzung medizinischer Werke stieß Hahnemann auf die Schriften eines schottischen Arztes, in denen unter anderem über die Heilwirkung von Chinarinde bei Malaria und ihrer „magenstärkenden Wirkung" geschrieben wurde. Damit war er nicht einverstanden und probierte die Wirkung der Chinarinde an sich selbst aus. Bei der Einnahme einer kleinen Menge über einige Tage bekam er die Symptome des Wechselfiebers. Nach dem Absetzen verschwanden die Beschwerden.

In den folgenden 6 Jahren machte er weitere Versuche mit damaligen Medikamenten und fand ähnliche Ergebnisse. Er prüfte die Arzneien an sich selbst sowie an seinen ebenfalls gesunden Schülern und schrieb alle Abweichungen nieder. Er stellte fest, dass Arzneistoffe, die bei Gesunden bestimmte Zustände auslösten, ähnliche Zustände bei Kranken beseitigen konnten.

Der Grundsatz der Homöopathie war gefunden: „Simila similibus currentur" = **Ähnliches soll durch Ähnliches geheilt werden**.

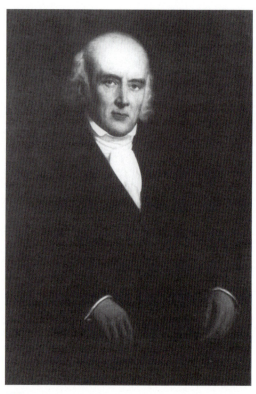

Abb. 1.1 Christian Friedrich Samuel Hahnemann

Etwa ab 1801 begann Hahnemann auch niedrig dosierte Substanzen einzusetzen, da hohe Konzentrationen reiner Arzneimittel starke Überreaktionen ausgelöst hatten. Er experimentierte weiter und stellte fest, dass es dadurch nicht nur zu einer besseren Verträglichkeit, sondern auch zu einer höheren Wirksamkeit der Substanzen kam. Er entwickelte das Verfahren der **Potenzierung** bzw. **Dynamisierung**.

Die **Prinzipien der Homöopathie** waren geschaffen:
- Ähnlichkeitsregel
- Arzneimittelprüfung
- Individuelles Krankheitsbild
- Dosierungslehre, Potenzierung

1810 erschien das „**Organon der rationellen Heilkunde**", in dem Hahnemann seine Erkenntnisse niederschrieb. Das in Paragraphen gegliederte Werk erschien in zahlreichen Auflagen und gilt noch heute als die „Bibel" eines jeden Homöopathen.

Erst als er für sich Möglichkeiten sah, als Arzt Menschen wirklich zur Heilung zu verhelfen, praktizierte Hahnemann wieder. Er starb am 2. Juli 1843 im 88. Lebensjahr.

2 Homöopathie und Forschung

Sabine Nitz-Eisendle

Obwohl die Wirkung der Homöopathie in der Praxis eindeutig beobachtet werden kann, neigen viele Schulmediziner noch immer dazu, diese ohne weitere Nachprüfung zu negieren, da das System der Homöopathie in keine der Theorien passt, die sie während ihrer Ausbildung gelernt haben. Daher versuchen mehrere Wissenschaftler seit Jahren durch verschiedene Studienansätze, die Wirksamkeit der Homöopathie nachzuweisen. In In-vitro-Studien versucht man mit wissenschaftlichen Methoden die Wirkung homöopathischer Potenzen zu beweisen, insbesondere auch von Hochpotenzen, bei welchen keine Materie mehr nachweisbar ist.

2.1 Klinische Studien

1954 publizierte Boyd (1) eine äußerst gewissenhaft durchgeführte Studie über den Effekt von **Mercuris-chlorid** $(HgCl)_2$ D 61. In einer kontrollierten Blindstudie mit über 500 Vergleichsuntersuchungen, welche über mehrere Jahre geführt wurde, konnte Boyd signifikant nachweisen, dass $(HgCl)_2$ D 61 die enzymattische Spaltung von Stärke beschleunigt. D 61 liegt weiter über der molekularen Grenze von 6×10^{23} (Avogadrozahl), welche ihrerseits mit der D 24- bzw. C 12-Potenzierung korrespondiert.

Auch in Studien mit Pflanzen oder mit Tieren versuchten verschiedene Forscher die Wirksamkeit der Homöopathie zu beweisen. Die bekanntesten klinischen Veterinärstudien wurden durch Wolter über die Beeinflussung der Geburt durch homöopathische Potenzen gemacht. **Caulophyllum D 30** hat sich in verblindeten Studien als ein wirksamer Wehenstimulator bei Mutterschweinen erwiesen (11).

Kleijinen et al. Von der Universität Maastricht publizierten 1991 eine **Metaanalyse** von 107 kontrollierten klinischen Studien (13). Je strenger ihre Evaluationskriterien nach einem homöopathischen Standpunkt waren, desto positiver fielen ihre Resultate aus. Die Autoren zogen daraus den Schluss: „Das Ausmaß der positiven Evidenz selbst unter den besten Studien war eine Überraschung für uns. Der Evidenz wegen müsste man eigentlich die Homöopathie als wirksam betrachten, wenn nur der Wirkungsmechanismus plausibler wäre."

Eine neue **Metaanalyse** wurde 1997 von Linde und Mitarbeitern publiziert (8). Sie untersucht noch einmal systematisch alle bisher publizierten randomisierten Placebo-kontrollierten Studien mit homöopathischer Therapie. Für den Zeitraum 1995 bis 1996 konnten 89 Studien ausfindig gemacht werden, von denen 23 in Medline-indexierten medizinischen Fachzeitschriften veröffentlicht worden waren. Die Autoren kommen zu dem Schluss, dass die klinische Wirksamkeit der homöopathischen Therapie nicht mit einer Placebowirkung zu erklären ist und dass für sie eine insgesamt noch ungenügende, aber dennoch klare Evidenz besteht.

2.2 Grundlagenforschung

Grundlagenforschung in der Homöopathie bedeutet die Auseinandersetzung mit dem Problem, dass homöopathische Hochpotenzen eine starke Wirkung auf Patienten zeigen, obwohl sie kein Molekül des ursprünglichen Arzneimittels mehr in der verwendeten Lösung enthalten. Die Grundlagenforschung gliedert sich dabei in zwei Bereiche:
- Untersuchungen zur **Wirksamkeit** homöopathischer Hochpotenzen, ähnlich wie in klinischen Studien, mit isolierten Zellen, Gewebekulturen, Tieren und Pflanzen.
- Untersuchungen zur Wirkungsweise homöopathischer Hochpotenzen. Ihr Ziel ist die

Ausbildung von Theorien, mit denen man die mit den derzeitigen molekularen Modellen nicht erklärbare Wirkung von Hochpotenzen plausibel machen kann.

In der Praxis überlagern sich in vielen Fällen beide Ansätze. In experimentellen Modellen gefundene Wirkungen geben oftmals zu Theoriebildungen Anlass bzw. erhärten diese.

Physikalische Untersuchungen

Sie wurden vor allem zu dem Zweck durchgeführt, um Unterschiede zwischen den homöopathischen Hochpotenzen, in denen zumindest in den ersten Verschüttelungsstufen wirksame Substanzen vorhanden waren, und dem nur in gleicher Weise verschüttelten Lösungsmittel herauszuarbeiten. Solche Untersuchungen (14) wurden mit verschiedensten physikalischen Methoden durchgeführt und ergaben oft messbare Unterschiede, dazwischen aber immer wieder widersprüchliche Ergebnisse.

Botanische Modelle

Arbeitsgruppen am Institut für strukturelle medizinische Forschung in Graz (15) konnten nachweisen, dass potenzierte Mineralsalze bis zu einer Potenz von D 30 einen deutlichen Einfluss auf das Wachstum von Pflanzenkeimlingen ausüben. Bei der Nachprüfung dieser Versuche zeigte sich im Allgemeinen ein chaotischer, schwer reproduzierbarer Kurvenverlauf der Wachstumsbeeinflussung durch Potenzreihen von Mineralsalzen. Interessanterweise zeigen aber gerade Potenzen ab der Avogadroschen Zahl, also ab D 23, ein konstantes reproduzierbares Muster der Wachstumsbeeinflussung. Konkret konnte dies mit den Sibernitratpotenzen D 24–D 26 erzielt werden.

Mit diesem Modell konnte auch die Stabilität dieser Potenzen unter dem Einfluss elektromagnetischer Felder geprüft werden. Die Untersuchungen ergaben außerdem, das möglicherweise die Lagerung homöopathischer Hochpotenzen in der Nähe von üblichen Feldwirkungen, z. B. durch Fernsehapparate und andere Haushaltsgeräte, die Wirksamkeit von Hochpotenzen beeinträchtigen kann.

Immunologische Modelle

Für immunologische Untersuchungen wurde vor allem das Modell der Degranulation von mit Immunglobulin E (IgE) beladenen basophilen Leukozyten durch Anti-IgE herangezogen.

Französische Arbeitsgruppen (16) konnten zeigen, dass Histamin C 7 die Basophilendegranulation hemmt und damit eine antihistaminartige Wirkung hat. Am bekanntesten wurde die Arbeit von Davenas et al. (17). Er konnte zeigen, dass potenziertes Anti-IgE bis zur Verdünnung von (1:10)120 zu einer Degranulation von mit IgE beladenen humanen basophilen Leukozyten führt. Diese Arbeit wurde von verschiedenen Seiten massiv angegriffen und es gelang bis jetzt nicht, die Ergebnisse an anderen Stellen eindeutig zu reproduzieren.

Untersuchungen an Zellkulturen

In ausführlichen Untersuchungen (18) wurde die Resistenzentwicklung gegenüber einem Hitzestress an Fibroblastenkulturen (Bindegewebszellen) unter homöopathischer Vorbehandlung anhand der Messung von Stressproteinen dokumentiert. Die Untersucher betonen, dass damit ein experimenteller Beleg für das Ähnlichkeitsgesetz gelungen ist.

Tierexperimentelle Studien

Sie wurden mit den verschiedenen Modellen durchgeführt. Das Grundprinzip der Vergiftungs- und Entgiftungsstudien besteht darin, dass Versuchstiere mit toxischen Schwermetallen, aber auch mit anderen Substanzen vergiftet wurden und durch eine Vor- und Nachbehandlung mit homöopathischen Potenzen eine erhöhte Toleranz gegenüber diesen Giften, teilweise durch eine erhöhte Ausscheidung, erreicht werden konnte (19).

2.3 Wirkung von Hochpotenzen

Wenn man zur Bewertung der klinischen Studien die Ergebnisse der Grundlagenforschung heranzieht, vor allem Arbeiten, die zeigen, dass die homöopathische Information durch Magnetfelder zerstört werden kann (20), so lassen sich daraus folgende Hypothesen über die Wirkungsweise homöopathischer Hochpotenzen formulieren:

> 1. Die Wirkung homöopathischer Arzneimittel kann keine pharmakologisch-molekulare sein, sondern muss auf einer physikalischen Information beruhen.

Dies lässt sich schon daraus folgern, dass homöopathische Hochpotenzen kein Molekül der Ausgangssubstanz mehr in der Lösung enthalten. Dies wird weiterhin durch die Übertragbarkeit der Information mittels elektronischer Geräte und die Zerstörung dieser Information durch elektromagnetische Felder belegt.

> 2. Biologische Systeme müssen diese Information erkennen können, d. h. es müssen Wechselwirkungen zwischen dem Lebewesen und dem Arzneimittel auftreten, die den Charakter von Resonanzkopplungen zeigen.

Dabei ist nicht die Intensität der Signale entscheidend, sondern die Abstimmung von Sender und Empfänger.

> 3. Lösungsmittel, die in der Homöopathie verwendet werden (Wasser, Alkohol, Milchzucker), müssen ein Gedächtnis für die Information der Wirkmoleküle haben, da in höheren Potenzen die Arzneimoleküle selbst nicht mehr vorhanden sind.

Tatsächlich gibt es für diese Informationsspeicherung im Lösungsmittel verschiedene physikalische Modelle. Aus diesen Modellen ergibt sich folgende **Arbeitshypothese für die Herstellung homöopathischer Hochpotenzen:**

- Homöopathische Arzneimittel in hoher Ausgangskonzentration können im Rahmen der **Potenzierung**, durch die Energiezufuhr der Verschüttelung, ihre Information auf das Lösungsmittel übertragen.
- Dieses **informierte Lösungsmittel** kann im Rahmen der weiteren Potenzierungsschritte die in ihm gespeicherten Informationen auch dann noch weitergeben, wenn keine Moleküle des ursprünglichen Medikaments mehr in der Lösung vorhanden sind.

Durch diese weiteren Potenzierungsschritte wird die Information sogar noch verstärkt und gereinigt. Dies würde erklären, warum hohe Potenzen meist sogar stärker wirksam sind als Tiefpotenzen, und warum Hochpotenzen vor allem auf den geistigen Bereich wirken, während Tiefpotenzen mehr zur Behandlung von Organleiden eingesetzt werden.

Es muss aber ausdrücklich betont werden, dass dies eine Arbeitshypothese ist, die die Grundlage für das Verständnis der homöopathischen Forschung darstellt. Es werden sicher noch viele Forschungsschritte notwendig sein, um diese Arbeitshypothese zu erhärten oder umzuformulieren. Selbstverständlich können auch in der Homöopathie Placebo-Effekte in einzelnen Fällen ebenso wenig ausgeschlossen werden wie bei jeder anderen Therapie.

2.4 Fazit

Wenn auch die eigentlichen Wirkungsmechanismen der durch homöopathische Behandlungen bewirkten Heilungsvorgänge naturwissenschaftlich noch nicht beweisbar sind, so zeigen die weltweit beobachteten und durch ausführliche Fallberichte immer wieder dokumentierten homöopathischen Heilerfolge, dass diese **keine Zufallsprodukte** sein können, sondern auf ganz bestimmten Gesetzmäßigkeiten beruhen müssen.

Die Homöopathie hat eine **eigenständige, therapeutische Methode** entwickelt, die nach den bisherigen Erkenntnissen eine individuell spezifisch wirksame, jedoch pharmakologisch unspezifische Stimulation der Selbstheilungsvorgänge darstellt. Ihre Arzneimittel sind deshalb nicht wie ein herkömmliches Pharmakon zu betrachten und müssen dementsprechend anders untersucht werden

Im Bereich der **klinischen Wirksamkeitsforschung** sind die in der Schulmedizin üblichen Vergleichsstudien (randomisierte Doppelblind-Studien) mit Placebo äußerst problematisch, weil sie die Homöopathie in ein ihr fremdes Forschungskorsett zwängen.

Außerdem ist ein homöopathisches Arzneimittel **nur bei einer individuell passenden Wahl** wirksam, bei einer individuell unpassenden Verordnung ist es nur als Placebo zu betrachten. Viele der auch in letzter Zeit angewandten Forschungsansätze ignorieren dieses Faktum immer noch und beharren auf einem herkömmlichen Ansatz der Randomisierung und Placebokontrolle. In Zukunft braucht es also andere Forschungsansätze, um eine der Homöopathie adäquate Wirksamkeitsforschung zu betreiben.

Literatur

1. Boyd, W.E.: Biochemical and Biological Evidence of the Activity of High Potencies. Br.Hom. (1954) 44: 7–44
2. Elsholz, I.: Homöopathie: Heilkunst oder Irrlehre? Barthel & Barthel, Schäftlarn 1995
3. Gerhard I. et al.: Wirksamkeit homöopathischer Einzel- und Komplexmittel bei Frauen mit unerfülltem Kinderwunsch. Erfahrungsheilkunde (1993) 3: 132–137
4. Gerhard I. et al.: Homöopathische Behandlung bei weiblicher Unfruchtbarkeit. Jahrbuch 2, Karl und Veronika Carstens-Stiftung, Hippokrates Verlag, Stuttgart: 217–239, 1996.
5. Hahnemann, S.: Organon original. Barthel & Barthel, Schäftlarn 1996.
6. Just, C.: Studien zur Homöopathie. Barthel & Barthel, Berg 1992.
7. Kleijnen j. et al.: Placebo effect in duoble-blind clinical trials. A review of interctions with medications. The Lancet (1994) 344: 1347–1349.
8. Linde, K. et al.: Are the clinical effects of homeopathy placebo effects ? A metaanalysis of placebo-controlled trials. The Lancet (1997) 350: 834–43.
9. Righetti, M.: Experimentelle Befunde in der Homöopathie. Aus: Wasser und Information, Hrgs.: Institut für strukturelle medizinische Forschung e.v.u. Physiologisches Institut der Universität Graz, Haug Verlag, Heidelberg 1993.
10. Smith, C.: Homeopathy for induction of labour (Cochrane Review) The Cochrane Library, Issue 1, 2002.
11. Wolter, H.: Wirksamkeitsnachweis von Caulophyllum D 30 bei der Wehenschwäche des Schweins. In: Gebhardt, K.H.: Bewisbare Homöopathie, 2. Ed.Haud Verlag, Heidelberg, 1985.
12. Wolter, H.: Kompendium der tierärztlichen Homöopathie. 1989, Ferdinand Enke Verlag.
13. Kleijnen, J., Knipschild, P., ter Riet, G.T.: Clinical Trials of Homeopathy. Brit. Med. J. 302 (1991) 316–321.
14. Weingärtner, O.: Homöopathische Potenzen; Wunsch und Wirklichkeit bei der Suche nach therapeutisch wirksamen Komponenten. Springer Verlag, Berlin-Heidelberg, 1992.
15. Kolisko, L.: Physiologischer Nachweis der Wirksamkeit kleinster Entitäten bei sieben Metallen. Goetheanum Verlag, Dornach 1926.
16. Boiron, J., Belou, B.: Effets de dilutions hahnemanniennes d' Histaminum 7 Ch et d' Apis mell. Sur la degranulation des basophiles de patients allergiques. XXXV. Congress Liga Med. Homeop. Internat. Brighton 1982.
17. Davenas, E., Beauvais, J. et al. : Human basophil degranulation triggered by very dilute antiserum against Ig E. Nature 333 (1988) 816–818.
18. Van Wijk, R., Wiegaut, F.A.C.: Cultured Mammalian Cells in Homeopathic Research – The similar Principle of self-recovery. Utrecht University 1994.
19. Linde, K., Jonas, W.B. et al.: Critical Review and metaanalyses of serial agitated dilutions in experimental toxicology. Human and Experimental Toxicology 13 (1994): 481–492.
20. Richter, H. und Haidvogel, M.: Homöopathie für Frauenärzte. Hippokrates Verlag, Stuttgart 2000.

3 Grundprinzipien der Homöopathie

Sabine Nitz-Eisendle

3.1 Ähnlichkeitsregel

> **Ähnlichkeitsregel:**
> Ähnliches soll durch Ähnliches geheilt werden.

In den Paragraphen § 21–25 des Organon erklärt Hahnemann eindeutig, dass die Erscheinungen der Kur nach einem festen Gesetz ablaufen, dem Gesetz der Ähnlichkeit, das in der Homöopathie herrscht. Nachdem Hahnemann eine Reihe von Arzneimittelprüfungen gemacht hat, trug er aus der Literatur eine große Zahl von berichteten Kuren zusammen, um zu erklären, ob die Heilung zufällig oder gezielt erfolgt war und ob sie in Übereinstimmung mit dem Ähnlichkeitsgesetz oder dem **Contraria–Gesetz** gemacht wurde. Hahnemann behauptete nämlich, dass die Schulmedizin bzw. Allopathie, wie er zu sagen pflegte, Krankheiten mit dem Entgegengesetzten zu heilen versuchte. „Contraria contrariis curantur" war das Prinzip, nach dem die Schulmedizin vorging, d. h. das Entgegengesetzte wird mit dem Entgegengesetzten behandelt, z. B. Bluthochdruck mit einem Mittel zur Blutdrucksenkung.

Das **Ähnlichkeitsgesetz** besagt, dass Substanzen, die in Überdosis bei einem gesunden Menschen bestimmte charakteristische, gleichsam „künstliche" Krankheitssymptome erzeugen, ein den Symptomen nach ähnliches Krankheitsbild heilen können. Dies ist dann möglich, wenn sie dem Organismus in potenzierter Form zugeführt werden. Diese Substanzen nennt man **Simile**. Sie stimulieren ein natura-sanat-Geschehen (Selbstheilung; von lat. natura „Lauf der Dinge, Gesetz der Welt" und sanare „heilen), das ohne diese spezifische arzneiliche Information nicht hätte ausgelöst werden können.

Die Grundlage für dieses Ähnlichkeitsgesetz bilden Tausende und Abertausende von Einzelerfahrungen bei akuten und chronischen Erkrankungen unterschiedlichster Herkunft und Entstehungsgeschichte. Die Homöopathie ist also eine **Erfahrungsheilkunde**.

3.2 Die Arzneimittelprüfung

Um das Wirkungsmuster einer Arznei, das Arzneimittelbild, festzulegen, führten Hahnemann und seine Schüler zahlreiche **Arzneimittelprüfungen** an sich selbst und anderen gesunden Personen durch. Auch heute noch muss jeder Arzt, der Homöopathie erlernt, an solchen Prüfungen teilnehmen.

Diese Arzneimittelprüfungen werden meist in Form eines **Doppelblindversuches** mit Arzneien in pharmakologischer Dosis, mit Hochpotenzen und Placebo vorgenommen, wobei es manchmal nicht einfach ist, Verum- und Placebowirkung im Einzelfall sicher auseinander zu halten. Insgesamt aber ergeben die Arzneimittelprüfungen der Homöopathie eine solide naturwissenschaftliche Basis. Wichtig sind bei der Prüfung vor allem die genaue Beschreibung der einzelnen Symptome und die Modalitäten (was verschlechtert, was verbessert die Symptome: Temperatur, Bewegung, etc.). Die Prüfungssymptome aller Probanden werden systematisch zusammengestellt und bilden das Arzneimittelbild. Unerlässlich ist, dass der Prüfer „gesund an Leib und Seele" ist.

Individuelles Krankheitsbild

Die Homöopathie bedient sich einer so genannten **Arzneimitteldiagnose**. Sie stellt die wichtigste Grundlage für die Auswahl des passenden homöopathischen Mittels dar. Wichtig ist dabei eine **detaillierte Anamnese**, die körperliche und seelische Symptome berücksichtigt.

Das Vorgehen bei der Anamnese sollte nach einem bestimmten Muster erfolgen, damit man nichts Wesentliches übersieht. Da ein homöopathisches Arzneimittel nur bei einer sehr individuell passenden Wahl wirksam ist, ist die Erfahrung des Therapeuten sehr wichtig und ein homöopathisch arbeitender Therapeut sollte sich eine eigene Liste für seinen Untersuchungsgang nach den vorgegebenen Richtlinien erstellen.

Jedes Leiden äußert sich in **Symptomen** (Krankheitszeichen). Die Kunst des Homöopathen besteht darin, genau hinzusehen und die charakteristischen, auffallenden und ungewöhnlichen Symptome herauszuarbeiten, um das passende Arzneimittel, das Simile, zu finden. Ein Symptom ist ein Signal, welches die Aufmerksamkeit auf sich lenkt und den üblichen Gleichlauf in Frage stellt. Es möchte unseren bisherigen Weg unterbrechen und dieses Unwohlsein wird als Krankheit gedeutet.

> Die Symptome des Patienten sind die Wegweiser zur Arzneifindung.

Bei jeder Therapie muss aus homöopathischer Sicht die **Gesamtheit der Symptome** berücksichtigt werden. Es wird nicht das einzelne Symptom bewertet, sondern dieses Symptom im Zusammenhang mit allen anderen auftretenden Symptomen. So steht immer der gesamte Patient mit seinen Regulations- und Reaktionsproblemen im Mittelpunkt, die das **Arzneimittelbild** erkennen lassen.

Die Homöopathie strebt eine **Anregung der Eigenregulierung** an. Das Symptom verschwindet auf diese Weise. Bei einer homöopathischen Behandlung sollen nicht die einzelnen Krankheitssymptome beseitigt, sondern Heilprozesse in Gang gesetzt werden.

3.3 Potenzierung

Potenzierung bedeutet, dass die mineralischen, pflanzlichen oder tierischen Ausgangssubstanzen (Urtinkturen) stufenweise verdünnt, verschüttelt oder mit Milchzucker verrieben werden. Zu den am häufigsten verwendeten Potenzstufen zählen die **D-** und **C-Potenzen**. Der Potenzierungsprozess erfolgt in Zehnerschritten (Dezimalpotenzen) oder Hunderterschritten (Centesimalpotenzen).
- Unter **D 1** versteht man eine im Verhältnis 1:10 verdünnte Substanz, die zehnmal geschüttelt bzw. geschlagen wurde.
- Unter C1 eine im Verhältnis 1:100 verdünnte Substanz.

Durch diese besondere Verarbeitung erfolgt eine **bessere Verträglichkeit** des Arzneimittels bei gleichzeitig **steigender Wirksamkeit**. Aus diesem Grunde nannte Hahnemann die homöopathische Verdünnung „Dynamisierung" oder „Potenzierung". Die erhöhte Wirksamkeit wird dabei vor allem durch diesen Dynamisierungsprozess, die Art der Verdünnung, erzielt.

Die Wahl des Simile ist zwar entscheidend für die Wirkung einer Arznei, sie kann aber bei falsch gewählter Potenz vergeblich sein. Entweder ist die Erstverschlimmerung zu groß oder es kommt zu einem zu geringen Anstoß der Selbstheilkräfte.

Die gebräuchlichen **Klassifizierungen in der Homöopathie** bestehen aus:
- **Tiefen Potenzen** (etwa von D 3 bzw. C 3 bis D 12 bzw. C 12). Sie wirken vornehmlich organotrop, also unmittelbar auf den materiellen Leib des Menschen und seine Organe.
- **Mittlere Potenzen** (etwa von D 12 bzw. C 12 bis D 24 bzw. C 24). Sie wirken schon etwas mehr in Richtung des Emotionalkörpers.

- **Hochpotenzen** (etwa ab D 21 bzw. C 21). Sie erfassen ein krankhaftes Geschehen direkt am ätherischen Körper und wirken deshalb darüber hinaus auch beschleunigend in Richtung seelisch-geistiger Veränderung des Patienten. Sie werden bevorzugt bei chronischen Geschehen eingesetzt und sollten nur von erfahrenen Homöopathen verabreicht werden.

> **Fazit:** Die Homöopathie ist eine Therapieform mit Einzelarzneien, welche am gesunden Menschen geprüft sind und in potenzierter Form nach dem Ähnlichkeitsprinzip verordnet werden.

3.4 Erstverschlimmerung

Nach der Arzneigabe antwortet der Organismus oft mit einer Reaktion, die als „**Homöopathische Erstverschlimmerung**" bezeichnet wird. Nach Hahnemanns Auffassung erfolgt die Heilung einer Krankheit durch die Reaktion der Lebenskraft auf die Aktion der umstimmenden Arznei. Die Arznei induziert die heilende Nachwirkung durch Anregung der Lebenskraft (Organon §64).

> Die „homöopathische Erstverschlimmerung" ist ein **gutes Zeichen** bei akuten Krankheiten (Organon § 157). Sie zeigt, dass die Arzneiwahl richtig war.

Tritt sie zu stark auf, war die Potenz oder die Dosis nicht angemessen, d. h. der Sensibilität des Patienten in diesem Einzelfall nicht entsprechend.

3.5 Heringsches Gesetz

> Dieses Gesetz besagt, dass die Heilung einen bestimmten Weg einschlägt: Sie verläuft vom Zentrum zur Peripherie.

Das bedeutet:
- **Die Heilung erfolgt von oben nach unten:** Die Kopfsymptome verschwinden zuerst, die Symptome an den Extremitäten zuletzt.
- **Von innen nach außen:** Die Symptome im Zentrum verschwinden zuerst (z. B. Besserung des Allgemeinbefindens), die Symptome der Körperperipherie (z. B. Hautausschläge) verschwinden zuletzt.
- **Von früher zu jetzt:** Symptome, die zuletzt aufgetreten sind verschwinden zuerst und länger bestehende Symptome verschwinden später bzw. treten in umgekehrter Reihenfolge ihres Auftretens erneut auf, bevor sie verschwinden.

3.6 Homöopathische Arzneimittel

Arzneistoffe

Die Grundlage der homöopathischen Arzneien bilden zum größten Teil natürliche Rohstoffe mineralischen, pflanzlichen oder tierischen Ursprungs.

Anorganische Arzneimittel werden vor allem aus natürlichen Rohstoffen hergestellt, seltener werden im Labor hergestellte chemische Verbindungen verwendet. Beispiele sind:
- **Elemente:** Gold, Silber, Kupfer, Platin, Blei, Eisen, Quecksilber (Mercurius vivus), Schwefel, Phosphor etc.
- **Oxide und Sulfide:** Zinnober (Cinnabaris), Antimonsulfid (Antimonium crudum), Calciumpolysulfid (Hepar Sulfuris), Schwefelleber, Kieselsäure (Silicea), Arsentrioxid (Arsenicum album), Aluminiumoxid (Alumina).
- **Salze:** Natriumchlorid (Natrium muraticum), Calciumcarbonat (Calcium carbonicum), Calciumphosphat (Calcium phosphoricum) und viele andere.
- **Säuren:** Salpetersäure (Acidum nitricum), Flussäure (Acidum fluoricum), Phosphorsäure (Acidum phosphoricum) u. a.

Unter den **organischen Arzneimitteln** werden unter anderem Graphit, Petroleum, Nitroglyzerin (Glonoinum) und einige organische Säuren eingesetzt.

Pflanzliche Arzneimittel spielen in der Homöopathie eine große Rolle, einige Beispiele sind: Eisenhut (Aconitum), Tollkirsche (Belladonna), Schöllkraut (Chelidonium), Kuhschelle (Pulsatilla), Brechnuss (Nux vomica) und viele andere.

Arzneimittel aus dem Tierreich sind vor allem Biene (Apis mellifica), spanische Fliege (Cantharis), Schlangengifte wie das Gift des Buschmeisters (Lachesis) und Sekrete von Tieren, wie Ausscheidungen des Tintenfisches (Sepia), des Pottwals (Ambra grisea) und der Erdkröte (Bufo).

Nosoden sind homöopathische Potenzen von Krankheitsprodukten, die aus krankhaften Sekreten, pathologisch veränderten Gewebeteilen, Mikrobenkulturen, Körperflüssigkeiten oder auch Bakterien- oder Virenkulturen hergestellt werden. Diese Krankheitsprodukte werden nach entsprechender Sterilisation potenziert. Die wichtigsten Nosoden sind die Tuberkulose-Nosode (Tuberculinum), Gonorrhoe-Nosode (Medorrhinum), Syphilis-Nosode (Syphilinum, Luesinum) und eine aus Krebszellen hergestellte Nosode (Carcinosinum). Nosoden werden vor allem in der Behandlung chronischer Krankheiten als Zwischenmittel eingesetzt.

Zur **Qualitätssicherung homöopathischer Arzneien** sind ausführliche Vorschriften im homöopathischen Arzneibuch (Deutschland, Österreich) festgelegt, die sowohl die Qualitätskriterien für die Ursprungssubstanzen als auch die Herstellungsvorschriften der homöopathischen Potenzen regeln. Diese Kriterien sind für die Hersteller verpflichtend. Dies ist derzeitig die einzig mögliche Form der Qualitätssicherung, da aufgrund der hohen Verdünnungen eine nachträgliche pharmakologische Kontrolle nicht möglich ist.

Verabreichungsformen

Nach den Richtlinien Hahnemanns erfolgt die Herstellung einer homöopathischen Arznei nach dem HAB (Homöopathischen Arzneibuch) je nach dem Ausgangsmaterial als Essenz, Tinktur, Lösung oder Verreibung:

- **Essenz**: Ausgangsstoff ist der Saft frisch gepresster Pflanzen oder Pflanzenteile (Blüten, Blätter), mit 90%igem Alkohol zur Haltbarmachung versetzt.
- **Tinktur**: Ausgangsstoff ist die getrocknete, pulverisierte Pflanze oder die gequetschte tierische Substanz (Biene, Ameise, usw.). Mit 90–60%igem Alkohol, je nach Pflanze, werden die Inhaltsstoffe der Droge extrahiert oder durch Perkolation (Art von Extraktion eines Inhaltsstoffes mit einem fließenden Lösungsmittel) verarbeitet.
- **Lösung**: Ausgangsstoffe sind vorwiegend lösliche Salze und Säuren. Diese werden je nach ihrer Lösungsfähigkeit zu wässrigen oder alkoholischen Lösungen verarbeitet.
- **Verreibung**: Ausgangsmaterial sind unlösliche Mineralien oder feinpulverisierte getrocknete Pflanzen oder Pflanzenteile (Wurzeln, Samen u. ä.). Durch mindestens einstündiges Verreiben im Mörser werden sie mit Milchzucker zubereitet.

Die flüssigen Ausgangsstoffe (Essenzen, Tinkturen, Lösungen) werden unter dem Namen **Urtinkturen** zusammengefasst. Die festen Stoffe nennt man **Ursubstanzen**.

Die homöopathischen Arzneien werden als **Tropfen**, **Tabletten**, **Pulver** und Streukügelchen (**Globuli**) für die Einnahme zubereitet. Für den äußeren Gebrauch lassen sich Salben und Glycerin-Arzneigemische herstellen. Zur parenteralen Therapie werden Ampullen gefertigt.

Lagerung der Arzneimittel

Verdünnte Heilmittel reagieren auf Umwelteinflüsse relativ empfindlich. Kalte und gemäßigte Temperaturen beeinträchtigen ihre Wirkung nicht, jedoch direkte Sonnenbestrahlung schadet dieser Wirkung. Sie sollten also dunkel und trocken und, soweit möglich, auch vor Röntgen- oder anderen ionisierenden Strahlen geschützt, aufbewahrt werden.

4 Grundregeln für die Einnahme der Arzneimittel

Ingrid Revers-Schmitz

4.1 Dosierung

Eine Arzneimittelgabe entspricht in der Regel
- 3–5 Globuli
- 3–5 Tropfen
- 1 Tablette oder
- 1 Messerspitze Trituration.

Bei Hochpotenzen entspricht sie 1 Globulus oder 1 Tropfen.

In **akuten** Fällen sowie bei der Anwendung **niedriger** Potenzen kann die Gabe bis zu halbstündlich oder häufiger erfolgen. Ansonsten gilt:

- **niedrige** Potenzen (z.B: D 4): 3- bis 4-mal täglich 3–5 Globuli
- **mittlere** Potenzen (z. B. D 12, C 6): 1- bis 2-mal täglich 1 Gabe
- **hohe** Potenzen (z. B. C 30 und höher): einmalig 1–3 Globuli

Die Mittel sollten **möglichst nüchtern** eingenommen werden bzw. vor und nach jeder Gabe sollte mindestens 30 Minuten lang nichts gegessen und nichts getrunken werden. Außerdem sollte man sich in dieser Zeit nicht die Zähne putzen.

Die Mittel werden in der Regel unverdünnt in den Mund genommen. Globuli oder Tabletten kann man unter der Zunge zergehen lassen.

Wann wiederhole ich eine Mittelgabe?

1. Werden **Hochpotenzen** eingesetzt, ist es meist notwendig, nach einer einmaligen Arzneimittelgabe abzuwarten und die Wirkung zu **beobachten**.
Dies gilt insbesondere für die Behandlung chronischer Beschwerden. Eine Erstverschlimmerung ist als Heilreaktion zu sehen und wird nicht behandelt!
2. **Wann wird eine Hochpotenz wiederholt?**
Kommt es nach einer Besserung des Zustandes zu einer Stagnation bzw. wieder zu einer Verschlechterung der ursprünglichen Symptome, so kann das Mittel in der gleichen Potenz wiederholt werden. Bei der 2. Gabe hält die Wirkung oft nicht so lange an, so dass in der Folge die Gabe des gleichen Mittels in einer höheren Potenz nötig sein kann.
3. **Kein neues Mittel geben, wenn das erste noch gut wirkt.** Auswirken lassen! Im Zweifelsfall immer abwarten.

> **Tipp** Wenn die Patientin aus psychologischen Gründen unbedingt etwas zum Einnehmen möchte, kann man Saccharum lactis als Placebo verabreichen. Für manche Patienten ist es unvorstellbar, dass ein winzigkleines Kügelchen über einen langen Zeitraum wirken soll.

4. Gibt es keine weitere Verbesserung und sind Heilungshindernisse ausgeschlossen (s. u.), so ist eine **neue Mittelwahl** erforderlich.
Dabei müssen die jetzt vorhandenen Symptome repertorisiert werden. Häufig ist ein Komplementärmittel nötig. So ist z. B. Pulsatilla das Akutmittel für Silicea, das heißt, im akuten Fall hilft Pulsatilla, auf lange Sicht benötigt die Patientin aber Silicea. Ein anderes Beispiel ist Calcium carbonicum (chronisch) und Belladonna (akut). Eine Patientin, die von der Konstitution her Calci-

um carbonicum entspricht, benötigt bei einer akuten Erkrankung häufig Belladonna.
5. Läuft die Behandlung gut und die Patientin bekommt eine **akute Erkrankung**, so kann man im Notfall für kurze Zeit und in niedriger Potenz ein interkurrentes (= zwischen laufendes) Mittel einsetzen.
Das kann z. B. Belladonna bei einer „Calcium-Frau" sein oder das Konstitutionsmittel in niedriger Potenz, z. B. D 6. Graf empfiehlt in diesen Fällen am ersten Tag 3-mal 3 Globuli, am 2. Tag 2-mal 3 Globuli und am 3. Tag 1-mal 3 Globuli. Aber auch das passende Akutmittel, z. B. Arnika bei einer Verletzung, kommt in Frage.
6. Die **Kreißsaalsituation** stellt eine Sondersituation dar (siehe S. 14).

Welche Mittel gut aufeinander folgen, sich antidotieren oder komplementär sind, findet man in der Literatur unter dem Stichwort „Arzneimittelbeziehungen".

Im Paragraph 276 Organon weist Hahnemann darauf hin, dass eine homöopathische Arznei, auch wenn sie gut gewählt ist, in zu häufigen Gaben und in zu starken Dosen schaden kann. Insbesondere zu häufige Wiederholungen von gut gewählten Hochpotenzen sind schädlich und „richten in der Regel großes Unglück an".

Auswahl der Potenz

Für die **Auswahl** der richtigen Potenz ist es wichtig, folgende Kriterien zu berücksichtigen:

1. Akute oder chronische Erkrankung

Bei **akuten** Erkrankungen reichen häufig niedrige Potenzen, bei einer plötzlich beginnenden Erkältung bei windigem Wetter z. B. Aconitum D 6 mehrmals täglich, dann erfolgt meist nach 1–2 Tagen die Gesundung. Der Vorteil niedriger Potenzen besteht außerdem in der schwächeren Erstreaktion oder bei einer falschen Mittelwahl in den geringeren Nebenwirkungen.

Bei **chronischen Erkrankungen** erreicht man mit niedrigen Potenzen meist keine Besserung. Hier werden mittlere bis hohe bzw. Q-Potenzen bevorzugt. Die Arzneimittelgabe hoher Potenzen erfolgt meist einmalig, eine Wiederholungsgabe erfolgt individuell.

2. Gesundheitszustand der Patientin

Grundsätzlich vertragen **geschwächte Patienten und Schwerkranke** keine hohen Potenzen. Wir behandeln hier mit tiefen Potenzen bis C 6, C 12 oder Q (= LM 1).

Eine Arzneimittelgabe hoher Potenzen könnte bei diesen Patienten den Krankheitsverlauf massiv verschlechtern. Bei geschwächten Patienten kann eine zu hoch gewählte Potenz eine sehr starke Erstverschlimmerung mit hohem Leidensdruck bewirken.

3. Schwere der Erkrankung

Bei **lokalen Erkrankungen** werden allgemein ebenso wie bei leichten Erkrankungen eher niedrige Potenzen angewendet, allerdings habe ich persönlich die besten Erfahrungen mit mittleren Potenzen (bis C 30) gemacht.

Bei **Organerkrankungen** benutzen wir mittlere Potenzen (bis C 30).

Bei **generalisierten Erkrankungen**, **chronischen** Krankheiten, **schweren** Erkrankungen (Krebs, MS etc.) sowie bei **psychischen** Erkrankungen führen je nach Energiezustand der Patientin nur hohe oder Q-Potenzen zur Besserung/Gesundung.

4. Äußere Einflüsse

Die Wirkung der Arzneimittel wird von verschiedenen äußeren Faktoren beeinflusst.

So kann es z. B. sein, dass bei gleichzeitiger Antibiotika- oder Cortisongabe das homöopathische Mittel trotz richtiger Arznei- und Potenzwahl nicht wirkt.

Störfaktoren (= Heilungshindernisse) sind:
- **Andere Medikamente**
  Antibiotika antidotieren in 80 % (Vithoulkas),
  Antimykotika,
  Cortison,
  Hormone, z. B. Pille,
  Lokalanästhetika
- **Ungesunde Lebensführung**
- **Genussmittel**, z. B. Kaffee (auch koffeinfreier), Pfefferminz, arzneiliche Tees, Gewürze
- **Ätherische Öle**, z. B. Teebaumöl, Menthol, Campher
  Es gibt für die Zeit der homöopathischen Behandlung mentholfreie Zahncremes, z. B. von Elmex oder Weleda.
- **Narben** früherer Erkrankungen
- **Schockzustände** (in der Geburtshilfe nicht selten!)
- **Negative Umgebung**,
  Beispiel: „Ehemann-Syndrom" (wenn die Patientin z. B. vom Ehemann unterdrückt wird und sich nicht dagegen wehren kann, gilt der Ehemann als „Antidot" für das homöopathische Mittel.) In diesem Fall wird mit niedrigeren oder Q-Potenzen behandelt, die häufig wiederholt werden.

Sonderfall: Kreißsaalsituation

Im Kreißsaal haben wir es mit Frauen auf einem hohen Energieniveau zu tun. Diese benötigen für eine durchgreifende Wirkung mittlere bis höhere Potenzen.

> Im Kreißsaal kommen deshalb in der Regel C 30- (und vereinzelt C 200-) Potenzen zum Einsatz.
> **Dosierung C 30**: 1-mal 3 Globuli des gewählten Mittels der Patientin unter die Zunge geben.
> **Dosierung C 200**: 1-mal 1 Globulus

Je akuter die Situation, umso häufiger muss ein Mittel wiederholt werden. In hochakuten Fällen wird das Mittel verkleppert: 3 Globuli auf 1 Glas Leitungswasser geben, mit einem Plastik- oder Holzlöffel verschlagen, bis die Kügelchen aufgelöst sind. Von dieser Lösung kann die Patientin je nach Schwere des Falles alle 5–10–15 Minuten einen Teelöffel bzw. ein Schlückchen nehmen. Vor jeder Gabe wird das Verkleppern/Verschlagen wiederholt (10 ×).

> Je akuter die Situation, umso schneller muss man den Erfolg sehen.

Bei einer Besserung des Zustandes erfolgen keine weiteren Mittelgaben mehr. Wenn nach einiger Zeit neue (andere) Symptome/Zustände auftreten, muss gegebenenfalls ein anderes Mittel ausgewählt werden. Es ist durchaus möglich, dass im Laufe einer Geburt unterschiedliche homöopathische Arzneien erforderlich werden.

4.2 Reaktionen auf die Mittelgabe

Nach der Arzneimittelgabe sind verschiedene Reaktionen möglich (Tab. 4-1):

Tab. 4-1 Mögliche Reaktionen auf die Arzneimittelgabe

Gängige Abkürzungen	Mögliche Reaktion
< >	Erstverschlimmerung mit anschließender Besserung bis zur Gesundung (häufige Erstreaktion vor allem nach der Gabe von mittleren bis hohen Potenzen) = positive Reaktion = Heilreaktion
>	Allmähliche kontinuierliche Besserung (vor allem bei Q-Potenzen) = positive Reaktion
><><	Untypischer, z. B. undulatorischer Verlauf (selten, Heilungshindernisse? → nachrepertorisieren!)
<	Verschlechterung mit fehlender Besserung = meist falsche Mittelwahl
><	kurze Verbesserung mit anschließender ständiger Verschlechterung = falsches Mittel
=	Keine Reaktion Mögliche Ursachen: – Überlagerung durch allopathische Mittel (Schulmedizin) – falsches Mittel – Störfaktoren/Heilungshindernisse

< (= agg.) ← Aggravation bedeutet in der Homöopathie Verschlechterung
> (= amel.) ← Amelioration = Verbesserung

Wie lange wirkt ein homöopathisches Mittel?

Grundregeln:
- Je **niedriger** die Potenz, desto kürzer ist die Wirkungsdauer und umso häufiger ist eine Wiederholung nötig.
- Je **akuter** und heftiger die Erkrankung, umso häufiger ist eine Wiederholung erforderlich.

- Eine Gabe **C 30** wirkt je nach Umständen 2–4 Wochen,
- eine Gabe **C 200** 2–6 Monate,
- eine Gabe **C 1000** 3–6 Monate und länger.

Eine **LM 6** entspricht in der Wirkungsweise einer C 200. Durch eine andere Form der Potenzierung müssen LM-Potenzen häufiger gegeben werden, z. B. einmal täglich oder 1 Gabe alle 2 Tage.

Im Kreißsaal, auf dem hohen Energieniveau unter der Geburt, verbrauchen sich die Mittel jedoch wesentlich schneller.

Woran erkenne ich, ob ein homöopathisches Mittel gewirkt hat?

- Die Patientin muss sich allgemein besser fühlen.
- Die Symptome, die die Entscheidung für dieses eine Mittel begründet haben, müssen sich verändern.
- Allgemeine Beschwerden müssen sich wieder normalisieren, das heißt, eine Patientin, die nicht schlafen konnte, schläft wieder, die Ausscheidungen müssen sich normalisieren, der Appetit setzt wieder ein etc.
- Lokale Symptome bessern sich gemäß der Heringschen Regel (s. S. 10) häufig zuletzt.

5 Die homöopatische Anamnese

Ingrid Revers-Schmitz

> Die homöopathische Anamnese stellt die **Grundlage** für die Auswahl des passenden homöopathischen Mittels dar.

Wichtig ist eine detaillierte Anamnese, die körperliche und seelische Symptome berücksichtigt. **Voraussetzungen** dafür sind Ruhe, Zeit, Geduld, Unvoreingenommenheit und Aufmerksamkeit. Es ist wichtig, nicht schon an ein bestimmtes Mittel zu denken.

Der **Zeitaufwand** für eine homöopathische Erstanamnese beträgt je nach Lage des Falles bei einem Erwachsenen 1,5–3 Stunden. Eine akute Anamnese benötigt wesentlich weniger Zeit, z. B. 15 Minuten.

5.1 Akute Anamnese

Bei der homöopathischen Behandlung von **akuten Krankheiten**, ebenso während der **Geburt**, ist es erforderlich, eine vollständige Beschreibung der einzelnen Symptome zu erhalten, um das passende Arzneimittel zu finden. Dazu benötigen wir folgende Angaben:

Tab. 5-1 Die wichtigsten Fragen der akuten Anamnese	
Wann? (cur)	**Wann** trat das Symptom erstmals auf? (= Ursache), z. B.: – **geistig**: geistige Überanstrengung, – **emotional**: Schock, Angst, Aufregung, Ärger, z. B. Neugeborenenikterus nach Geburtsschock – **körperlich**: Überforderung, anstrengende Geburt – **Sonstiges**: Nackenschmerzen nach Zugluft
Wo? (ubi)	**Wo** = Ort der Empfindung z. B. Wehen erstrecken sich vom Rücken über das Gesäß bis in die Oberschenkel
Wie? (quod)	**Wie** = welche Qualität hat der Schmerz? z. B. brennend, schneidend, dumpf etc.
Wodurch? (quomodo)	**Wodurch** werden die Symptome gebessert/verschlechtert? z. B. Rückenschmerzen besser durch Wärme, Druck

Weiterhin müssen berücksichtigt werden:
- Geistes-/Gemütssymptome (Stimmungen, Als-ob-Symptome)
- Allgemeinsymptome
- Begleitbeschwerden

5.2 Gründliche homöopathische Erstanamnese

(Fallaufnahme gem. § 83 Organon)

> Bei länger dauernden Beschwerden und chronischen Erkrankungen beachtet man nicht nur das zugrunde liegende „Hauptsymptom", z. B. Hyperemesis, sondern man betrachtet den Menschen in seiner Ganzheit mit all seinen Eigenheiten, Vorlieben, Abneigungen, Beschwerden, Wünschen, ererbten Belastungen, seiner Vorgeschichte und seinem sozialen Umfeld.

Zu dieser **Konstitutionsbehandlung** ist eine gründliche homöopathische Anamnese erforderlich. Dazu gehören unbedingt die folgenden Punkte:

1. Spontanbericht
Die Patientin erzählt spontan von ihren Beschwerden. Dieser spontane Bericht ist das Kernstück der Anamnese, bei dem wir die Patientin nicht unterbrechen, es sei denn sie schweift zu weit auf Nichtigkeiten ab.

Dazu kommt Beobachtung bezüglich Aussehen (mager, dick), Gestik, Sprache, Stimme, Gesichtsausdruck, Kleidung, Farbe, Sauberkeit, Gang, Atmung, Haare, Haut, Händedruck, Gesten, Stimmung.

Während die Patientin berichtet, machen wir uns die entsprechenden Notizen. Dabei ist es günstig, ein gewisses Schema einzuhalten. Idealerweise lässt man Platz für die Ergänzungen aus dem gelenkten Bericht.

2. Gelenkter Bericht
Durch gezieltes Nachfragen werden Symptome vervollständigt. Hierbei wird jedes Symptom nach dem oben angegebenen Schema (Wann? Wo? Wie? Wodurch?) erforscht.

Wichtig ist auch die Klärung, ob die Patientin Medikamente einnimmt und wenn ja, wie die Beschwerden **vor** der Behandlung waren.

3. Körperliche Untersuchung
Pigmentation, Hauterscheinungen, Haltung etc.

4. Reihenfolge der Erkrankungen klären
z. B. Steißbeinschmerzen seit der Geburt des Kindes, Migräne seit Autounfall.

5. Eigenanamnese
Menarche, Zyklus, Erkrankungen, Behandlungen, dabei insbesondere auch unterdrückende Maßnahmen wie Antibiotika- und Kortikoidtherapie.

In welchem Bereich liegt der Schwerpunkt der Erkrankung? In der geistigen oder eher in der körperlichen Ebene?

6. Familienanamnese
Familiäre Belastung, Vererbung, miasmatische Belastung

7. Sozialanamnese
Sorgen, finanzielle Probleme, Lebensumstände, Familienstand

8. Gezielte Befragung
Lokalsymptome nach dem Kopf-zu-Fuß-Schema, danach Allgemeinsymptome, Geistes- und Gemütssymptome.

Geben Sie sich nicht mit der **Antwort „normal"** auf eine Frage zufrieden. Fragen Sie immer gezielt nach. Die Antwort „normal" z. B. auf die Frage, wie viel eine Patientin trinkt, kann bei der einen Frau 3 Tassen pro Tag bedeuten, bei einer anderen 3 Liter pro Tag. Wichtig ist auch die Frage, ob sie z. B. diese Menge trinkt, weil sie das Bedürfnis danach hat, oder weil es verstandesmäßig so sein soll.

9. Gezielte vorurteilsfreie differentialdiagnostische Befragung
Das Ziel ist es hier herauszufinden, was für die Patientin am wichtigsten ist. Dazu gehören Fragen nach den schlimmsten oder schönsten

Erlebnissen, nach Geistes- und Gemütssymptomen, Sexualität, klimatischen Einflüssen, Temperatur, „Feen-Wunsch".

Zur Hilfestellung gibt es fertige **Anamnesebögen**. Das Beispiel auf S. 20–23 zeigt den Anamnesebogen der Deutschen Homöopathie-Union, der dort kostenlos erhältlich ist (Abb. 4-1).

5.3 Anamnese bei Säuglingen und Kleinkindern

Bei Babys und Kleinkindern sind folgende Fragen an die Begleitperson wichtig:
- Fragen nach dem **Schwangerschaftsverlauf**, z. B. Übelkeit, vorzeitige Wehen, Erkrankungen, Unfälle etc.
- Wie hat sich das **Kind** in der Schwangerschaft verhalten?
- Musste die Mutter **Medikamente** einnehmen? Wann, welche, wie lange?
- Wie war der Konsum von **Kaffee**, **Nikotin**, **Alkohol** während der Schwangerschaft?
- Wie war die **Geburt**?
- Geburt am **Termin**? Eingeleitet? Spontan?
- Wenn **operativ**, warum? Mit welcher Betäubung?
- Wie ging es dem Baby **direkt nach der Geburt**?
- Größe, Gewicht, Kopfumfang?
- Hat es **Prophylaxen** bekommen? (Credé, Vitamin K, Vitamin D etc.)
- Lag eine **Gelbsucht** vor?
- Gab es sonstige **Auffälligkeiten** in der Neugeborenenphase? (Trinkschwäche, Wundsein, Soor, Hautausschläge)
- Wurde das Kind **gestillt**? Wie lange? Gab es Probleme dabei?
- Wie war die Entwicklung im **ersten Lebensjahr**?
- Wann kamen die **Zähne**? Mit begleitenden Beschwerden? (Fieber, Wundsein, Bronchitis etc.)
- Wann ist das Kind **gekrabbelt**, **gelaufen**, wann hat es gesprochen?

- Gab es **Probleme** wie Koliken, Schlafstörungen, KISS-Syndrom, Milchschorf, Krämpfe etc.?
- Wann und wogegen wurde das Kind **geimpft**? Wie waren die Reaktionen auf die Impfung? Wie war das Verhalten des Kindes vor und nach der Impfung?

5.4 Hierarchie der Symptome

> Bei der Anamnese müssen vor allem **individuelle, ungewöhnliche und auffallende Symptome** wahrgenommen werden (§ 153 Organon). Es geht darum, das Eigentümliche an der Erkrankung herauszufinden.

Im § 153 schreibt Hahnemann, dass die „*auffallenden, sonderlichen, ungewöhnlichen und eigenheitlichen Zeichen und Symptome des Krankheitsfalles besonders und fast einzig fest ins Auge zu fassen*" sind. Allgemeine Symptome wie Appetitlosigkeit, Müdigkeit, Schlafstörungen werden, „*wenn sie nicht näher bezeichnet sind*", nicht berücksichtigt, „*da man so etwas Allgemeines fast bei jeder Krankheit und jeder Arznei sieht*".

§ 153 – Symptome können aus jedem Bereich der Gemüts-, Allgemein- oder Lokalsymptome stammen.

Sie rücken automatisch an die **erste Stelle der Hierarchisierung**. Beispiele:
1. **Absonderliche Symptome:** z. B. Asthma, besser durch Rauchen; Durstlosigkeit bei Hitze
2. **Key-notes:** Symptome, die nur wenige Arzneien haben, z. B. Sepiasattel
3. **As-if-Symptome:** z. B. Kopfschmerz als ob ein Eisenband um den Kopf läge
4. **Periodizität:** z. B. Husten alle 3 Tage
5. **abwechselnd** mit, z. B. vikariierende Blutungen, psychische Symptome wechseln mit physischen Symptomen ab

Homöopathischer Anamnesebogen

Datum: Uhrzeit: von bis Uhr

Name: Vorname:

Geschlecht: Geb.-Datum:

Körpergröße: Gewicht:

Beruf: Familienstand:

Erscheinungsbild:
Konstitution: asthenisch ❑ pyknisch ❑ athletisch ❑ adipös ❑

Spontanbericht	Gelenkter Bericht (cur? ubi? quod? quomodo? concomitants?)

Deutsche Homöopathie-Union • Ottostraße 24 • 76227 Karlsruhe

Abb. 5-1 Anamnesebogen der Deutschen Homöopathie-Union

Indirekte Befragung[1]
Die angegebenen Begriffe stellen lediglich eine Auswahl dar. Bitte Zutreffendes markieren.

Lokalsymptome (Kopf-zu-Fuß-Schema)

Kopf: Kopfschmerzen / Schwindel / Benommenheit /

Augen: Rötung / Juckreiz / Brennen / Lichtempfindlichkeit / Doppeltsehen /

Nase: Trockenheit / Niesreiz / Sekretion / Geruchsüberempfindlichkeit /

Ohren: Klingeln / Schwerhörigkeit / Geräuschüberempfindlichkeit /

Mund: Geschmack / Trockenheit / Speichelfluß / Aphthen /

Zähne: Lockerungsgefühl / Zahnschmerzen / Dentitio difficilis /

Hals:

außen: Vergrößerung / Engegefühl /

innen: Kloßgefühl / Schluckbeschwerden / Heiserkeit /

Brust:

Atemwege: Husten / Zusammenschnürungsgefühl / Atemnot /

Herz: Herzklopfen / Stechen / Beklemmungsgefühl / Angst /

Mammae: Spannungsgefühl / Schmerzen / Absonderung /

**Bewegungs-
apparat:** Stechen / Ziehen / Schmerzen / Steifigkeit / Kribbeln / Taubheitsgefühl / Krämpfe /

Wirbelsäule:

Arme:

Beine:

**Magen-Darm-
Trakt:**

Magen: Aufstoßen / Sodbrennen / Übelkeit / Erbrechen /

Darm: Meteorismus / Kolik / Flatulenz / Obstipation / Diarrhöe /

**Urogenital-
Trakt:** Stechen / Brennen / Juckreiz / Schmerzen /

Harnwege:

Geschlechts-
organe:

Haut: trocken / fett / Rötung / Brennen / Juckreiz / Akne / Ekzem / Herpes / Naevi / Warzen /

Haare: Haarausfall /

Nägel: fleckig / spröde / Panaritium /

Drüsen: Schwellung / Verhärtung /

[1] Übliche Anamnese und körperliche Untersuchung werden vorausgesetzt.

Abb. 5-1 Fortsetzung

Allgemeinsymptome (den ganzen Menschen betreffend)

Appetit:	kein / wenig / viel / Heißhunger /
Verlangen nach:	Süßem / Saurem / Salzigem / Fett / Getränke / Lebensmittel / Genußmittel /
Abneigung gegen:	Süßes / Saures / Salziges / Fett / Getränke / Lebensmittel / Genußmittel /
Durst:	kein / wenig / viel / auf Kaltes / auf Warmes / auf Heißes /
Geschmack:	süß / sauer / salzig / fade / bitter / metallisch /
Urin:	wenig / viel / oft / Inkontinenz / Geruch / Farbe / Trübung /
Stuhl:	Frequenz / Konsistenz / Geruch / Farbe /
Schweiß:	kalt / warm / Konsistenz / Geruch /
Temperaturempfinden:	frostig / kalt / warm / hitzig /
Schlaf:	ruhig / unruhig / unterbrochen / Schlaflosigkeit / Besonderheiten /
Traum:	wenig / viel / angenehm / unangenehm / wiederholt / stark beeindruckend / von Gefahren / vom Tod /
Menses:	zu schwach / zu stark / schmerzhaft / Konsistenz / Geruch / Farbe /
Zyklus:	____ Tage Dauer: ____ Tage
Menarche:	
Menopause:	
Fluor:	schwach / stark / wundmachend / Farbe / Geruch /
Vita sexualis:	Verstärktes sexuelles Verlangen / mangelnde Libido / Störungen bei Geschlechtsverkehr /
Modalitäten:	Verschlechterung durch / Besserung durch /
Zeitabhängigkeit:	Tageszeit / Jahreszeit / Mondphase /
Mahlzeit:	vor / bei / nach /
Wetter:	trocken / schwül / feucht / neblig / naß / windig / kalt / warm / heiß /
Temperatur:	Kälte / Wärme / Hitze /
Berührung:	Hautkontakt / Kleidung / Reiben / Druck / Baden /
Haltung:	Liegen / Sitzen / Stehen / Beugen / Strecken / Zusammenkrümmen /
Bewegung:	Erstbewegung / fortgesetzte Bewegung / Gehen / Fahren / Lift / Fliegen /
Aufenthalt:	im Raum / im Freien / Meer / Gebirge /
Licht:	Helligkeit / Dunkelheit / Schatten / Sonne / Schnee /
Geräusche:	Lärm / spezielle Geräusche / Musik /
Geruch:	Parfum / Blumen / Zigarettenrauch /
Gesellschaft:	Alleinsein / Menschenmenge /
Absonderung:	Menses / Sekret / Urin / Stuhl /

Abb. 5-1 Fortsetzung

Gemütssymptome

Mentaler Status: Merkfähigkeit / Konzentration /

Stimmung: ausgeglichen / fröhlich / exaltiert / traurig / weinerlich / depressiv /

Gefühlsregung: Niedergeschlagenheit / Gereiztheit / Ärger / Zorn /

Geselligkeit: einsam / gesellig /

Temperament: ruhig / zurückhaltend / lebhaft / nervös /

Ängste:

Biographische Anamnese (Familien- und Eigenanamnese)

Soziales Umfeld:

Elternhaus:

Kindheit/Geschwister:

Schulzeit:

Lehre/Studium:

Belastung (beruflich/familiär):

Geburten: Fehlgeburten:

Vorerkrankungen: Infektionskrankheiten / Hypertonie / Rheuma / Diabetes / Gicht / Krebs /

Kinderkrankheiten:

Herz-Kreislauf-System:

Atemwege / Lungen:

Magen-Darm-Trakt:

Bewegungsapparat:

Urogenital-Trakt:

Psyche / Nerven:

Endokrinium:

Impfungen:

Unfälle:

Operationen:

Medikamente / Drogen: Hormone / Kortikoide / Schmerzmittel / Alkohol / Nikotin / Kaffee /

Allergien: Heuschnupfen / Ekzem /

Deutsche Homöopathie-Union • Postfach 410280 • 76202 Karlsruhe

Abb. 5-1 Fortsetzung

6. **Concomitans**, ein bangloses Symptom kann anderes wichtig machen, z. B. Harnabgang nur beim Lachen)

> **Tipp** Achten Sie auf die **Ausdruckskraft**, mit der die Symptome geschildert werden. Je genauer, intensiver und ausdrücklicher ein Symptom beschrieben wird, umso wichtiger ist es für die Repertorisierung.

> **Fallbeispiel**
> *Sie fragen eine Frau, was sie gerne isst und nennen ein paar Beispiele.*
> *(Fragen, auf die man mit ja oder nein antworten kann, sollten wir in der Anamnese vermeiden werden). Die Patientin antwortet: „Ja, Schokolade esse ich gerne".*
> *Dieses Symptom verwenden wir nicht. Sagt die Patientin jedoch: „Oh, ja, jede Nacht stehe ich auf und hole mir Schokolade, sonst kann ich nicht schlafen. Schokolade habe ich in jedem Zimmer liegen, die brauche ich!", so ist diese Aussage wesentlich stärker zu bewerten.*

Gliederung der Symptome (Hierarchisierung):
1. **§ 153**–Symptome
2. **Gemüts**symptome
3. **Allgemein**symptome
   (Empfindungen und deren Modalitäten, Menses, Schwangerschaft, Sexualsymptome, Verlangen, Abneigung, Beschaffenheit von Absonderungen/Ausscheidungen, Schlaf, Träume)
4. **Lokal**symptome

Ein und dieselbe Krankheit ist mit verschiedenen Mitteln heilbar. Wichtig ist die Erfassung der vollständigen Symptome. In § 18 schreibt Hahnemann:

> *„Einzige Arzneiindikation ist also die Gesamtheit der Symptome".*

6 Repertorisieren

Ingrid Revers-Schmitz

> Repertorisieren nennt man das Nachschlagen der entsprechenden Symptome mit dem Ziel, die passenden Arznei, das Simile, zu finden.

Um das entsprechende homöopathische Mittel zu finden, gibt es Nachschlagewerke (= **Repertorien**), in denen die einzelnen Symptome mit den dazu passenden homöopathischen Mitteln erfasst sind. Neuerdings sind Computerprogramme auf dem Markt, z. B. von Radar, die die Arbeitszeit wesentlich verkürzen. Leider sind diese sehr kostspielig.

Beim Repertorisieren sucht man das auffällige Symptom auf und findet dazu die entsprechenden Mittel **nach Wertigkeit** aufgelistet. So fallen Mittel, die ein Symptom besonders ausgeprägt aufweisen, schnell ins Auge, was die Mittelwahl erleichtert. Es gibt 4 Wertigkeiten: 4wertige Symptome sind häufig Key-Notes (= für das Mittel typische Symptome) im Repertorium. Bei 1wertig beschriebenen Mitteln treten die entsprechenden Symptome bei Arzneimittelprüfungen nicht häufig auf.

> Darstellung der Wertigkeiten im Repertorium:
> - **4WERTIGE** Mittel sind fett gedruckt und in Großschrift.
> - **3wertige** Mittel sind fett gedruckt.
> - *2wertige* Mittel stehen in Kursivdruck.
> - 1wertige Mittel sind normal gedruckt.

Die Repertorien sind nach einem **Kopf-zu-Fuß-Schema** gegliedert und beginnen mit Gemütssymptomen.

Die Repertorisation wird durch **Repertorisationsbögen** erleichtert (Abb 6-1 und 6-2) Diese dienen auch der Dokumentation und dem späteren Nachschlagen. Anamnese- und Repertorisationsbögen können von der DHU (Deutsche Homöopathie Union) kostenlos bezogen werden.

6.1 Praktisches Vorgehen

- Man sucht zuerst das **wichtigste ausgewählte Symptom** und notiert sich dazu die passenden Arzneimittel mit der entsprechenden Wertigkeit.
- Mit jedem weiteren Symptom verfährt man ebenso.
- Aus der Zusammenstellung im Repertorisationsbogen wird leicht ersichtlich, welche Arzneien in Frage kommen (Abb. 6-3).
- Man vergleicht nun, bei welchem Mittel **die höchsten Wertigkeiten** vorkommen bzw. welches Mittel bei allen Symptomen zu finden ist (= durchgängiges Mittel). Die Wertigkeit hat bei der Entscheidung für das Mittel Vorrang. Bei § 153er-Symptomen muss das Mittel in jedem Fall vertreten sein, je hochwertiger, umso wichtiger.
- Außerdem ist zu beachten, welche Symptome **ranghöher** sind (siehe „Hierarchisierung", S. 19).

> In jedem Fall reicht es zur Mittelfindung, **vier bis fünf auffällige Symptome** zu repertorisieren. (Unbestimmte und selbstverständliche Symptome kommen dabei nicht in Frage!).
> § 153-Symptome sind die wichtigsten. Alle übrigen Symptome dienen nur der Bestätigung.

Nach dem Finden des passenden Mittels muss anhand einer **Arzneimittellehre** geprüft werden, ob das Arzneimittelbild dem Beschwerdebild der Patientin entspricht. Es kann durchaus vorkommen, dass ein Mittel an erster Stelle steht, man aber bei der Prüfung der

Nr.	Symptom	Wertigkeit
1		
2		
3		
4		
5		
6		

	1	2	3	4	5	6		1	2	3	4	5	6		1	2	3	4	5	6
Acon.							Dulc.							Nux-v.						
Aesc.																				
Agn							Equis.													
Ant-t.							Euphr.							Op.						
Apis																				
Arg-n.							Ferr.							Phel.						
Arn.							Ferr-p.							Phos.						
Ars.															Ph-ac.						
Aur.							Gels.							Phyt.						
							Graph.							Plat.						
														Plb.						
Bell							Ham.							Puls.						
Bell.-p							Hyp.													
Borax.							Hyos.													
Bry.															Rhus-t.						
							Ign.							Ruta.						
							Ip.													
Calen.															Sabin.						
Calc.							Kal-c.							Samb.						
Calc-p.							Kal-p.							Sep.						
Camph.							Kreos.							Sil.						
Canth.															Staph.						
Carb-v.							Lac-c.							Stram.						
Caul.							Lac-d.							Sulf.						
Caust.							Lach.													
Cham.							Laur.													
Chel.							Led.													
Chin.							Lil-t.							Tab.						
Cimic.							Lyc.							Thuj.						
Cocc.															Tub.						
Coff.															Tril.						
Coloc.																					
Con.							Mag-c.													
Crot-t.							Mag-m.							Urt-u.						
Cupr.							Mag-p.							Ust.						
							Med.													
							Merc.							Verat.						
														Zinc.						
							Nat-m.													
							Nat-s.													
Dios.							Nit-ac.													
Dig.							Nux-m													

Abb. 6-1 Repertorisierungsbogen

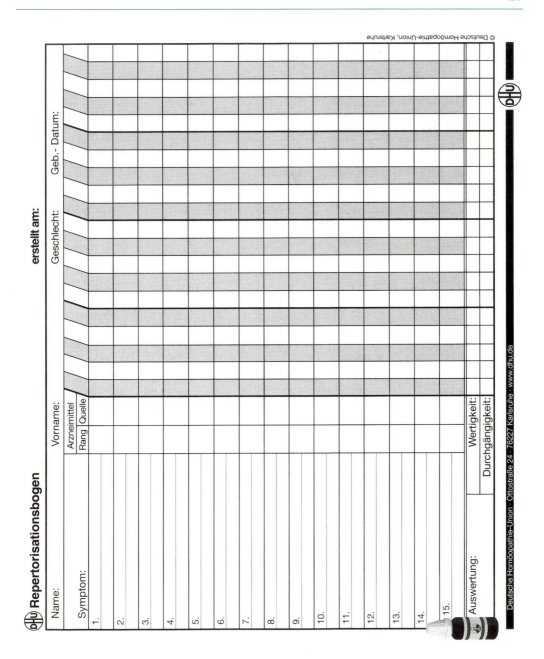

Abb. 6-2 Repertorisierungsbogen der Deutschen Homöopathie-Union

Repertorisieren

Repertorisierungsbogen (Geburtshilfe)
(M.Schmitz)

Nr.	Symptom	Wertigkeit
1	Reizbarkeit während Entbindung	3
2	Überempfindlich gg. Schmerzen, schreit	3
3	Muttermund rigide	2
4	1 Wange rot, 1 Wange blass	1
5		
6		

	1	2	3	4	5	6			1	2	3	4	5	6			1	2	3	4	5	6
② Acon.		4	1	2			Dulc.								Nux-v.		2	1				
Aesc.							Equis.															
Agn.							Euphr.								Op.			1				
Ant-t.							Ferr.								Phel.							
Apis			1					Ferr-p.			1					Phos.							
Arg-n.															Ph-ac.							
Arn.		2	1																			
Ars.		2					Gels.				3				Phyt.			2				
Aur.		?					Graph.		1						Plat.							
							Hep.				4				Plb.							
Bell		2	2				Ham.								Puls.				2			
Bell.-p							Hyper			2												
Borax.							Hyos.			2												
Bry.															Rhus-t.							
							Ign.		1	1					Ruta.							
							Ip.				2											
Calen.															Sabin.							
Calc.							Kal-c.		2						Samb.							
Calc-p.							Kal-p.								Sep.				2			
Camph.							Kreos.								Sil.							
Canth.															Staph.							
Carb-v.							Lac-c.								Stram.		1					
Caul.	1		3				Lac-d.								Sulf.							
Caust.							Lach.								Sec.				1			
① Cham.	3	4	3	3			Laur.															
Chel.							Led.															
Chin.		1					Lil-t.								Tab.							
Cimic.			1				Lyc.		1	1					Thuj.							
Cocc.															Tub.							
Coff.		4													Tril.							
Coloc.																						
Con.			2				Mag-c.		1													
Crot-t.							Mag-m.								Urt-u.							
Cupr.			1				Mag-p.								Ust.							
							Med.															
							Merc.								Verat.							
															Zinc.							
							Nat-m.															
							Nat-s.		1													
Dios.							Nit-ac.		1													
Dig.							Nux-m															

① = erste Wahl
② = zweite Wahl

Aufgrund der Reizbarkeit nach Vergleich der Materia medica: **Chamomilla**

Abb. 6-3 Fallbeispiel Repertorisierung

Materia medica feststellt, dass dieses überhaupt nicht der Patientin entspricht. Ist dies der Fall, so prüft man das nächste Arzneimittel. Gegebenenfalls muss man sich den Fall noch einmal vor Augen halten und prüfen, ob man die richtigen Symptome vorurteilsfrei repertorisiert hat.

> *„Wähle die Symptome, welche den ganzen Menschen charakterisieren, und diejenigen, welche an dem hier konkret vorliegenden Fall auffallend, sonderlich und ungewöhnlich sind."*
> (Hahnemann)

Eine **Materia medica** ist ein Werk, in dem die einzelnen Arzneimittel gründlich beschrieben sind. Das bedeutet, dass die Symptome, die bei den Arzneimittelprüfungen auftraten, erfasst werden. Dazu kommen klinische Erfahrungen und toxikologische Kenntnisse.

In einer guten Materia medica sind die Symptome hierarchisiert. So sind zum Beispiel im dreibändigen Werk von Seideneder Key-notes hervorgehoben und wichtige Symptome mit 1–3 Sternchen versehen. Für einen Anfänger reichen weniger umfangreiche Bücher wie z. B. die Materia medica von Boericke oder von Kent (s. Literaturliste, S. 306).

6.2 Arbeit mit Komplexmitteln

In der klassischen Homöopathie benutzt man zur Behandlung von Beschwerden ausschließlich Einzelmittel. Wenn man als Hebamme in einem **vollen Kreißsaal** arbeitet, hat man unter Umständen jedoch gar keine Zeit, für eine Frau ein passendes Einzelmittel auszuwählen. In diesen Fällen greifen viele Kolleginnen auf so genannte Komplexmittel, das sind Arzneimittel, die verschiedene Homöopathika enthalten, zurück.

> Für dieses Vorgehen ist es allerdings unerlässlich, dass man die Wirkung der Inhaltsstoffe des Komplexmittels kennt.

- So wird z. B. **Spascupreel®** (enthält u. a. Aconitum, Gelsemium, Magnesium phosphoricum, Chamomilla) häufig als Spasmolytikum, z. B. bei rigidem Muttermund, eingesetzt,
- **Caulophyllum Pentarkan®** (mit den Inhaltsstoffen Caulophyllum, Cimicifuga, Pulsatilla u. a.) bei Beschwerden während der Geburt,
- **Traumeel®** (enthält u. a. Arnica, Belladonna, Echinacea, Hypericum, Bellis perennis, Calendula, Symphytum) bei der Behandlung von Verletzungsfolgen oder bei Entzündungen.

Prinzipiell ist die Wahl des entsprechenden Einzelmittels vorzuziehen. Hat man aber überhaupt keine Zeit oder Möglichkeit zur Auswahl, so würde ich dem Einsatz eines solchen Komplexmittels vor den üblichen schulmedizinischen Medikamenten den Vorrang geben. Erfahrungsgemäß kann man durch den Einsatz von homöopathischen Medikamenten viele nebenwirkungsreiche Maßnahmen (von der Gabe von Dolantin oder Antibiotika bis hin zur Sectio wegen „hochstehendem Kopf") vermeiden.

6.3 Andere Therapiekonzepte

Homöopathische Prophylaxe

Häufig wird in der Literatur empfohlen, in den letzten Wochen regelmäßig niedrig potenzierte Homöopathika, wie z. B. Gelsemium oder Caulophyllum einzunehmen, um die Geburt zu erleichtern. Dieses Vorgehen ist nicht sinnvoll. Es kann bei der einen oder anderen Frau hilfreich sein, wenn sie zu dem entsprechenden Konstitutionstyp gehört. Bei allen anderen Frauen nützt es nicht und kann sogar schaden, indem die Frauen ungewollt eine Arzneimittelprüfung mit den entsprechenden Mitteln machen.

Plazenta- oder Nabelschnurblutnosoden

Diese Nosoden werden neuerdings angeboten, um ein Heilmittel für praktisch alle Erkrankungen im späteren Leben zu haben. Sie werden in unterschiedlichen Potenzen für viel Geld als „homöopathisches Arzneimittel" hergestellt, teilweise werden sie als „homöopathisch-isopathisch" bezeichnet.

Homöopathie heißt, Ähnliches wird mit Ähnlichem behandelt, das bedeutet, Krankheitssymptome werden mit einem Mittel therapiert, das, wenn es von einem gesunden Menschen eingenommen wird, die entsprechenden Symptome verursacht. Dies ist bei den Plazenta- und Nabelschnurnosoden nicht der Fall. Mir sind auch keinerlei Arzneimittelprüfungen bekannt.

Auf meine Anfrage nach weiterführender Literatur bei einer der herstellenden Firmen wurde mir geantwortet, bislang sei noch nichts in dieser Richtung erhältlich.

Isopathie heißt, dass eine Krankheit mit homöopathisch aufbereiteten Krankheitsprodukten dieser Erkrankung behandelt wird, z. B. Masern mit der Masern-Nosode oder z. B. eine Augenentzündung nach der Credé-Prophylaxe mit Argentum nitricum. Auch dies ist bei den genannten Nosoden nicht der Fall, denn bei der Geburt sind ja Plazenta und Neugeborenes gesund.

Aus diesen Gründen stehe ich der Verwendung der oben angeführten Nosoden sehr kritisch gegenüber und lehne sie ab.

Die einzige Ähnlichkeit mit der Homöopathie besteht in der Zubereitung des Mittels ebenso, wie man Eigenblut homöopathisieren kann. Aber auch dies macht man nur im **Krankheitsfall**, damit der Körper die entsprechende Information bekommen und verarbeiten kann.

Eugenische Kur

Von manchen Homöopathen wird eine so genannte Eugenische Kur in der Frühschwangerschaft empfohlen. In relativ kurzen Abständen sollen Psorinum, Medorrhinum und Luesinum in hohen Potenzen gegeben werden, um eine ererbte Belastung des Babys zu beeinflussen.

Aus Hahnemanns Sicht ist dies nicht sinnvoll, da Mittel verabreicht werden, ohne dass die entsprechenden Symptome vorliegen, was ja Voraussetzung für eine homöopathische Behandlung ist.

Gerade bei Hochpotenzen muss man auch mit starken Erstreaktionen rechnen, die die Schwangere sehr beeinträchtigen und eventuell sogar gefährden können.

Indikationen

7 Bewährte Indikationen in der Schwangerschaft

Ingrid Revers-Schmitz

7.1	Anämie	(s. S. 32)
7.2	Blutungen	(s. S. 35)
7.3	Fluor (Ausfluss)	(s. S. 45)
7.4	Kindsbewegungen (Besonderheiten)	(s. S. 46)
7.5	Obstipation	(s. S. 47)
7.6	Ödeme	(s. S. 49)
7.7	Pruritus (Juckreiz)	(s. S. 51)
7.8	Schlaflosigkeit	(s. S. 52)
7.9	Sodbrennen	(s. S. 54)
7.10	Übelkeit/Erbrechen	(s. S. 56)
7.11	Varizen/Hämorrhoiden	(s. S. 72)
7.12	Vorzeitige Wehentätigkeit/Frühgeburtsbestrebungen	(s. S. 74)
7.13	Wadenkrämpfe/Finger- und Zehenkrämpfe	(s. S. 79)
	Psychische Veränderungen, s. Kap. 11.4	(s. S. 172)

7.1 Anämie

In der Literatur empfohlene Mittel:
Ars, Calc, Calc-p, **China**, **Ferr**, Ferr-ars, Ferr-p, Graph, Hell, Kali-c, Kali-p, Med, Merc, Nat-m, **Phos**, Plat, Plb, **Puls**, *Sep*, Staph, Sulph
(3-wertige Mittel sind fett gedruckt)

Dosierung

- 1-mal täglich 1 Gabe C 6
- oder einmalig 1 Gabe C 30, ggf. nach 1 Woche wiederholen.

Die wichtigsten Mittel

In meiner Praxis haben sich folgende Mittel besonders bewährt:

China

Typische Symptome:
- Folge von **Blut**- und Säfteverlusten (wie Ferrum, Natrium muriaticum)
- Anämie infolge einer Krankheit
- total erschöpft, hat aber das Gefühl, immer weiter machen zu müssen
- Anämie allmählich zunehmend
- extreme Blässe
- Adynamie, Schwäche
- Kachexie
- Ohnmacht
- friert
- bekommt schnell Schüttelfrost
- kann am Kopf keine kalte Luft ertragen
- sehr berührungsempfindlich
- sogar Berührung durch die Kleidung ist sehr unangenehm
- **Verschlechterung** durch Kälte

Ferrum metallicum

Typische Symptome:
- Anämie, Schwäche, blasse Schleimhäute
- Anämie nach Blutung oder durch Krankheit
- „Pseudoplethora", sieht gesund aus, rote Wangen
- wird leicht rot
- blasse Lippen
- schwach, müde
- Ohnmachtsneigung
- Blutungen
- **Besserung** durch Bewegung, Ablenkung

Ferrum phosphoricum

Typische Symptome:
- Schwäche, Blässe
- abwechselnd blasses und gerötetes Gesicht
- Blutandrang zum Kopf
- blasse Lippen
- Schwäche
- gefüllter Puls
- Unruhe
- **Verschlechterung** durch Bewegung (Gegensatz zu Ferrum metallicum)

Kalium carbonicum

Typische Symptome:
- schlapp, müde, leistungsarm, ausgelaugt
- Beine versagen
- Kollaps, Ohnmacht
- Anämie
- blasses Gesicht, sieht müde und krank aus
- dunkle Ringe um die Augen herum
- schwacher Puls
- Ödeme, besonders am Oberlid innen (Säckchen)
- Rückenschmerzen, als würde der Rücken durchbrechen
- **Besserung** durch Druck
- **Extrem empfindlich** auf Wind, Kälte, Zugluft

> **Fallbeispiel**
>
> Frau K. kommt in der Schwangerschaft zu mir. Sie fühlt sich schlapp, müde und leidet unter Rückenschmerzen. Sie hat Schwierigkeiten, den Tag zu bewältigen, fühlt sich „total ausgelaugt". Der letzte Hb-Wert lag bei 10,0 g/l. Sie sieht müde aus, ist blass und hat Schwellungen um die Augen, insbesondere am inneren Oberlid fällt eine stärkere Schwellung „wie ein Säckchen" auf. Die Rückenschmerzen werden besser durch Druck und Wärme. Sie muss aufpassen, dass sie sich keiner Zugluft aussetzt, denn dann hat sie gleich einen „steifen Nacken". (Die unterstrichenen Symptome führten zur Mittelwahl.)
>
> **Therapie:**
> Frau K. bekommt **Kalium carbonicum LM 3** zur täglichen Einnahme. Ein paar Tage später meldet sie sich telefonisch, dass es ihr schon etwas besser geht. Sie nimmt das Mittel noch einige Zeit weiter alle 2 Tage ein und fühlt sich darunter viel besser, der Hb steigt auf 11,5 g/l. Bei Wohlbefinden wird das Mittel abgesetzt.
> Auch unter der Geburt bekommt Frau K. Kalium carbonicum einmal in C 30 bei fast vollständig eröffnetem Muttermund und noch hoch stehendem Kopf, woraufhin es kurzer Zeit zur spontanen Geburt kommt.

Kalium phosphoricum

Typische Symptome:
- Anämie, Blässe,
- dunkle Ringe unter den Augen
- Reizbarkeit, Nervosität
- Schwäche, Müdigkeit, Erschöpfung
- Adynamie

Natrium muriaticum

Typische Symptome:
- nach Blutverlust, durch Krankheit
- matt, schlapp, müde
- sieht krank aus
- Riss in der Mittel der Lippe
- Abmagerung
- Gewichtsabnahme in der Schwangerschaft
- gähnt ständig
- Ohnmacht

- perniziöse Anämie
- Ödeme
- Krankheiten entwickeln sich langsam
- introvertiert, zurückhaltend
- stiller Kummer
- Folge von Blutverlusten
- braucht frische Luft
- friert lieber
- **Besserung** durch Schwitzen, kalte Dusche
- **Verschlechterung** bei Kummer, Trost, Mitleid, in der Sonne, durch Hitze

Phosphor

Typische Symptome:
- Anämie nach Blutverlust, durch Krankheit
- durchscheinende Haut
- starke Anämie, Hautfarbe hat einen „Gelb-Stich"
- blond, rothaarig
- Schwäche
- Schleimhäute blass
- perniziöse Anämie
- Blutungen
- Schmerzen brennend, kommen und gehen langsam
- eher kühl, aber **Verschlechterung** durch Wärme
- Körper evtl. eiskalt
- wird gerne massiert, gestreichelt
- Durst auf Cola, Erfrischendes
- **Besserung** durch Wärme möglich
- **Verschlechterung** durch Wärme, Föhn, Gewitter, Wetterwechsel, Dämmerung

Platinum

Typische Symptome:
- matt, schlapp, blass
- körperliche Symptome **wechseln** mit geistigen Symptomen ab
- Gefühl, als seien einzelne Teile des Körper **bandagiert**
- Schmerzen kommen und gehen langsam
- **Taubheitsgefühl**
- stolz, arrogant
- fühlt sich „besser" als die anderen
- Beschwerden nach Entbindung

Pulsatilla

Typische Symptome:
- Ohnmacht
- Gesicht extrem blass
- errötet leicht
- eine Wange blass, die andere rot
- nach Blutverlust
- wenn zu viele Eisenpräparate gegeben wurden
- wechselnde Symptome
- wechselhafte Stimmung
- durstlos
- weinerlich
- kalt, kann jedoch keine Wärme vertragen
- **Besserung** im Freien, in frischer Luft, durch Kälte, kalte Anwendungen, kalte Getränke/Speisen
- **Verschlechterung** durch Hitze

7.2 Blutungen in der Schwangerschaft

In der Literatur empfohlene Mittel bei Blutungen in der Schwangerschaft:

anac, *Apis*, *Arn*, asar, *Bell*, buni-o, bry, *Calc*, *Cann-i*, caul, *Cham*, *Chin*, cimic, *Cinnm*, *Cocc*, **Croc**, *Erig*, goss, ham, hyos, **Ip**, **Kali**-c, kali-p, **Kreos**, lyc, *Mill*, *Nit-ac*, *Phos*, phyt, **Plat**, *Puls*, *Rhus-t*, ruta, *Sabin*, *Sec*, *Sil*, *Sep*, ther, *Thlas*, *Tril-p*, *Ust*, **Vib**, *Vib-p*

Blutungen im 3. Monat:	croc, *Kali-c*, **Kreos**, *Sabin*, thuj
im 5.–7. Monat:	**Sep**
im 6. Monat:	*Cann-i*, erig
Besserung im Liegen:	Ign
Blutung nach Schreck:	plat, *Ign*
Blutung nach Überanstrengung:	*Cinnm*, *Erig*, *Nit-ac*
starke Blutung:	**Apis**, bell, **Ip**, *Plat*, *Sabin*, tril, ust
Blutung im Schwall:	bell, bov, cham, chin, *Cinnm*, *Croc*, *Erig*, *Ham*, **Ip,** *Lac-c*, med, *Mill*, mit, **Phos**, puls, **Sabin**, sec, tril, ust, vib-o
Blut flüssig:	alumen, **Apis**, apoc, ars, *Bell*, *Both*, *Carb-v*, *caul*, chin, **Crot-h**, *Crot-t*, *Elaps*, *Erig*, ferr, **Ip**, **Lach**, *Mill*, nat-m, **Nit-ac**, **Phos**, prun, **Sabin**, *Sec*, sulph, *Sul-ac*, *Ust*
zum Teil geronnen:	*Bell*, puls, *Ust*
geronnen: (Synthesis)	acal, *Alet*, *Alum*, *Alumn*, *Apoc*, arg-m, *Arn*, arund, **Bell**, *Cact*, **Cham**, chin, coc-c, cocc, coch, *coff*, *Croc*, cycl., elaps, erig, *ferr*, ham, helon, ip, kali-c, kreos, lach, laur, lyc, *Mag-m*, *Merc*, *Murx*, nux-m, nux-v, *plat*, phos, *puls*, rhus-t, *Sabin*, *Sang*, sec, stram, *Thlas*, tril, **Ust**, visc
Blut zieht Fäden:	arg-n, **Croc**, lac-c, *Ust*
Blut dunkel:	ars, *Bell*, *Bry*, *Cact*, canth, carb-v, caul, *Cham*, **Chin**, coff, *Croc*, *Croth-h*, *Elaps*, *Ferr*, *Gels*, *Ham*, helon, *Kreos*, lach, laur, lyc, *Lyss*, *Nux-m*, *Plat*, plb, *Puls*, *Sabin*, *Sec*, sep, *Sulph*, sul-ac, tril, *Ust*
hell:	arn, bell, *Calc*, *Cinnm*, erig, ferr, ham, *Hyos*, *Ip*, lac-c, lyc, mill, nit-ac, nux-v, phos, pyrog, rhus-t, *Sabin*, sec, *Tril*, *Ust*, vib-p
heiß:	bell, ip
übler Geruch:	*Bell*, *Cham*, croc, crot-h, *Helon*, kreos, lach, *Nit-ac*, phos, sabin, sec, tril, *Ust*
fauliger Geruch:	**Ars**, carb-v, cham, pyrog, Ust

Empfohlene Mittel bei drohendem Abort:

Acon, *Alet*, aloe, ambr, *Apis*, arg-n, *Arn*, asar, aur, *Aur-m*, *Bapt*, **Bell**, *Bry*, bruni-o, bufo, *Calc*, *Cann-i*, *Cann*-s, carb-v, *Caul*, *Caust*, *Cimic*, cina, *cinnm*, *Cocc*, coff, *Croc*, erig, *eup-p*, *ferr*, ferr-ac, ferr-m, *Gels*, goss, *Ham*, *Helon*, **Hyos**, ign, **Ip**, kali-br, **Kali-c**, kali-chl, kali-j, kali-m, kali-n, kali-per, **Kreos**, *Lyc*, *Merc*, merc-c, *Mill*, *Nux-m*, *Nux-v*, *Op*, phyt, **Plb**, **Puls**, rat, *Rhus-t*, ruta, **Sabin**, sang, *Sars*, **Sec**, **Sep**, senec-fu, sil, *Stram*, sulph, syph, thuj, *Trill-p*, *Ust*, *Verat*, **Vib**, *Vib-p*, *Zinc*, zinc-m

(3-wertige Mittel sind jeweils fett gedruckt, 2-wertige kursiv.)

> **Dosierung**
>
> – 1-mal 3 Globuli C 30, zusätzlich 3 Globuli in einem Glas Wasser verkleppert, davon alle 5 Min. 1 Teelöffel einnehmen, bis eine Besserung eintritt
> – **oder** 1-mal 1 Globulus C 200, zusätzlich 1 Globulus verkleppert.
>
> Je akuter die Situation, desto schneller muss der Wirkungseintritt sichtbar sein!

Die wichtigsten Mittel

In meiner Praxis haben sich folgende Mittel besonders bewährt:

Apis

Typische Symptome:
- Abort, stechende, brennende Schmerzen
- Abort im ersten Trimenon
- profuse, dunkle Blutung
- mit wehenartigen Schmerzen
  - die in die Oberschenkel ausstrahlen
  - mit Schweregefühl
- Ödeme
- Oligurie
- durstlos
- berührungsempfindlich
- **Verschlechterung** durch Wärme

Arnika

Typische Symptome:
- verhindert Blutungen
- Blutung nach Verletzung; z. B. vaginale Blutung nach Unfall oder Tritt in den Bauch

Belladonna

Typische Symptome:
- Blutung **plötzlich**, hell
- **heißes** Blut
- flüssig, teilweise klumpig,
- im Schwall
- Hitze, Fieber
- **roter** Kopf, kalte Hände und Füße
- **Verschlechterung** durch **Erschütterung**, Geräusche, Licht

Caulophyllum

Typische Symptome:
- Blutung durch Schwäche, **Erschöpfung**
- drohender Abort
- abwärts drängende Schmerzen
- starke Rückenschmerzen bei leichten Kontraktionen
- innerliches **Zittern**

Chamomilla

Typische Symptome:
- Wehen mit Blutung, dunkel, mit Koageln
- oder in hellen Schüben
- Blut übel riechend
- Abort nach Zorn
- häufiges Wasserlassen
- Ruhelosigkeit, Gereiztheit, **Zorn**
- **meckert**, **schimpft**
- hysterisch durch Schmerzen

China

Typische Symptome:
- Blutungen, profus, hellrot oder dunkel
- mit Kälte, Schwarzwerden vor den Augen, schwachem Puls
- braucht Luft
- Blutung mit dunklen Klumpen
- Blutung mit Krämpfen
- Ohnmachtsneigung
- Ohrensausen
- Gesicht: sehr blass, eingefallen, spitz
- Schwäche, Erschöpfung
- aufgeblähter Bauch, nicht gebessert durch Aufstoßen oder Blähungsabgang
- sehr berührungsempfindlich

Cimicifuga

Typische Symptome:
- 3. Monat
- drohender Abort, habitueller Abort
- Abort nach Schreck
- Blutungen dunkel, geronnen
  - Schmerzen ziehen quer über den Unterbauch
  - mit Druck nach unten

- Rückenschmerzen, strahlen aus bis in den Oberschenkel
- Schwarzsehen
- schlimme Ängste in Bezug auf die Geburt (Geburt geht nicht gut, Kind krank etc.)
- allgemeine Ängstlichkeit, Nervosität
- anhaltende Übelkeit
- Wechsel zwischen körperlichen und psychischen Symptomen
- **Verschlechterung** nach Schreck

Erigeron

Typische Symptome:
- **Hauptmittel** für Abortus **imminens** (Graf)
- Blutung **anhaltend, reichlich, hellrot**!
- Blut kann koaguliert sein
- Blutung stärker bei jeder Bewegung
- Blutung durch Überanstrengung im 6. Monat,
- Blutung ohne Schmerzen
- Blutung bei Plazenta praevia
- Dysurie

Ipecacuanha

Typische Symptome:
- starke Blutung, im Schwall
- anhaltende Blutung „wie aus dem Wasserhahn" (Graf), flüssig
- hellrot, heiß, geronnen
  - mit **Übelkeit**,
  - schneidende Schmerzen im Nabelbereich
  - Luftnot,
- Hypotonie, starke Blässe,
- Ohnmacht
- bei Erbrechen Blutung im Schwall
- braucht frische Luft

Kreosotum

Typische Symptome:
- 3. Monat
- Blutung in der Schwangerschaft
  - **ätzend, scharf, wund machend**
- Blutung lang anhaltend, auch aus kleinen Wunden
- Blutung stärker im Liegen, hört bei Bewegung auf
- Blut scharf, lässt alles anschwellen, juckend

- dunkles, schwarzes Blut
- übel riechendes Blut
- Blutung intermittierend
- **Besserung** durch Wärme
- **Verschlechterung** durch Kälte, Ruhe

Phosphor

Typische Symptome:
- Blutungen, Gerinnungsstörungen
- Blutung **leuchtend rot**, im Schwall
- Blut geronnen oder flüssig
- Blutung abwechselnd fließend und stockend
- **Vorzeichen:** Brennen zwischen den Schulterblättern
- **Warnzeichen:** Durst auf eiskalte Getränke
- Frauen eher groß und schlank, blond, rothaarig, zart
- Leeregefühl im Bauch, muss häufig essen
- Ödeme
- Nasenbluten

Platinum

Typische Symptome:
- Blut dick, dunkel, wie Teer
- mit Rückenschmerzen, ausstrahlend in die Leisten
- Genitalbereich überempfindlich
- Druckgefühl nach unten
- arrogant, eitel, hochmütig
- verletzlich, empfindsam
- Angst, die Kontrolle zu verlieren
- psychische Symptome wechseln mit körperlichen ab

Pulsatilla

Typische Symptome:
- Blutung **wechselnd**, reichlich, intermittierend
- Blutung flüssig, dann mit Koageln
- dunkles Blut, schwarz
- Blut hellrot
- Blutung im Schwall
- sanfte, **weinerliche** Frau
- durstlos
- **Besserung** durch **frische Luft**, leichte Bewegung
- **Verschlechterung** durch **Hitze**

Sabina

Typische Symptome:
- **Hauptmittel** für Abortus **incipiens** (Graf)
- allgemeine Blutungsneigung
- Blutung mit oder ohne Schmerzen
- Abort, der nicht aufzuhalten ist (C 30/ C 200)
- Abortneigung um 2./**3.** Monat
- Blutungen teils hellrot, teils geronnen mit dunklen Koageln
- Schmerzen strahlen von LWS/Kreuzbein zur Symphyse, in Leisten oder in Oberschenkel aus
- **Verschlechterung** durch Bewegung, Hitze, Wärme
- **Besserung** durch Kälte, frische Luft (wie Pulsatilla)

Secale

Typische Symptome:
- Abort im dritten Monat
- Blutung stark, **schwarz**, flüssig
- Subinvolutio nach Abort
- dunkle, übel riechende Blutung
- Deszensusgefühl
- schwacher Puls
- **Haut eiskalt**, aber innere Hitze
- erträgt keine Decke
- will frische Luft
- **hält Finger weit auseinander**
- **kachektische** Frauen (mager, knochig, ausgezehrt)
- Vielgebärende

Sepia

Typische Symptome:
- Blutung im 5.–7. Monat
- bei „älteren" Frauen
- **Deszensusgefühl**
- Gefühl wie ein **Ball** im Anus oder in der Scheide
- muss die Beine zusammenhalten, damit „nichts herausfällt"
- **Stiche** in der Zervixregion
- **Sepiasattel** (Hyperpigmentierung im Bereich der Stirn und des Nasenrückens), Pigmentstörungen
- kalte Hände und Füße, braucht Wärme

Trillium pendulum
(amerik. Waldlilie „Geburtswurzel")

Typische Symptome:
- Blutung im 3. Monat
- Blutung nach Überanstrengung
- helle, schwallartige oder profuse Blutung
- selten dunkles Blut
- Rückenschmerzen bei Blutung
- Ohnmacht, Blässe, Schwäche
- Tachykardie
- Gefühl, als ob die Hüften/Oberschenkel auseinander fallen, möchte fest bandagiert werden
- ruhelos, wirft sich hin und her (Pendel)
- **Verschlechterung** der Blutung bei leichter Bewegung

Ustilago

Typische Symptome:
- anhaltende Blutung, **sickernd**
- teils hellrot, teils **dunkel**
- flüssig oder klumpig mit schwarzen Fäden
- **teilweise** geronnen
- Blut fließt ständig mit häufigen hellroten Koageln
- kein Schmerz, aber starker **Druck nach unten**
- Kontaktblutung
- große Schwäche

Viburnum opulus
(Wasserschneeball)

Typische Symptome:
- beginnender Abort
- starke **Krämpfe**, plötzlich beginnend
- Krämpfe vor Blutungsbeginn
- profuse Blutung
- Schmerzen abwärts drängend
- Schmerzen strahlen vom Rücken aus in die Beine
- nervöse Herzbeschwerden
- nervös und gereizt, unruhig
- will frische Luft
- Ohnmachtsneigung
- Übelkeit
- Muskelkrämpfe
- **Verschlechterung** durch Bewegung

Blutungen in der Schwangerschaft **39**

Tab. 7-1: Abortneigung und Blutungen in der Schwangerschaft – die wichtigsten Mittel im Überblick

Mittel (Abkürzung)	Leitsymptom	Ursache	Abort/vorzeitige Wehentätigkeit	Blutung	Sonstiges	Besserung durch	Verschlechterung durch
Aconitum (Acon)	**plötzlich**, Panik, qualvolle Angst, **Todesangst**, Folge von Schreck/Unfall Haut heiß und trocken	Schreck, Panik, Angst, Furcht Zorn, Ärger	Abort		Tachykardie, Tachypnoe		
Arnika (Arn)	Trauma, Hämatom, Zerschlagenheitsgefühl, nach Überanstrengung, Bett zu hart, Unruhe, Nervosität, Berührungsempfindlichkeit	**Verletzung, Überanstrengung**	drohender Abort		Kindsbewegungen schmerzen verhindert Blutungen		Berührung
Apis (Apis)	**Ödemneigung,** Beziehung zu Streptokokkeninfektion, Gestose, Eklampsie, schläfrig, braucht Ruhe		Abort im 1.–4. Monat stechende, brennende Schmerzen, Schweregefühl des Uterus	profuse, dunkle Blutung, starke Blutung, flüssig	wehenartige Schmerzen strahlen in Oberschenkel aus, Ödeme, Oligurie, kein Durst		Hitze Berührung
Belladonna (Bell)	**plötzlich** heftig, heiß, rot, brennend Hyperästhesie	Angst, Furcht, Schwäche od. Trägheit des Uterus	drohender Abort, plötzliche Blutung	Blutung von heißem Blut, im Schwall, flüssig, teilweise geronnen, dunkel oder hell, übler Geruch	Hitze, hohes Fieber, Durst auf kaltes Wasser oder durstlos	Ruhe Wärme	Erschütterung, Geräusche, Licht
Bryonia (Bry)	Trockenheit, will Ruhe, berührungsempfindlich, gereizt, nervös	Überanstrengung, Überhitzung, Ärger, Zorn	drohender Abort nach Überanstrengung oder Überhitzung, Schmerzen im Uterus wie wund	heißes Blut, dunkel	Trockenheit, viel Durst will Ruhe haben, friert eher, Abneigung gegen Wärme	festen Druck, Schwitzen	Bewegung, leichten Druck, Wärme

Tab. 7-1: Fortsetzung

Mittel (Abkürzung)	Leitsymptom	Ursache	Abort/vorzeitige Wehentätigkeit	Blutung	Sonstiges	Besserung durch	Verschlechterung durch
Caulophyllum (Caul)	schlaff, Bindegewebsschwäche, Erschöpfung, Schwäche, mit innerlichem Zittern, gereizt, mürrisch, Chloasma	Schwäche oder Trägheit des Uterus	mit Bauchkrämpfen, allgemeine Schwäche, Abort in den ersten Monaten, übermäßige Braxton-Hicks-Kontraktionen, verstärkte Vorwehen, mit „Druck nach unten", starke Rückenschmerzen bei leichten Kontraktionen, verhindert Frühgeburt (keine Tiefpotenzen!)	Blutung durch Schwäche, Erschöpfung, flüssig, dunkel	zu Beginn der Schwangerschaft kontraindiziert! beruhigend bei Unruhe, Anspannung, Schmerz, abwärts drängende Schmerzen	Wärme, frische Luft	Kälte, frische Luft
Chamomilla (Cham)	Schmerz unerträglich, Laune unerträglich, meckert, schimpft 1 Wange blass, 1 rot	Aufregung, Schock, Schreck, Panik, **Zorn**, Ärger	Abortus imminens, Abort nach Zorn	mit Krämpfen, stoßweise helle Blutung, dunkle Blutung, mit Koageln, übel riechend	sehr schmerzempfindlich, Pollakisurie, Eklampsie		
Cimicifuga (Cimic)	**Schwarzsehen**, Ängste bzgl. Geburt und Kind, körperliche und geistige Symptome wechseln, hat das Gefühl, eine dunkle Wolke sei um ihren Kopf, ängstlich, nervös, unruhig, misstrauisch	Angst, Furcht, Schock, Schreck, Panik, Schwäche oder Trägheit des Uterus	drohender Abort, Abort in den ersten Monate, habitueller Abort, Abort durch Schreck, Schmerz quer über Bauch, Rückenschmerzen mit Ausstrahlung bis in Oberschenkel	mit Bauchkrämpfen, Blut dunkel, geronnen	Schmerz wie „Stromschläge", Übelkeit, depressive Stimmung	Wärme, frische Luft	nach Schreck
Erigeron (Erig)	Blutungsmittel	Überanstrengung	Abortus imminens, Abort im 6. Monat, Abortneigung	**Blutung durch Überanstrengung**, im 6. Monat, starke Blutung, anhaltende Blutung, hellrot, Koagel	Dysurie Unterbauch aufgetrieben, empfindlich, Blutung bei Placenta praevia		jede Anstrengung, Bewegung

Tab. 7-1: Fortsetzung

Mittel (Abkürzung)	Leitsymptom	Ursache	Abort/vorzeitige Wehentätigkeit	Blutung	Sonstiges	Besserung durch	Verschlechterung durch
Gelsemium (Gels)	Furcht, Erregung, Verschlechterung durch Schreck, erst nervös, zittrig, dann wie gelähmt, leicht zu verunsichern	**Aufregung**, Angst, Furcht, Schreck, Schock, Virusgrippe	Abortus imminens, Abort nach Aufregung, Schock	dunkel	leicht zu verunsichern, sieht aus wie berauscht, rotes Gesicht, Ptosis, schläfrig	Ruhe, reichlich Wasser lassen, Zuwendung Ablenkung	Denken an Beschwerden, jede Aufregung
Ipecacuanha (Ip)	anhaltende **Übelkeit**, Blutungen	durch Husten	mit Krämpfen, Abort in den ersten Monaten, schneidende Schmerzen in Nabelgegend	Blutung im **Schwall** bei Erbrechen, anhaltende Blutung, **stark** flüssig, hellrot, heiß, geronnen	Übelkeit, Erbrechen, Luftnot Hypotonie, Ohnmacht starke Blässe	frische Luft	
Kalium carbonicum (Kali-c)	Trias: Rückenschmerz, Schweiß und Schwäche; Wassersäckchen am inneren Oberlid, Ödeme, kontrolliert	Schwäche	mit Anämie, Abort in den **ersten Monaten**, habitueller Abort, Zervixinsuffizienz, Schmerzen im Rücken, die bis in den Po ausstrahlen	geronnen	schwach, ausgelaugt, Rückenschmerzen, verschweigt ihre Gefühle, zuckt leicht zusammen	Druck, Massage Wärme	
Kreosotum (Kreos)	ätzende, scharfe, wund machende Sekrete		3. Monat	Blut ätzend, scharf, lässt alles anschwellen, juckend, dunkles, schwarzes Blut, übel riechend, intermittierend, Blutung stagniert bei Bewegung, stärker im Liegen	lang anhaltende Blutung aus kleinen Wunden	Bewegung, Wärme	Liegen, Ruhe, Kälte

Tab. 7-1: Fortsetzung

Mittel (Abkürzung)	Leitsymptom	Ursache	Abort/vorzeitige Wehentätigkeit	Blutung	Sonstiges	Besserung durch	Verschlechterung durch
Lycopodium (Lyc)	Meteorismus, großer Hunger, nach wenigen Bissen satt, ein Fuß warm, der andere kalt, wenig selbstbewusst, weint leicht, sanft, schnell gereizt		Abortneigung	Blutung geronnen, dunkel, hell	lebhafte Kindsbewegungen, Varikosis, Vulvavarizen, Oberkörper abgemagert, Stirnrunzeln	frische Luft	16–20 Uhr, Wärme, Hitze
Nux vomica (Nux-v)	Folge von Genussmittelabusus, überempfindlich, **nervöse Überreizung**, (Hektik, Stress), **Workaholic**, braucht Ruhe	Schwäche, Trägheit des Uterus, Stress	Abortneigung, falsche Wehen mit Bauchkrämpfen, Abort in den ersten Monaten	geronnen, Koagel, hell	vergeblicher **Stuhldrang**, **vergeblicher** Harndrang, überfordert sich, überempfindlich, Neigung zu krampfartigen Schmerzen, Schlafstörungen	Ruhe, Wärme, nach kurzem Schlaf	morgens, enge Kleidung
Opium (Op)	Folge von Schock, wie gelähmt, schläfrig (Gegensatz zu Aconitum)	Aufregung, Angst, Furcht, Schock, Schreck, Panik	Frühgeburt im 8. Monat				
Phosphorus (Phos)	Erschöpfung, Brennen, Blutungsneigung, schnell müde, Hypoglykämien			leuchtend rot, im **Schwall**, geronnen oder **flüssig**, intermittierend, schlechter Geruch	Gerinnungsstörung, Vorzeichen: Brennen zwischen den Schulterblättern **Warnzeichen: Durst auf eiskalte Getränke** Neigung zu Hypoglykämien, Nasenbluten, häufig rothaarig, feines Haar, zarte Haut	Körperkontakt, Reiben, Wärme, Dunkelheit, rechte Seitenlage	Liegen, Anstrengung, Sitzen, Sturm, Föhn, Dämmerung, Kälte
Platinum (Plat)	hochmütig, eitel, arrogant, fein, edel, das Gefühl, alle um sie herum sind kleiner, verletzlich, empfindsam, psychische Symptome wechseln mit körperlichen ab	Uterusschwäche		dick, dunkel, wie Teer, geronnen, starke Blutung	Genitalbereich überempfindlich, Druckgefühl nach unten, Rückenschmerzen ausstrahlend in die Leisten	feuchtes Wetter, frische Luft	Berührung, Druck, Wärme

Blutungen in der Schwangerschaft 43

Tab. 7-1: Fortsetzung

Mittel (Abkürzung)	Leitsymptom	Ursache	Abort/vorzeitige Wehentätigkeit	Blutung	Sonstiges	Besserung durch	Verschlechterung durch
Pulsatilla (Puls)	durstlos, wechselnde Symptome, wechselnde Stimmungen, **weinerlich**, sanft, mild, unentschlossen, braucht Zuwendung	Schwäche oder Trägheit des Uterus, Verletzung	mit Anämie, Abort im **2. Monat,** Frühgeburt im 8. Monat	wechselhaft, reichlich, intermittierend, flüssig, im Schwall, Koagel, dunkel oder hellrot	**keine Tiefpotenzen zu Schwangerschaftsbeginn!** friert, aber erträgt keine Wärme Varikosis, Venenstauungen	Kälte, frische Luft, **langsame Bewegung**, Trost	**Wärme, Hitze,** abends
Rhus toxicodendron (Rhus-t)	**Überanstrengung,** Verstauchungen, Rückenschmerzen, Beschwerden durch Feuchtigkeit und Kälte	Überanstrengung, Feuchtigkeit und Kälte	Abortus imminens	Blutung nach Verheben, Überanstrengung, Koagel, helles Blut	Zerschlagenheitsgefühl, Erschöpfung	fortgesetzte Bewegung, trockene Wärme	Bewegungsbeginn, Kälte, Luftzug, Wetterwechsel (von warm zu kalt)
Sabina (Sab)	Blutungsneigung		Abortus incipiens, Abort im 2./3. Monat, Abort, der nicht aufzuhalten ist	anhaltende Blutung, im Schwall, große Koagel, hell oder dunkel, geronnen, reichlich, dünnflüssig	braucht frische Luft Blutung mit und ohne Schmerzen Schmerzen strahlen vom **Kreuz zur Symphyse,** in Leisten, zu Oberschenkeln	Kälte, frische Luft	Bewegung, Hitze, Wärme
Secale (Sec)	inneres Brennen bei äußerer Kälte, Haut eiskalt, kann keinerlei Wärme ertragen, kachektisch, dünn, ausgelaugt, knochig	Überanstrengung, Heben, Schwäche, Trägheit des Uterus	mit Anämie Abort im 2./3. Monat oder 5.–7. Monat, Schwäche, Deszensusgefühl	braun, schwarz, dünn, flüssig, stinkend, starke Blutung	**Placentainsuffizienz,** SGA, Gerinnungsstörungen, **Parästhesien,** Taubheitsgefühl, innerliches Brennen, Gefäßspasmen eiskalte Haut, hält Finger gespreizt	Kälte, frische Luft, Aufdecken	**Wärme,** nachts

Tab. 7-1: Fortsetzung

Mittel (Abkürzung)	Leitsymptom	Ursache	Abort/vorzeitige Wehentätigkeit	Blutung	Sonstiges	Besserung durch	Verschlechterung durch
Sepia (Sep)	Herabdrängendes Gefühl, **Ballgefühl** im Rektum, **Sepiasattel**, Abneigung gegen Partner/Familie, gereizt, unzufrieden	**Schwäche, Trägheit des Uterus**	mit Anämie, Schwäche, Abort in den ersten Monaten oder im **5.–7. Monat**, primäre Zervixinsuffizienz, vorzeitige Wehentätigkeit, Kind drückt nach unten, Stiche im Zervixbereich, Schmerzen im Steißbein- und Kreuzbeinbereich	Blutung dunkel	Überempfindlich gegen Gerüche (Speisen, Küche, Ehemann), Workaholic, überfordert sich, Schwäche, Übermüdung	Sport, Bewegung, Ablenkung, Wärme	Knien, schwüles Wetter, nach Durchnässung
Trillium pendulum (Tril-p)	Gefühl, als ob Hüften/Oberschenkel auseinander fallen, möchte fest **bandagiert** werden	Überanstrengung	3. Monat	hell, schwallartig, profus, manchmal dunkel, übler Geruch	Anämie Rückenschmerzen bei Blutung, Ohnmacht, Blässe, Schwäche, Tachykardie ruhelos, wirft sich hin und her	festes Band	leichte Bewegung
Ustilago (Ust)	reizbar, schwermütig, will ihre Ruhe haben, träge, Schwäche	Uterusschwäche	3. Monat, 5.–8. Monat, **starker Druck nach unten ohne Schmerzen**	anhaltende Sickerblutung, hellrot, dunkel, evtl. gemischt, faulig riechend, geronnen, **Koagel, Faden ziehend**, teils flüssig, im Schwall	Bindegewebsschwäche, Muttermund weich, schwammig, Berührung löst leichte Blutung aus (Kontaktblutung)		
Viburnum opulus (Vib)	nervöse Herzbeschwerden, gereizt, unruhig, erschöpft		beginnender Abort, 5.–8. Monat, abwärtsdrängende Schmerzen, ausstrahlend von Rücken in Beine	starke Krämpfe, profuse Blutung, Blutung im Schwall	plötzlich beginnend, Übelkeit, Muskelkrämpfe	frische Luft, Ruhe	Bewegung

7.3 Fluor

> **In der Literatur empfohlene Mittel:**
> **Alum**, borx, caul, cimic, *Cocc*, con, kali-c, **Kreos**, med, *Murx*, nat-p, petr, plb, *Puls*, sabin, **Sep**, Thuj
> (3-wertige Mittel sind fett gedruckt)

> ### Dosierung
> Bei akuten lokalen Erkrankungen:
> – D 6 3-mal täglich
> – **oder** C 6 1-mal täglich
>
> Wenn das Mittel als Konstitutionsmittel eingesetzt wird, gibt man entsprechende hohe oder Q-Potenzen.

Die wichtigsten Mittel

In meiner Praxis haben sich folgende Mittel besonders bewährt:

Alumina (Aluminiumoxyd)

Typische Symptome:
- Fluor **scharf**, **brennend**, reichlich
- sehr trockenes Rektum in der Schwangerschaft, wund
- allgemeine Schwäche
- Gebärmutter drückt durch Bänderschwäche nach unten
- wechselnde Stimmungen
- gewalttätige Impulse

Kreosotum (Buchenholzteer)

Typische Symptome:
- Fluor ätzend **scharf**, wund machend
- **brennt** und juckt höllisch
- riecht übel
- heftigste Form von Scheideninfekten
- überempfindlich, reizbar
- Pulsationsgefühl im Körper
- **Besserung** durch Wärme

Pulsatilla

Typische Symptome:
- Fluor sieht **milchig** aus
- entweder scharf, dünn, ätzend, brennend
- oder dick, cremig, mild, **gelb**
- **sanfte**, milde Frau
- durstlos
- **weint** leicht, wird gern getröstet
- **Besserung** durch Kälte

Sepia

Typische Symptome:
- Fluor, weiß, übel riechend
- Fluor gelblich-grünlich
- wund machend
- mit Jucken
- Vaginalmykosen (evtl. schon als Kind)
- Genitalwarzen
- Vagina trocken
- Druckgefühl nach unten
- das Gefühl, die Gebärmutter würde herausfallen; muss deshalb die Beine überkreuzen
- verstärkter Haarwuchs, Damenbart
- **Sepiasattel** (Hyperpigmentierung am Nasenrücken und im Stirnbereich), Pigmentveränderungen

7.4 Kindsbewegungen (Besonderheiten)

In der Literatur empfohlene Mittel bei auffälligen Kindsbewegungen

stark:	acon, *Ars*, croc, *Lyc*, med, *Op*, *Psor*, **Sil**, *Thuj*
schmerzen:	*Arn*, bell-p, con, croc, nux-v, op, puls, *Sep*, **Sil**, verat
stören den Schlaf:	arn, *Con*, *Thuj*
bewirken Übelkeit/Erbrechen:	arn, ars, cocc, *Gels*, ign, ip, **Nat-m**, phos, psor, sep
Kind sehr lebhaft, schlägt „Purzelbäume":	*Lyc*
haben **aufgehört**:	caul
Fehllage:	*Acon*, cimic, med, **Puls**, sep, *Tub*

(3-wertige Mittel sind fett gedruckt)

> **Dosierung**
> - 1-mal täglich 1 Gabe C 6
> - **oder** einmalig 1 Gabe C 30

Die wichtigsten Mittel

In meiner Praxis haben sich folgende Mittel besonders bewährt:

Arnika

Typische Symptome:
- Schmerzempfindlichkeit, Berührungsempfindlichkeit
- Kindsbewegungen schmerzen stark
- Schlaflosigkeit durch schmerzhafte Kindsbewegungen
- das Gefühl, dass das Kind in Querlage liegt
- Erbrechen durch Kindsbewegungen

Aconitum

Typische Symptome:
- wenn sich Kind nach einem Schockerlebnis, z. B. Autounfall, extrem stark bewegt
- wenn die Kindsbewegungen nach einem Schockerlebnis schmerzhaft werden

Pulsatilla

Typische Symptome:
- Lageanomalie, z. B. BEL
- Schmerzen durch „gefühlsmäßig" falsche Lage, kann deshalb nicht liegen
- wechselhafte, veränderliche Symptome
- durstlos
- sanft, liebenswürdig, nachgiebig, mild, gefühlsbetont, resigniert schnell
- Varikosis, Besenreiser
- **Besserung** durch Trost, im Freien, an der frischen Luft, durch Kälte, langsame Bewegung
- **Verschlechterung** durch Hitze, Wärme, Sonne, heißes Bad, nasse Füße, abends

Sepia

Typische Symptome:
- reagiert sehr sensibel auf Kindsbewegungen
- schmerzhafte Kindsbewegungen
- das Gefühl, das Kind liegt schon sehr tief und drückt nach unten
- ist gern allein
- braucht zwischendurch Zeit für sich, um Kräfte zu sammeln
- nimmt keine Hilfe an
- gereizt, unzufrieden, schnell wütend
- reagiert empfindlich auf Geräusche, Gerüche, Kritik, ggf. Schmerzen
- versucht Ärger und Streit zu vermeiden, unterdrückt ihren Zorn
- misstrauisch, kritisch
- Schwäche, Übermüdung, Erschöpfung
- Abneigung gegen Partner und Familie
- will alles unter Kontrolle haben
- kann kämpferisch sein, willensstark

- Sepiasattel (Hyperpigmentierung am Nasenrücken und im Stirnbereich)
- konstitutionelle Bindegewebsschwäche

Silicea

Typische Symptome:
- lebhaftes Kind
- schmerzhafte Kindsbewegungen
- Nachgiebigkeit infolge von Schwäche
- Mangel an Energie, müde
- eigensinnig, starrköpfig, beharrlich
- geräuschempfindlich, schmerzempfindlich
- Furcht vor Nadeln
- berührungsempfindlich, dadurch kitzelig
- schreckhaft
- Erwartungsspannung
- schüchtern, zaghaft, unentschlossen
- friert leicht, braucht immer warme Kleidung, Essen und Getränke müssen jedoch kalt sein
- verlangt nach frischer Luft, ist aber sehr zugluftempfindlich
- mag keine extreme Hitze

Thuja

Typische Symptome:
- wird durch sehr heftige Kindsbewegungen wach
- schneidende Schmerzen in der Blase und Harndrang bei Kindsbewegungen
- häufig kein klares Bild
- verschlossen
- versucht, etwas zu verbergen, gibt nichts von sich preis
- vergesslich
- korrekt
- verschluckt Wörter
- unzufrieden
- Träume vom Fallen, von Verstorbenen
- Neigung zu Wucherungen (Polypen, Myome, Warzen) und Absonderungen (Ausfluss etc.)
- Verhärtungen
- **Besserung** durch warmes Wetter
- **Verschlechterung** durch feuchtes Wetter, um 3.00 Uhr, um 15.00 Uhr, auf der linken Seite

7.5 Obstipation in der Schwangerschaft

In der Literatur empfohlene Mittel bei Obstipation in der Schwangerschaft:
Agar, alet, *Alum*, Ambr, Ant-c, Ant-t, Apis, Bell, Bry, Calc, carb-v, cocc, *Coll*, coloc, Con, crot-h, **Dol**, fel-bov, ferr, graph, ham, *Hydr*, kali-bi, kali-br, kali-c, lac-ac, lach, *Lyc*, meny, merc, **Nat-c**, nat-m, **Nat-s**, Nit-ac, Nux-m, **Nux-v**, Op, phyt, **Plat**, **Plb**, plb-ac, Podo, Puls, rat, rhod, ruta, sabad, **Sep**, stann, *Sulph*, thuj, verat, verb, zinc-s

Obstipation durch Kaffee:	mosch
Obstipation durch Eisenpräparate:	Ferr
Stuhl muss manuell entfernt werden:	Sep

(3-wertige Mittel sind fett gedruckt)

Dosierung

- 1-mal täglich 1 Gabe C 6
- **oder** einmalig 1 Gabe C 30

Die wichtigsten Mittel

In meiner Praxis haben sich die folgenden Mittel besonders bewährt:

Alumina

Typische Symptome:
- vergeblicher Stuhldrang
- auch weicher Stuhl geht nur nach großer Anstrengung ab (Vergleiche Silicea)
- das Gefühl, das Rektum sei zusammengeschnürt
- kann nicht unter Zeitdruck Stuhl absetzen
- extreme Verstopfung, tagelang
- muss sich sehr anstrengen beim Stuhlgang, schwitzt dabei

- Rektum sehr trocken, wund
- hält zurück, hält ein
- verträgt keinen Zeitdruck
- bekommt gewalttätige Gedanken oder Impulse beim Anblick von Blut oder Messern
- eher langsam, schwach
- Stimmung wechselt leicht
- unentschlossen

Bryonia

Typische Symptome:
- Stuhl hart, trocken
- Trockenheit von Haut und Schleimhäuten
- großer Durst, trinkt viel auf einmal
- friert eher, kann aber keine Wärme ertragen
- will sich nicht bewegen
- reizbar, mürrisch
- **Besserung** durch harten Druck, Ruhe, Schwitzen
- **Verschlechterung** durch Bewegung, leichten Druck, Hitze, gegen 9.00 Uhr

Calcium carbonicum

Typische Symptome:
- fühlt sich wohl bei Verstopfung
- Stuhl großkalibrig, hart
- Adipositas
- Kopfschweiß
- viele Ängste
- Abneigung gegen Bewegung
- langsam, behäbig, träge, schwerfällig
- schlaff, schwammig
- Verlangen nach Eiern, Eiscreme
- verträgt keine Milch
- Bauch aufgetrieben, vergrößert
- empfindlich gegen Druck

Lycopodium

Typische Symptome:
- Stuhl zuerst fest, wird dann weich bis flüssig
- vergeblicher Stuhldrang (wie bei Nux vomica oder Sepia)
- Heißhunger, aber nach wenigen Bissen satt
- blähende Speisen unverträglich
- Blähbauch, Trommelbauch
- Bauch empfindlich gegen Druck, selbst die Kleidung ist zu eng
- Reiseobstipation, geht nicht auf fremde Toiletten
- unsicher, wenig Selbstbewusstsein
- mürrischer Gesichtsausdruck, häufig mit steiler Falte auf der Stirn
- **Besserung** durch warme Anwendungen, Kühle
- **Verschlechterung** durch Milch und Karotten, am Nachmittag (16.00–20.00 Uhr)

Nux vomica

Typische Symptome:
- Stuhldrang ohne Erfolg, je mehr man presst, umso weniger kommt (noch ausgeprägter als bei Lycopodium oder Sepia)
- schmerzhafter Stuhldrang
- Obstipation nach Medikamentenabusus
- Diarrhoe wechselt mit Obstipation
- Stuhldrang während des Urinierens
- nervös, gestresst, gereizt
- friert
- **Besserung** abends, bei feuchtem Wetter, in Ruhe
- **Verschlechterung** morgens, durch kalte Füße

Opium

Typische Symptome:
- Stuhl hart, runde, harte, schwarze Kotballen
- Stuhl schlüpft wieder zurück
- Stuhl muss manuell entfernt werden
- Obstipation nach Trauma, Operation, Darmatonie durch Narkotika, Medikamente
- Reaktionsmangel
- Schmerzunempfindlichkeit

Pulsatilla

Typische Symptome:
- Stuhlgang wechselnd, mal Diarrhoe, mal Obstipation
- jeder Stuhl ist anders
- Hämorrhoiden
- Symptome wechseln ständig
- Stimmung wechselt schnell
- gerne an der frischen Luft!
- liebenswürdig, nachgiebig, mild
- durstlos

- Varikosis, Besenreiser
- **Besserung** durch Trost, im Freien, an der frischen Luft, durch Kälte, langsame Bewegung
- **Verschlechterung** durch Hitze, Wärme, Sonne, heißes Bad, nasse Füße, abends

Sepia

Typische Symptome:
- Obstipation selbst bei weichem Stuhl
- Stuhldrang vergeblich (wie bei Lycopodium oder Nux vomica), schmerzhaft
- Schmerzen strahlen vom Rektum nach oben in den Bauch
- Stuhl muss mit manueller Hilfe entleert werden
- Ballgefühl im Rektum, bleibt nach Stuhlgang bestehen
- After wund
- Hämorrhoiden
- Leeregefühl im Bauch
- Pigmentstörungen, Sepiasattel (verstärkte Pigmentierung im Bereich von Stirn und Nase)
- ist gern allein
- braucht zwischendurch Zeit für sich um Kräfte zu sammeln
- gereizt, unzufrieden, schnell wütend
- reagiert empfindlich auf Geräusche, Gerüche, Kritik, Schmerzen
- isst gerne Saures, Salatsoßen
- Beschwerden **besser** durch heftige Bewegung, Ablenkung

7.6 Ödeme

In der Literatur empfohlene Mittel bei Ödemen in der Schwangerschaft:
Apis, Apoc, Ars, aur-m, cain, camph, canth, colch, convo-a, Dig, dulc, hell, helon, Jab, kali-c, lact, lyc, merc, merc-c, mez, nat-m, onon-s, phos, rhus-t, samb-c, sanic, solid, stann-m, uran-n
(3-wertige Mittel sind fett gedruckt)

Dosierung

- 1-mal täglich 1 Gabe C 6
- **oder** einmalig 1 Gabe C 30

Die wichtigsten Mittel

In meiner Praxis haben sich folgende Mittel besonders bewährt:

Apis

Typische Symptome:
- Ödeme
- Rötung, heiß, brennend,
- Schwellung
- Schmerz „wie ein Bienenstich"
- Haut sieht aus wie „kurz vor dem Aufplatzen"
- weint viel, ohne Grund
- oder: Wassereinlagerung durch „ungeweinte Tränen„
- durstlos
- Beziehung zu Streptokokkeninfektionen (Graf)
- Proteinurie mit Durstlosigkeit
- Urin fließt langsam und tropfenweise, obwohl die Frau stark drückt
- wirkt gut gelaunt, obwohl sie sich schlecht fühlt
- **Besserung** durch kalte Umschläge
- **Verschlechterung** durch Wärme, Hitze, Berührung

Fallbeispiel

Frau M. kommt in der 38. SSW zu uns wegen Ödemen. Das Gesicht und die Hände sind angeschwollen. Insbesondere die Beine sind dick und heiß. Die Schuhe passen nicht mehr, auch jetzt im Winter kommt sie mit „Birkenstocks". Zuhause macht Frau M. kalte Anwendungen, die lindernd wirken. Sich hinlegen und Ruhe halten kann sie nicht, sie muss immer etwas tun.

> *Vor der Akupunktur hat man den Eindruck, dass bei jedem Nadelstich eigentlich <u>Wasser heraussprudeln müsse</u>. Nach der Akupunktur tritt tatsächlich aus jeder Nadelungsstelle Flüssigkeit aus. Nach der Akupunktur erfolgte eine leichte Besserung für 2 Tage.*
> *(Die unterstrichenen Symptome führten zur Mittelwahl).*
>
> **Therapie:**
> *Eine Woche später meldet sich Frau M. wieder mit zunehmenden Ödemen. Sie erhält nun **Apis C 30** 3 Globuli. Seitdem nimmt die Wassereinlagerung ab. Apis C 30 wird eine Woche später noch einmal wiederholt. Danach kommt es zu einem weiteren Rückgang der Schwellungen, so dass Frau M. auch wieder ein paar Schuhe tragen kann.*
> *Eine Woche später Spontangeburt eines gesunden Jungen.*

Arsenicum album

Typische Symptome:
- Ödeme am ganzen Körper
- Durst, trinkt aber immer nur wenige kleine Schlucke
- Ödeme im Genitalbereich
- zunehmende Schwäche
- Ruhelosigkeit
- Ängste
- sehr ordentlich, kann Unordnung nicht ertragen

Kalium carbonicum

Typische Symptome:
- Neigung zu Ödemen
- mangelnde Spannkraft
- Schwäche in den Beinen
- **key-note:** Wassersäckchen am inneren oberen Augenlid
- steif, rigide
- kann nicht loslassen
- Schwäche, fühlt sich ausgelaugt
- möchte Gesellschaft, die sie aber schlecht behandelt
- zuckt schon bei leichter Berührung zusammen
- Zusammenzucken im Schlaf
- Rückenschmerzen
- allgemeine Schwäche
- **Besserung** der Beschwerden durch Druck, Wärme

Natrium muriaticum

Typische Symptome:
- chronische Ödeme
- Hypertonie
- Proteinurie
- Gestose, Eklampsie
- Kummer, Traurigkeit
- eher introvertiert, Einzelgänger
- weint und lacht abwechselnd
- lacht über ernste Angelegenheiten
- empfindlich gegen Geräusche (Türeschlagen)
- Absonderungen weißlich (Fluor, Schnupfen etc.)
- trockene Schleimhäute
- Salzverlangen
- trotz voller Blase läuft der Urin beim Wasserlassen nur langsam
- anhaltender Harndrang
- **Besserung** durch kalte Getränke, obwohl die Frau friert
- **Verschlechterung** bei Trost, Mitleid, Hitze, Sonne

Pulsatilla

Typische Symptome:
- Gestose
- seelische Störungen
- Zystitis, Pyelonephritis
- Zystitis nach nassen Füßen
- Varikosis, Venenstauungen
- weint leicht
- durstlos
- **Besserung** durch leichte Bewegung, Kälte, Trost, im Freien
- **Verschlechterung** durch Wärme

7.7 Pruritus (Juckreiz)

In der Literatur empfohlene Mittel bei Pruritus	
in der Schwangerschaft:	*Calad,* chlol, cocc, coll, *Dol,* flor-p, ichth, sabin, *Sep,* sulph, *Tab*
ohne Hautausschlag:	dol
ganzer Körper juckt heftigst:	Tab
kann durch Juckreiz nicht schlafen:	*Dol*
Scheide juckt:	borx, **Calad**, *Sep*
Genitalien jucken:	acon, *Ambr,* ant-c, ars, bell, bor, bov, *Calc, Calad,* carb-ac, *Chlol, Coll,* con, *Fl-ac,* graph, *Helon,* hydr, ichth, kreos, lyc, *Merc, Nat-m, Plat,* sabin, <u>**Sep**</u>, sil, sulph, tab, thuj, *Urt-u*
(3wertige Mittel sind fett gedruckt, 4wertige fett und unterstrichen)	

Die wichtigsten Mittel

In meiner Praxis haben sich folgende Mittel besonders bewährt:

Caladium senguinum
(giftiger Aron, Dieffenbachie)

Typische Symptome:
- heftiger Juckreiz
- äußeres Genitale juckt extrem
- muss sich kratzen
- das Gefühl, das äußere Genitale sei geschwollen
- Haut insgesamt eher trocken, empfindlich
- Juckreiz durch kalte Bäder gebessert

> **Dosierung** (symptomatisches Mittel)
> - 3-mal täglich 1 Gabe D 6
> - oder 1- bis 2-mal täglich 1 Gabe C 6

Dolichos pruringens (Juckbohne)

Typische Symptome:
- ganzer Körper juckt unerträglich
- muss sich kratzen, was aber verschlimmert
- Haut sieht unauffällig aus
- hepatogener Juckreiz
- reizbar
- **Verschlechterung** nachts, durch Wärme

> **Dosierung**
> - 3-mal täglich 1 Gabe D 6
> - oder 1- bis 2-mal täglich 1 Gabe C 6

Natrium muriaticum

Typische Symptome:
- starker Juckreiz
- Urtikaria nach Anstrengung, Erhitzung
- Hitzepickel
- Herpes genitalis (siehe auch Sepia)
- Trockenheit der Scheide
- evtl. starkes sexuelles Verlangen
- trockene Schleimhäute
- sachlich, vernünftig, ernst, konservativ
- zurückhaltend, introvertiert, ist gerne alleine
- perfektionistisch, will auf keinen Fall Fehler machen
- hat Angst, ausgelacht zu werden
- kann nicht weinen oder ist zu Tränen geneigt
- Beschwerden seit Kummer, Trauer
- **Besserung** durch kaltes Bad

- **Verschlechterung** durch Sonne, Juckreiz schlimmer durch Schwitzen, Wärme, Erregung, Trost, Mitgefühl

> **Dosierung**
> – 1–2-mal täglich 1 Gabe C 6
> – **oder** einmalig 1 Gabe C 30

Sepia

Typische Symptome:
- Vulva juckt extrem
- Trockenheit der Scheide
- Vaginalmykosen
- Genitalwarzen, Warzen
- Jucken am ganzen Körper
- starker Juckreiz, muss sich kratzen, danach brennt die Haut
- viele Pigmentveränderungen, Sepiasattel (Hyperpigmentierung im Bereich von Stirn und Nase)
- Bindegewebsschwäche, Prolaps
- ist gern allein
- tanzt gerne
- braucht zwischendurch Zeit für sich um Kräfte zu sammeln
- gereizt, unzufrieden, schnell wütend, Workaholic

- reagiert empfindlich auf Geräusche, Gerüche, Kritik, ggf. Schmerzen
- **Besserung** durch Anstrengung, Sport, Wärme, warme Umschläge
- **Verschlechterung** durch Kälte und Waschen

> **Dosierung**
> – 1–2-mal täglich 1 Gabe C 6
> – **oder** einmalig 1 Gabe C 30

Urtica urens (Brennessel)

Typische Symptome:
- Urtikaria mit Jucken und Brennen
- kleine Quaddeln
- Gefühl wie Ameisenlaufen
- Urtikaria nach starker Anstrengung
- Urtikaria in Verbindung mit rheumatischen Beschwerden
- Haut berührungsempfindlich
- **Besserung** durch Liegen, Reiben
- **Verschlechterung** durch nass-kalte Umschläge

> **Dosierung**
> – 1-mal täglich 1 Gabe C 6
> – **oder** 3-mal täglich 1 Gabe D6

7.8 Schlaflosigkeit in der Schwangerschaft

In der Literatur empfohlene Mittel:
Acon, ambr, *Bell,* cact, cham, chin, *Cimic,* cinch, *Coff,* cypr, gels, hyos, ign, kali-bi, *Kali-br,* led, lyc, mag-p, merc, mosch, nux-m, nux-v, *Op,* plb, *Puls,* ran-s, rhus-t, staph, stram, sulph, sumb, tarent, verat

durch Wadenkrämpfe:	calc, cham, coff, *Cupr-act,* ferr, nux-v, *Verat*
durch Kindsbewegungen:	arn

(3-wertige Mittel sind fett gedruckt)

> **Dosierung**
> – 1-mal täglich 1 Gabe C 6
> – **oder** einmal 1 Gabe C 30

Die wichtigsten Mittel

In meiner Praxis haben sich folgende Mittel besonders bewährt:

Aconitum

Typische Symptome:
- schlaflos durch Schreck, Schock, Erregung, Panik
- mit Unruhe

Belladonna

Typische Symptome:
- kann nicht schlafen wegen Pulsationsgefühl im Kopf
- schlaflos durch Hitze
- Träume vom Fallen
- kann trotz Müdigkeit nicht schlafen

Cimicifuga

Typische Symptome:
- nervös, unruhig
- depressive Grundstimmung
- ängstliche Vorahnungen bezüglich der Geburt
- das Gefühl, „als ob schwarze Wolken den Kopf einhüllen"

Coffea

Typische Symptome:
- Schlaflosigkeit durch Freude
- gegen Mitternacht
- durch Aufregung
- durch Gedankenandrang
- durch Kaffeemissbrauch (vergleiche Nux-v)

Nux vomica

Typische Symptome:
- schläft wegen Gedanken an Dinge, die sie noch erledigen will/muss nicht ein
- erwacht gegen 3.00–5.00 Uhr und grübelt über die Arbeit nach, macht sich eventuell sogar Notizen
- kann nicht wieder einschlafen
- morgens müde, Verlangen nach Stimulantien (Kaffee)
- schnarcht
- **Besserung** durch kurzen Schlaf
- **Verschlechterung** bei unterbrochenem Schlaf, Vollmond

Opium

Typische Symptome:
- Gähnen
- Schlaflosigkeit durch Schmerz
- durch großen Kummer, Schock
- durch viele Phantasien
- durch das leiseste Geräusch
- kann trotz großer Müdigkeit nicht schlafen

Pulsatilla

Typische Symptome:
- schlaflos trotz Müdigkeit
- durch Hitze
- vor Mitternacht
- durch Aufschrecken
- wegen Gedankenandrang
- durch Gliederzucken
- Lage: Kopf hoch, Arme auf dem Bauch oder über dem Kopf, Beine angezogen
- Rückenlage
- sanfte, milde Frau
- weint leicht
- leicht zu trösten
- **Besserung** durch Kälte, frische Luft, Bewegung
- **Verschlechterung** durch Hitze, Wärme

7.9 Sodbrennen

In der Literatur empfohlene Mittel bei Sodbrennen in der Schwangerschaft:
acet-ac, *agar*, alum, ambr, am-c, anac, *Ant-c, Apis,* arg-n, *Arn,* ars, bar-c, bell, calc, canth, *Caps,* carb-ac, carb-an, *carb*-v, caust, *Cham, Chin,* con, croc, dios, dulc, graph, gunp, hell, hep, ign, iod, iris, *lac*-ac, lob, lyc, *Merc, Nat-m, Nux-m, Nux-v,* ox-ac, petr, ph-ac, phos, *Puls,* rob, sabad, sep, sil, sul-ac, sulph, *Tab,* valer, verat, zinc

Sodbrennen allgemein:
(Synthesis, Radar 9.0)
nur 3-wertige Mittel:

Am-c Ambr, Calc, Carb-v, Cic, Con, Croc, Ferr-p, Lyc, Mag-c, Nux-v, Puls

(3-wertige Mittel sind fett gedruckt)

> **Dosierung**
> – 1- bis 2-mal täglich 1 Gabe C 6

Die wichtigsten Mittel

In meiner Praxis haben sich folgende Mittel besonders bewährt:

Aceticum acidum (Essigsäure)

Typische Symptome:
- macht sich über alles und jedes Sorgen
- Aufstoßen, heiß, sauer
- Brennen im Hals
- starkes Sodbrennen
- vermehrter Speichelfluss
- Anämie, Schwäche
- Appetitmangel
- großer Durst
- viel blasser Urin

Calcium carbonicum

Typische Symptome:
- Blähungen
- **saures** Aufstoßen
- saures Erbrechen
- Sodbrennen, sauer, bis zum Hals hinauf
- isst gerne Eier, Milch, Milchprodukte, Süßes
- verträgt keine Milch
- guter Appetit
- mag keine enge Kleidung
- Adipositas
- gemütlich, langsam
- erdverbunden
- bewegt sich nicht gerne
- schnell erschöpft
- viele Ängste

Capsicum (span. Pfeffer, Cayennepfeffer)

Typische Symptome:
- Sodbrennen mit Aufstoßen, sauer oder brennend
- brennende Schmerzen, **Besserung** durch **Hitze**!
- Gefühl von Zusammenschnürung
- Speisen: gerne Alkohol, Pfeffer
- träge, schlaff, phlegmatisch
- adipös
- Heimweh
- ängstlich
- launisch

Lacticum acidum (Milchsäure)

Typische Symptome:
- morgendliche Übelkeit, **Besserung** durch Essen
- Kloßgefühl im Hals, als ob die Nahrung hinter dem Sternum liegen bleibt
- Aufstoßen, Sodbrennen, heiß, scharf, schmerzt bis in den Hals
- durstig
- Heißhunger
- Pollakisurie
- schwitzt viel
- Diabetes mellitus

Lycopodium

Typische Symptome:
- Blähungen, alles bläht
- Aufstoßen, sauer
- Sodbrennen, lange anhaltend
- Heißhunger, aber **nach wenigen Bissen satt**
- schnell wieder hungrig
- Völlegefühl, auch wenn sie nicht viel gegessen hat
- eher rechtsseitige Beschwerden
- Appetitlosigkeit, „der Appetit kommt beim Essen"
- wenig Selbstvertrauen
- weint leicht
- Kreislaufschwäche
- Lampenfieber
- Morgenmuffel
- reizbar
- will ihre Ruhe haben
- **Verschlechterung** zwischen **16–20 Uhr**

Natrium muriaticum

Typische Symptome:
- Herzklopfen
- Aufstoßen, sauer, kratzend
- Sodbrennen auch nach Brot, Milch, Fett
- Kratzen im Hals
- gerne kohlensäurehaltige Getränke
- durstig
- Appetit auf Salziges, Fisch
- Gewichtsabnahme in der Schwangerschaft
- Ödeme, Proteinurie, Hypertonie
- introvertiert, zurückhaltend
- Traurigkeit, Kummer
- **Besserung** durch Schwitzen
- **Verschlechterung** durch Sonne, Hitze, Trost

Nux vomica

Typische Symptome:
- Aufstoßen morgens, nachts
- Sodbrennen auch nüchtern oder nachts
- Verlangen nach Stimulantien,
- Gefühl von Klotz im Magen 1–2 Stunden nach Essen
- verträgt keine enge Kleidung
- **gereizt, gestresst, nervös**
- Schlafstörungen
- will ihre Ruhe haben
- vergeblicher **Stuhldrang**
- **Besserung** durch Wärme, Ruhe
- **Verschlechterung** nach Fettem oder Saurem, durch Stimulantien, Kälte, morgens

Phosphor

Typische Symptome:
- Brennende Magenschmerzen, Besserung durch **eiskalte** Getränke, Erbrechen, sobald sie im Magen warm werden
- Magensymptome bessern sich durch kalte Getränke und Kälte und verstärken sich durch Wärme
- brennende Schmerzen
- starker Durst auf große Mengen und auf **eiskaltes** Wasser
- Aufstoßen, mundvolles
- Aufstoßen, brennend, sauer
- **Heißhunger**, auch kurz nach dem Essen
- Leeregefühl im Bauch, nicht besser nach dem Essen
- kann nicht hungern, entwickelt dann schlechte Laune
- große, schlanke Frauen
- **Blutungsneigung**
- Ikterus, Thrombopenie
- überempfindlich gegen Sinneseindrücke (Lärm, Geruch, Berührung)
- möchte gerne massiert werden/gerne **Körperkontakt**
- **strahlend**, freundlich
- Schwäche, Müdigkeit
- **Besserung** im Freien
- **Verschlechterung** durch Fettes, nachts, in der Dämmerung, bei Vollmond

Pulsatilla

Typische Symptome:
- saures Aufstoßen
- ranziges Aufstoßen
- Aufstoßen mit dem Geschmack der letzten Mahlzeit
- Sodbrennen
- Schluckauf, abends verstärkt
- durstlos
- mag und verträgt **keine fetten** oder schweren Speisen, kein Schweinefleisch

- sanfte Frau
- **weint** leicht, leicht zu trösten
- wechselhafte Symptome
- **wechselhafte** Stimmungen
- **Besserung** durch Kälte, frische Luft, Bewegung
- **Verschlechterung** abends, durch Wärme, Hitze

Robinia pseudoacacia
(Robinie, falsche Akazie)

Typische Symptome:
- sehr starkes Sodbrennen
- häufiges Aufstoßen, sauer
- weiß belegte Zunge
- **Verschlechterung** nachts, im Liegen

Sepia

Typische Symptome:
- Aufstoßen, bitter oder saurer
- Schluckauf
- Sodbrennen mit Kratzen im Hals
- Hyperemesis, **Besserung** bei Beschäftigung
- Verlangen nach Alkohol, Essig, Saurem, Salatsoßen
- verträgt keine kalten Getränke, gekochte Milch, Tee
- Leeregefühl im Magen, „nagender Hunger", nicht besser durch Essen!
- Ballgefühl im Rektum oder in der Scheide
- Pigmentveränderungen, Sepia-Sattel, Hyperpigmentierung
- ist gerne allein, braucht Freiheit, Unabhängigkeit
- Abneigung gegen Familie, Ehemann
- Schwäche, Erschöpfung
- psychische Symptome bessern sich durch Bewegung/Ablenkung
- **Besserung** durch heftige Bewegung, Stimulantien, Wärme

7.10 Übelkeit und Erbrechen

In der Literatur empfohlene Mittel bei Übelkeit in der Schwangerschaft:
acet-ac, acon, ail, alet, *Amyg-p*, anac, *Ant-c*, *Ant-t*, *Apom*, arg-n, *Ars*, **Asar**, *Bry*, cadm-s, carb-ac, *Carb-an*, carb-v, carc, castm, *Cer-ox*, chel, **Cimic**, *Cocc*, cod, *Colch*, coll, *Con*, *Cuc-p*, cupr-ac, *Cupr-ar*, cycl, dig, ferr, ferr-ar, ferr-p, *gels*, gnaph, *Goss*, *Hell*, hep, hydrog, ing, *Ip*, *Iris*, *Jatr-c*, kali-ar, kali-bi, kali-br, *Kali-c*, kali-m, kali-p, **Kreos**, **Lac-ac**, *Lac-c*, *Lac-d*, lac-v-c, *Lach*, laur, *Lil-t*, lob, *Lyc*, *Mag-c*, *Mag-m*, **Med**, merc, *Merc-i-f*, **Nat-m**, nat-p, *Nux-m*, **Nux-v**, *Ox-ac*, *Petr*, ph-ac, *Phos*, pilo, plat, plb, *Podo*, *Psor*, **Puls**, sanic, **Sep**, *Sil*, staph, stry, *Sul-ac*, sulph, *Sym-r*, **Tab**, ther, tarent, verat, zinc

Empfohlene Mittel bei Übelkeit durch Essensgeruch:
aeth, *Ars*, chin, cimic, *Cocc*, **Colch**, *Dig*, eup-per, *Ip*, lach, merc-i-f, nat-m, nux-m, nux-v, ph-ac, *Plat*, podo, ptel, puls, **Sep**, stann, sym-r, *Thuj*

Empfohlene Mittel bei Erbrechen in der Schwangerschaft:
acet-ac, acon, ail, alet, alst, *Amyg*, anac, *Ant-c*, ant-t, *Apis*, *Apom*, *Ars*, **Asar**, bism, *Bry*, *Cadm-s*, *Calc*, calc-p, *Canth*, *Caps*, *Carb-ac*, carb-an, card-m, castm, cer-ox, **Chel**, chlorpro, *Cic*, *Cimic*, cinnm, coca, cocc, cod, *Colch*, *Con*, conv, cuc-c, cuc-p, cupr-ar, cycl, dios, *Ferr*, ferr-ar, ferr-m, *Ferr-p*, gins, goss, graph, *Helon*, hep, hydr, ing, ign, *Ip*, *Iris*, jabor, **Jatr-c**, *Kali-bi*, *Kali-br*, kali-c, kali-m, kali-p, **Kreos**, **Lac-ac**, lac-c, lac-d, lac-v, *Lach*, *Lil-t*, lob, *Lyc*, *Mag-c*, *Mag-m*, mand, med, merc-i-f, **Nat-m**, nat-p, **Nat-s**, **Nux-m**, **Nux-v**, onos, *Op*, *Ox-ac*, parathyr, *Petr*, *Ph-ac*, *Phos*, piloc, plat, plb, *Podo*, *Psor*, **Puls**, sanic, **Sep**, *Sil*, stann, stront-br, stry, *Sul-ac*, *Sulph*, symph, sym-r, stry, **Tab**, tarent, ther, *Thyr*, *Verat*, *Verat-v*, zinc, zinc-p

(3-wertige Mittel sind fett gedruckt)

> **Dosierung**
> – Einmalig 1 Gabe C 30, ggf. wiederholen.

Die wichtigsten Mittel

In meiner Praxis haben sich folgende Mittel besonders bewährt:

Antimonium crudum
(Spießglanz)

Typische Symptome:
- „Magenmittel"
- Übelkeit, Erbrechen, Diarrhoe
- nicht gebessert durch Erbrechen
- milchigweißer Zungenbelag, pelzige Zunge
- Aphthen
- Diarrhoe mit unverdauten Essensresten
- Erbrechen von saurer Milch
- Übelkeit/Erbrechen nach Überessen
- nach Kummer, Sorgen
- Verlangen nach Saurem, was aber nicht vertragen wird
- Beschwerden im Bereich des Solarplexus
- Leeregefühl im Magen, nicht gebessert durch Essen
- „mürrisch und unfroh"
- ärgert sich leicht, reizbar
- sentimental
- kann keine Berührung ertragen
- Neigung zu verdickter Haut, Hornhaut, Nägeln
- psychische Symptome verschlechtern sich bei Mondschein
- **Verschlechterung** durch Saures, Fettes, kaltes Bad, Sonne

Apomorphinum hydrochloricum
(Alkaloid aus Morphium)

Typische Symptome:
- plötzliche Übelkeit, unvermitteltes Erbrechen
- schlagartiges Erbrechen ohne Übelkeit
- Zunge nicht belegt
- Gähnen

Arsenicum album

Typische Symptome:
- **Adynamie**
- Übelkeit/Erbrechen durch Essensgeruch
- **tödliche Übelkeit** mit Kollaps
- viel Durst, trinkt aber in kleinen Schlucken
- friert schnell
- mag keine Milch, verträgt sie auch nicht
- erbricht Getränke sofort, besonders kalte Getränke
- Diarrhoe, schwächend
- mit brennenden Schmerzen
- sehr **ängstlich**, sehr **unruhig**
- sehr unsicher
- Angst vor dem **Tod**
- kann nicht alleine sein
- Angst um das Kind, verlangt häufig Ultraschall
- ordentlich, gewissenhaft, **perfektionistisch**
- wenig oder keine Gewichtszunahme
- brennende Schmerzen, bessern sich durch Wärme
- Periodizität
- Reisekrankheit
- Lebensmittelvergiftung
- **Verschlechterung nachts**, besonders zwischen 0–2 Uhr

Asarum europaenum (Haselwurz)

Typische Symptome:
- nervöse Beschwerden
- sehr geräuschempfindlich, insbesondere quietschende und kratzende Geräusche
- anhaltende Übelkeit
- Zunge nicht belegt (wie bei Ipecacuanha)
- Hände ständig in Bewegung
- frostig
- **Besserung** bei feuchtem Wetter
- **Verschlechterung** bei trockenem, kalten Wetter, nach dem Essen

Bryonia

Typische Symptome:
- Übelkeit, die bei Bewegung zunimmt, auch bei einer Bewegung der Augen
- Verlangen nach kaltem Wasser

- Erbrechen sofort nach dem Essen und/oder Trinken, besser bei warmen Getränken
- Völlegefühl nach dem Essen, „wie ein Stein"
- Bauch empfindlich
- muss tief durchatmen
- **Trockenheit**, trockene Schleimhäute
- großer **Durst**, trinkt viel auf einmal
- will ihre **Ruhe** haben
- kann keine Berührung ertragen
- **mürrisch**, reizbar, schlecht gelaunt
- friert
- braucht frische Luft
- **Besserung** durch Schwitzen, festen Druck
- **Verschlechterung** durch Bewegung, leichten Druck, Ärger, Wut, Wärme, Hitze, gegen 9.00 Uhr

Cocculus (Kokkelskörner)

Typische Symptome:
- Reisekrankheit, Übelkeit, Schwindel, besser mit geschlossenen Augen
- Übelkeit durch Speisengeruch, evtl. mit Ohnmacht
- Würgen beim Riechen von Speisen (wie Colchicum), ekelt sich vor Essen
- metallischer Mundgeruch
- schlapp, matt, erschöpft
- Schwindel
- **Verschlechterung** durch Bewegung, Reden

Colchicum autumnale (Herbstzeitlose)

Typische Symptome:
- Geruchsempfindlichkeit (Küche, Essen)
- Übelkeit durch Essensgeruch (vor allem Fleisch, Eier)
- Übelkeit beim Gedanken ans Essen
- ekelt sich vor Essen, würgt schon bei dem Gedanken ans Essen
- verlangt nach Kaffee
- Adynamie
- Ohnmacht, Kollaps
- **Verschlechterung** durch jede Bewegung, den Gedanken an die Beschwerden

Fallbeispiel

Frau K., meldet sich in der 9. SSW bei mir mit extremer Übelkeit ohne Erbrechen. Sie ekelt sich schon bei dem Gedanken an Essen. Fleischgeruch und Küchengeruch sind ihr unerträglich. Die Übelkeit ist so stark, dass sie es nicht schafft, für ihre Familie zu kochen. Sie kann nur noch liegen. Ablenkung bessert die Beschwerden etwas. (Die unterstrichenen Symptome führten zur Mittelwahl).

Therapie:
*Frau K. bekommt von mir **Colchicum C 30** 3 Globuli unter die Zunge und für den nächsten Tag 3 Globuli verkleppert.*
Bei dem nächsten Besuch nach einer Woche berichtet sie, dass es ihr anfangs viel schlechter ging, aber seit 3–4 Tagen eine wesentliche Besserung eingetreten sei. Sie kann sogar wieder gut frühstücken. Ohne weitere Therapie bessert sich der Zustand weiter, so dass sie eine Woche später auch wieder kochen kann.

Ipecacuanha

Typische Symptome:
- anhaltende **Übelkeit**, durch nichts gebessert
- ständiges Brechwürgen
- Erbrechen bessert die Übelkeit nicht
- Erbrechen durch Gerüche
- Galleerbrechen
- Zunge glatt, nicht belegt (wie bei Asarum)
- Völlegefühl
- blass, hypoton, schlapp
- Speichelfluss
- ruhelos
- launisch, unzufrieden
- friert
- braucht frische Luft
- **Verschlechterung** durch Wärme, Kälte, Bewegung

Ipecacuanha wirkt nur kurz und muss deshalb ggf. häufiger wiederholt werden.

Übelkeit und Erbrechen

> **Fallbeispiel**
>
> Frau W. kommt mit regelmäßigen schmerzhaften Wehen zur Aufnahme in den Kreißsaal. Sie klagt über starke Übelkeit und erbricht. Die Übelkeit ist danach in keinster Weise gebessert. (Die unterstrichenen Symptome führten zur Mittelwahl)
>
> **Therapie:**
> Ich gebe ihr 5 Globuli **Ipecacuanha C 6**, die aber in der nächsten halben Stunde keinerlei Veränderung bringen. Wir versuchen eine CTG-Kontrolle, Frau W. springt jedoch alle 5 Minuten auf, entfernt das CTG und geht zur Toilette, um zu erbrechen.
> Da ich von der richtigen Mittelwahl überzeugt bin, gebe ich ihr 3 Globuli Ipecacuanha C 30. Danach erbricht sie nicht mehr, die Übelkeit lässt nach. Im Verlauf der weiteren Geburt ist nach ein paar Stunden noch einmal eine Gabe Ipecacuanha erforderlich. Ansonsten werden keine Medikamente mehr benötigt.

Kalium carbonicum

Typische Symptome:
- Erbrechen/Übelkeit
- schläfrig während der Mahlzeit
- häufiges Aufstoßen
- glaubt, ohnmächtig zu werden
- stechende Bauchschmerzen
- schwach, **ausgelaugt**
- überempfindlich
- möchte Gesellschaft, behandelt diese aber **schlecht**
- erschreckt leicht
- **Rückenschmerzen**
- empfindlich für **Luftzug**
- Ödeme, auch um die Augen
- **Wassersäckchen** am inneren Oberlid
- **Besserung** durch Hinlegen, festen Druck
- **Verschlechterung** durch **Berührung**, zwischen 2–4 Uhr

Kreosotum (Buchenholzteer)

Typische Symptome:
- Hyperemesis
- **scharfes**, **ätzendes** Erbrechen
- Erbrechen morgens, nüchtern
- erbricht noch nach Stunden unverdautes Essen
- Diarrhoe, scharf, wund machend
- trockene Lippen
- Aphthen
- überempfindlich, reizbar
- Gefühl von Pulsationen im Körper
- Tränen brennen
- eigensinnig, halsstarrig

Lacticum acidum (Milchsäure)

Typische Symptome:
- morgendliche Übelkeit
- anhaltende Übelkeit
- Übelkeit, Erbrechen
- Zunge gelblich-weiß belegt
- extremer Durst
- Heißhunger
- Speichelfluss
- Diabetes mellitus
- häufiges Wasserlassen, große Mengen Urin
- Blässe, Anämie
- **Besserung** durch Nahrungsaufnahme

Lac defloratum
(entrahmte Milch)

Typische Symptome:
- verträgt keine Milch
- ständiges Erbrechen
- morgendliche Übelkeit
- Obstipation
- Diabetes mellitus
- Ödeme durch organische Krankheiten
- friert, wird auch bei Wärme nicht warm

Lycopodium

Typische Symptome:
- saures Aufstoßen, saurer Geschmack
- Sodbrennen, lange anhaltend
- Übelkeit morgens
- Erbrechen nachts
- Erbrechen sauer oder bitter
- wie Galle
- wie Kaffeesatz
- Völlegefühl

- Heißhunger, fühlt sich aber nach wenigen Bissen satt
- schnell wieder hungrig
- neigt zu Blähungen
- häufiges Rumoren im Bauch
- Müdigkeit nach der Mahlzeit
- wenig Selbstvertrauen
- weint leicht
- Kreislaufschwäche
- Lampenfieber
- Morgenmuffel
- reizbar
- will ihre Ruhe haben
- Enge am Bauch unerträglich
- Magenbeschwerden bessern sich durch Wärme, die Übelkeit nicht
- **Besserung** durch frische Luft
- **Verschlechterung** durch Blumenduft, Wärme, zwischen 16–20 Uhr

Natrium muriaticum

Typische Symptome:
- Übelkeit
- bitteres Erbrechen
- Mund und Zunge trocken
- Zunge weiß belegt
- Appetit auf Salziges, Fisch
- mag kein Brot
- gerne kohlensäurehaltige Getränke
- durstig
- Hungergefühl ohne Appetit
- Gewichtsabnahme in der Schwangerschaft
- Ödeme, Proteinurie, Hypertonie
- introvertiert, zurückhaltend
- Traurigkeit, Kummer
- **Besserung** durch Schwitzen
- **Verschlechterung** durch Milch, Sonne, Hitze, Trost

Nux moschata
(Muskatnussbaum, Myristica fragans)

Typische Symptome:
- Völlegefühl nach kleinen Mahlzeiten
- Übelkeit, Erbrechen durch Kaltes oder durch Aufregung
- extreme **Verstopfung**, auch bei weichem Stuhl
- Blähungen
- alles **schlimmer in der Schwangerschaft**
- sehr **trockene** Schleimhäute **ohne Durst**
- müde, schlapp,
- benommen, **stumpfsinnig**, träge
- kalt, frostig
- Ohnmachtsneigung
- **Besserung** durch Wärme
- **Verschlechterung** durch Nässe, Kälte, Wind, Aufregung

Nux vomica

Typische Symptome:
- Übelkeit
- Erbrechen kann durch Räuspern bedingt ein
- denkt, dass Erbrechen die Übelkeit bessern würde, kann aber nicht erbrechen
- Erbrechen in der gesamten Schwangerschaft
- Galleerbrechen
- Roemheldsyndrom (durch aufgeblähten Bauch kommt es zu einer Verlagerung des Herzens mit Herzbeschwerden)
- Ikterus
- Verlangen nach Scharfem, Gewürztem, Fett, Alkohol, Tabak, Kaffee
- Seekrankheit
- vergeblicher Harn-/Stuhldrang
- Obstipation
- Völlegefühl
- Gefühl eines Klotzes im Magen, 1–2 Stunden nach dem Essen
- verträgt keine enge Kleidung
- gereizt, gestresst, nervös, explodiert leicht
- überempfindlich
- hypochondrisch
- Schlafstörungen
- will ihre Ruhe haben
- friert leicht, luftzugempfindlich
- **Besserung** durch Wärme, Ruhe, abends
- **Verschlechterung** morgens, durch Essen, Stimulantien, Kälte

Petroleum

Typische Symptome:
- Übelkeit durch Benzingeruch
- Übelkeit morgens
- Seekrankheit, Reiseübelkeit
- Erbrechen
- furchtbare Übelkeit

- scharfes Aufstoßen
- Sodbrennen
- Leeregefühl im Magen, muss häufig essen
- Zunge weiß belegt, trocken
- rissige Haut
- Schweiß riecht unangenehm
- Genitalherpes
- schwach nach dem Erbrechen
- Beschwerden durch Aufregung, Schreck
- kälteempfindlich
- **Besserung** durch Essen (Magenschmerzen), Luft zufächeln
- **Verschlechterung** durch Wetterwechsel, Winter, Essen (Übelkeit)

Phosphor

Typische Symptome:
- Übelkeit/Erbrechen durch Geruch von Parfum, chemischen Düften, Blumenduft oder Tabak
- Übelkeit/Erbrechen, wenn die Hände in warmes Wasser gehalten werden
- saures Erbrechen
- brennende Magenschmerzen, besser durch eiskalte Getränke, jedoch Erbrechen, sobald die Getränke im Magen warm werden
- Verstärkung der Magenschmerzen durch Wärme
- Sodbrennen, verschlechtert durch Fettes, verbessert durch kalte Getränke
- starker Durst auf große Mengen und auf **eiskaltes** Wasser
- Aufstoßen, mundvolles
- **Heißhunger**, auch kurz nach dem Essen
- Leeregefühl im Bauch, nicht besser nach dem Essen
- kann nicht hungern, entwickelt dann schlechte Laune
- Gluckern im Bauch
- große, schlanke Frauen
- **Blutungsneigung**
- Ikterus, Thrombopenie
- überempfindlich gegen Sinneseindrücke (Lärm, Geruch, Berührung)
- möchte gerne massiert werden/gerne **Körperkontakt**
- **strahlend**, freundlich
- Schwäche, Müdigkeit

- **Besserung** der Magensymptome durch Kälte, Eiskaltes
- **Verschlechterung** bei Dämmerung, Vollmond, nachts, durch Wärme (Magensymptome), sonst durch Kälte

Pulsatilla

Typische Symptome:
- morgendliche Übelkeit
- Übelkeit durch Fettgeruch
- schleimiges Erbrechen
- saures Erbrechen
- Erbrechen lange nach der Mahlzeit
- Reiseübelkeit
- morgens schlechter Geschmack im Mund
- Mundgeruch
- durstlos
- mag und verträgt keine **fetten** oder schweren Speisen
- **sanfte** Frau
- **weint** leicht, leicht zu trösten
- wechselhafte Symptome, **wechselhafte Stimmungen**
- **Besserung** durch Kälte, frische Luft, Bewegung
- **Verschlechterung** durch Milch, Fett, Wärme, Hitze, abends

Sepia

Typische Symptome:
- Übelkeit durch Essensgeruch, Küchengerüche
- Erbrechen durch Gerüche (insbesondere Küchengerüche, Geruch des Partners)
- erbricht milchige Flüssigkeit
- Hyperemesis
- Zunge weiß belegt
- Verlangen nach Alkohol, Essig, **Saurem**, Salatsoßen
- verträgt keine kalten Getränke, Milch, Tee
- salziger Geschmack
- appetitlos
- Galleerbrechen
- Leeregefühl im Magen
- quälender Hunger, nicht gebessert durch Essen!
- Seekrankheit
- **Ballgefühl** im Rektum oder in der Scheide

- Pigmentveränderungen, **Sepia-Sattel** (Hyperpigmentierung im Bereich von Nasenrücken und Stirn)
- ist gerne allein, braucht Freiheit, Unabhängigkeit
- Abneigung gegen Familie, Ehemann
- Schwäche, Erschöpfung
- psychische Symptome bessern sich durch Bewegung/Ablenkung
- **Besserung** durch heftige Bewegung, Stimulantien, Wärme, Ablenkung

Silicea

Typische Symptome:
- Übelkeit ohne Erbrechen
- übler Mundgeruch
- Blähungen
- mag keinerlei Druck auf dem Bauch
- Obstipation, „schüchterner Stuhl" (schlüpft zurück)
- möchte kalte Speisen, Rohkost
- geräuschempfindlich, schmerzempfindlich
- **Furcht vor Nadeln**
- berührungsempfindlich, kitzelig
- milde, sanfte Frauen, weinen leicht (wie bei Pulsatilla)
- müde, erschöpft, schwach
- **Wärmeverlangen**, zittert
- **Besserung** durch Wärme, Ruhe
- **Verschlechterung** nach dem Essen, morgens, durch Bewegung, Druck, bei Vollmond

Sulphur

Typische Symptome:
- Erbrechen in der ganzen Schwangerschaft
- Übelkeit morgens
- Übelkeit durch eigenen Körpergeruch
- Aufstoßen sauer, brennend
- Speichelfluss
- rote Lippen
- Hunger gegen 11 Uhr
- frühstückt ungern
- Völlegefühl
- Verlangen nach Fettem, gut Gewürztem, **Süßigkeiten**
- verträgt keine Milch

- „Lebenskünstler", Optimist
- impulsiv, aufbrausend
- schmuddelig
- Abneigung gegen Waschen/Baden
- für sie sind alte Klamotten schöne Kleider
- schlechte Haltung, hängende Schultern
- „Nachteule"
- hitzig
- **Besserung** durch frische Luft
- **Verschlechterung** durch Hitze, Stehen

Symphoricarpus racemosus
(Schneebeere)

Typische Symptome:
- plötzliches Erbrechen, schwallartig
- extreme Übelkeit
- Übelkeit durch Benzingeruch
- Appetitlosigkeit
- Übelkeit beim Fahren
- **Verschlechterung** durch Bewegung
- **Besserung** durch Liegen

> Das Mittel muss evtl. häufig wiederholt werden; nur kurze Wirkungsdauer

Tabacum (Tabak)

Typische Symptome:
- **sterbenselend**
- „tödliche Übelkeit"
- Übelkeit/Erbrechen durch kleinste Bewegung
- morgens
- Seekrankheit
- Schwindel bessert sich bei geschlossenen Augen
- extrem blass, eiskalt, kalter Schweiß
- Verlangen nach Kühle
- Bauch muss frei sein (nackt)
- durstlos
- Speichelfluss
- Sodbrennen
- Schwäche
- **Besserung** im Freien, bei nacktem Bauch
- **Verschlechterung** morgens, durch Bewegung, Tabak, Nikotin

Tab. 7-2: Übelkeit und Erbrechen in der Schwangerschaft – die wichtigsten Mittel im Überblick

Mittel (Abkürzungen)	Leitsymptom	Übelkeit	Erbrechen	Besserung durch	Verschlechterung durch	Sonstiges
Antimonium crudum (Ant-c)	Magenmittel, Beschwerden im Bereich des Solarplexus, mürrisch, reizbar, ärgert sich leicht, sentimental, unordentlich, erträgt keine Berührung, Neigung zu verdickter Haut, Hornhaut, Nägeln	Übelkeit nicht durch Erbrechen gebessert, Sodbrennen, Aufstoßen, verlangt Saures, verträgt es aber nicht	nach Überessen, nach Kummer, Sorgen, erbricht saure Milch, unstillbares Erbrechen	Wärme, warmes Bad, Ruhe	Saures, Fettes, Berührung, Hitze, kaltes Bad, Sonne, psychische Symptome verschlechtern sich bei Mondschein	milchigweißer, pelziger Zungenbelag, Aphthen, Leeregefühl, nicht besser durch Essen, Diarrhoe mit unverdauten Essensresten
Apomorphinum (Apom)		plötzliche Übelkeit	plötzliches Erbrechen, schlagartiges Erbrechen ohne vorherige Übelkeit			Zunge nicht belegt, Gähnen
Arsenicum album (Ars)	große Schwäche, Adynamie, Todesangst, unruhig, ängstlich, unsicher, Angst ums Kind, ordentlich, gewissenhaft, perfektionistisch, brennende Schmerzen besser durch Hitze, braucht Gesellschaft	Übelkeit durch Essensgeruch, bei Gedanken an Essen, tödliche Übelkeit mit Kollaps, Kältegefühl im Magen, Verschlechterung durch Milch, Reiseübelkeit	Erbrechen durch Essensgeruch, erbricht kalte Getränke, sofort	Wärme, heiße Anwendungen, feucht-warme Umschläge, heiße Getränke	Milch, nachts, 0–2 Uhr, Kälte, kalte Getränke, feuchte Kälte	großer Durst, trinkt in kleinen Schlucken, friert schnell, schwächende Diarrhoe, Lebensmittelvergiftung, wenig oder keine Gewichtszunahme

Tab. 7-2: Fortsetzung

Mittel (Abkürzungen)	Leitsymptom	Übelkeit	Erbrechen	Besserung durch	Verschlechterung durch	Sonstiges
Asarum europaenum (Asar)	empfindliches Nervensystem, **geräuschempfindlich**, besonders bei quietschenden oder kratzenden Geräuschen	anhaltende Übelkeit, Würgen, nach dem Essen, durch Geräusche, durch geistige Anstrengung	quälendes Erbrechen	feuchtes Wetter, frische Luft, lokale Kälte, Liegen, Ruhe	Essen, trockenes, kaltes Wetter, im Zimmer, Kälte, geistige Anstrengung, nachmittags, abends	Zunge glatt, sauber, Durst auf Kaltes, Hände und **Finger ständig in Bewegung**, frostig, friert immer, saurer Geschmack im Mund
Bryonia (Bry)	**Trockenheit**, will **Ruhe**, berührungsempfindlich, gereizt, mürrisch, schlecht gelaunt	Obstipation, morgendliche Übelkeit, evtl. besser, wenn kaltes Wasser getrunken wird, Bauch empfindlich	erbricht sofort nach dem Essen oder Trinken, Galle-Erbrechen, Erschöpfung nach Erbrechen	Aufstoßen, warme Getränke, kaltes Wasser, Ruhe, Liegen, festen Druck, Schwitzen, frische Luft	**Bewegung**, Bewegung der Augen, Berührung, Ärger, Wut, Wärme, Hitze, 9.00 Uhr	Verlangen nach kaltem Wasser, Völlegefühl nach dem Essen „wie ein Stein", muss tief durchatmen, trockene Schleimhäute, großer Durst, trinkt viel auf einmal, friert, aber Verschlechterung durch Hitze
Cocculus (Cocc)	Reisekrankheit, Übelkeit, **Schwindel**, langsam, gereizt	Übelkeit durch Speisengeruch, Würgen durch Speisengeruch, Ohnmacht	erbricht sauer, bitter	mit geschlossenen Augen, im Bett, durch frische Luft	Geruch von Essen, Kaffee, Wein, durch Rauchen, Bewegung, Reden, Kummer	ekelt sich vor Essen, schlapp, matt, erschöpft

Tab. 7-2: Fortsetzung

Mittel (Abkürzungen)	Leitsymptom	Übelkeit	Erbrechen	Besserung durch	Verschlechterung durch	Sonstiges
Colchicum autumnale (Colch)	sehr geruchsempfindlich gegen Küche, Essen, Fleisch, Eier, **ekelt sich vor Essen/ Gerüchen**	Übelkeit durch Essensgeruch, (Fett, Fleisch, Fisch, Eier), beim Gedanken ans Essen, beim Anblick von Speisen, ohnmachtsartig, würgen	erbricht Galle	Wärme, Ruhe	Bewegung, Berührung, abends, nachts, Wetterwechsel, Denken an die Beschwerden, Fleischgeruch	Ohnmacht, Kollaps, erschöpft, Kaffeeverlangen, isst gerne Senf, durstig, Rheuma
Ipecacuanha (Ip)	ständige Übelkeit, Blutungen, ruhelos, launisch, unzufrieden	**anhaltende** Übelkeit, durch **nichts gebessert**, ständiges Brechwürgen, Speichelfluss, Ohnmacht durch Übelkeit	Erbrechen bessert nicht, Erbrechen durch Speisengerüche, Galleerbrechen	nichts, frische Luft, Ruhe, Druck	Wärme, Bewegung, Kälte, Essensgeruch, Zorn, Empörung	Zunge glatt, nicht belegt, Völlegefühl, blass, hypoton, schlapp, friert, aber Verschlechterung durch Wärme, kurze Wirkungsdauer
Kalium carbonicum (Kali-c)	Trias: **Rückenschmerz**, Schweiß und Schwäche; Ödeme, **Wassersäckchen am inneren Oberlid**, erschreckt leicht, möchte Gesellschaft, die sie schlecht behandelt, überempfindlich	Aufstoßen, Übelkeit	stechende Bauchschmerzen	fester Druck, Hinlegen, warmes Wetter, Bewegung, Aufstoßen, nach vorne Beugen, frische Luft	Berührung, 2–4 Uhr, Suppe, Kaffee, Milch, Fleisch, Luftzug, Wind, nachts	Gefühl, ohnmächtig zu werden, schwach, **ausgelaugt**, beim Essen müde, schläfrig

Tab. 7-2: Fortsetzung

Mittel (Abkürzungen)	Leitsymptom	Übelkeit	Erbrechen	Besserung durch	Verschlechterung durch	Sonstiges
Kreosotum (Kreos)	überempfindlich, reizbar, Gefühl von Pulsationen im Körper, eigensinnig, stur	Hyperemesis	**scharfes, ätzendes** Erbrechen, Erbrechen morgens, nüchtern, erbricht noch nach Stunden unverdautes Essen	Wärme, Bewegung	frische Luft, Kälte, Ruhe	Diarrhoe, scharf, wund machend, trockene Lippen, brennende Tränen, **scharfe, wund machende** Absonderungen
Lacticum acidum (Lac-ac)	Übelkeit, Diabetes mellitus, starkes Schwitzen	morgendliche Übelkeit, besser durch Essen, anhaltende Übelkeit, brennendes Aufstoßen, Besserung durch Aufstoßen, Heißhunger trotz Übelkeit	Erbrechen		Tabakrauchen, Kaffee	Zunge gelblich-weiß belegt, großer Durst, Heißhunger, Speichelfluss, häufiges Wasserlassen, Diabetes mellitus
Lac defloratum (Lac-d)	unruhig, depressiv, Lebensüberdruss	morgendliche Übelkeit, durch Essensgeruch, Milch, tödliche Übelkeit ohne Erbrechen	ständiges Erbrechen, saures Erbrechen,	Hitze, Ruhe	Milch, Hinlegen, morgens, Bewegung, Gedanke an Mahlzeit	reichliches Wasserlassen bei Schmerzen, Migräne, Obstipation, Diabetes mellitus, Ödeme, friert, wird aber auch durch Wärme nicht warm

Übelkeit und Erbrechen

Tab. 7-2: Fortsetzung

Mittel (Abkürzungen)	Leitsymptom	Übelkeit	Erbrechen	Besserung durch	Verschlechterung durch	Sonstiges
Lycopodium (Lyc)	Meteorismus, großer Hunger, nach wenigen Bissen satt, Morgenmuffel, wenig Selbstvertrauen, Frauen sanft, mild, weinen leicht, reizbar, regen sich leicht auf, Stirnrunzeln	Übelkeit morgens, nachmittags, durch Anblick von Essen, durch Blumengeruch, Sodbrennen, saures Aufstoßen	saures oder bitteres Erbrechen, nachts, wie Kaffeesatz	Ruhe, gemäßigte Temperaturen, Bewegung, frische Luft, Magenbeschwerden besser durch Wärme	**16–20 Uhr,** Blumengeruch, blähende Speisen, enge Kleidung, Wärme, morgens, starke Hitze, starke Kälte	Völlegefühl, Roemheldsyndrom, Appetit kommt beim Essen, ein Fuß warm, der andere kalt, Oberkörper abgemagert, saurer Geschmack, Müdigkeit nach dem Essen, Beschwerden häufig rechtsseitig
Natrium muriaticum (Nat-m)	Abmagerung trotz Hunger, großer Durst, Kummer, **introvertiert,** zurückhaltend, fürsorglich, reizbar, lacht über Ernstes	Übelkeit verstärkt sich durch Milchgenuss, Essensgeruch	bitteres Erbrechen	Schwitzen, frische Luft, kaltes Bad	Milch, **Sonne, Hitze,** Kummer, Trost, Salz, Eier, Kaffeegeruch, Meer	trockener Mund, trockene Zunge, Zunge weiß belegt, Appetit auf Salziges, Bitteres, Fisch, durstig, gerne kohlensäurehaltige Getränke, Gewichtsabnahme in der Schwangerschaft
Nux moschata (Nux-m)	hysterisch, schläfrig, stumpfsinnig, träge, Herzschwäche, alles schlimmer in der Schwangerschaft, psychische Veränderungen in der Schwangerschaft, verläuft sich in bekannter Gegend	Übelkeit, vormittags, durch Aufregung, durch Kaltes, Essensgeruch, Reiseübelkeit	Erbrechen, vormittags, durch Aufregung, durch Kaltes, Ohnmacht bei Erbrechen	warmes, trockenes Wetter, im Zimmer, warme Kleidung	Schwangerschaft, kalte Speisen, abends, morgens Zugluft, Kälte, Wind, Nässe, kaltes Bad, Bewegung, Streit, Aufregung	trockene Schleimhäute, durstlos, extreme Verstopfung auch bei weichem Stuhl, Ohnmachtsneigung, kalt, friert, Blähungen nach jeglicher Mahlzeit

Tab. 7-2: Fortsetzung

Mittel (Abkürzungen)	Leitsymptom	Übelkeit	Erbrechen	Besserung durch	Verschlechterung durch	Sonstiges
Nux vomica (Nux-v)	Folge von Genussmittelabusus, vergeblicher Stuhldrang, überempfindlich, gereizt, nervös, explodiert leicht, **Stress**, hypochondrisch, Aura vom Solarplexus aus, kurzer Schlaf erfrischt	morgendliche Übelkeit, schlimmer durch Essen, bei unangenehmem Geruch, Essensgeruch, glaubt, dass Erbrechen bessern würde, kann aber nicht erbrechen, saurer Geschmack, Ohnmacht durch Übelkeit	Erbrechen durch Räuspern, Galleerbrechen, Ohnmacht durch Erbrechen, Seekrankheit	Ruhe, Liegen, Wärme, abends, Regenwetter	enge Kleidung, Kälte, Luftzug, Stimulantien, morgens, geistige Anstrengung, Berührung, Kaffee, Gerüche, stark Gewürztes	Roemheld-Syndrom, Lumbago, friert leicht, Völlegefühl nach dem Essen, „wie von Stein", Herzklopfen
Petroleum (Petr)	Beschwerden durch Aufregung, Schreck, hilflos	Übelkeit durch Benzingeruch, morgens, anhaltend, Essen bessert, Reiseübelkeit, starke Übelkeit, Aufstoßen scharf, Sodbrennen	Erbrechen durch Benzingeruch, morgens, schwach nach dem Erbrechen, Seekrankheit	Luft zufächeln, frische Luft, Kaltwerden, Wärme, warme Luft, Ruhe, im Dunkeln, Essen, Liegen mit erhöhtem Oberkörper	morgens, Benzingeruch, Wetterwechsel, Winter, Bewegung, Anstrengung, Sitzen, Essen (Übelkeit)	kälteempfindlich, Zunge weiß belegt, trocken, Leeregefühl im Magen, muss häufig essen, unangenehmer Schweißgeruch, Genitalherpes, rissige Haut
Phosphorus (Phos)	„Lichtbringer", strahlend, freundlich, schnell beleidigt, unruhig, lebhaft, wird gerne massiert, gerne Körperkontakt, mitfühlend, erschöpft, schwach, müde, **Brennen**, Blutungsneigung	Übelkeit, durch **Parfümgeruch**, chemische Gerüche, Blumenduft, Tabak, **wenn sie Hände in warmes Wasser hält**, mundvolles Aufstoßen, Ohnmacht durch Gerüche	Erbrechen, durch Parfümgeruch, chemische Gerüche, Blumenduft, Tabak, wenn sie die Hände in warmes Wasser hält, Verlangen nach eiskalten Getränken, erbricht, sobald diese im Magen warm werden	Kälte, **Eiskaltes**, Rechtsseitenlage, Schlaf, Körperkontakt, will massiert/gestreichelt werden	**Wärme**, Dämmerung, nachts, Vollmond, Salz, Knoblauch, heiße Getränke, Liegen, Anstrengung, Berührung, Gewitter, Linksseitenlage	großer Durst auf eiskaltes Wasser, Heißhunger, Leeregefühl im Bauch, nicht besser nach Essen, Hypoglykämie, wird bei Hunger gereizt, groß, schlank, rothaarig, Sommersprossen

Tab. 7-2: Fortsetzung

Mittel (Abkürzungen)	Leitsymptom	Übelkeit	Erbrechen	Besserung durch	Verschlechterung durch	Sonstiges
Pulsatilla (Puls)	sanft, mild, weint leicht, **durstlos**, wechselhafte Zustände, **weinerlich**, Frischluftverlangen	morgendliche Übelkeit, durch Fett, Fettgeruch, Milch, schlecht gelüftete, zu warme Räume, nach Durcheinanderessen, Reiseübelkeit	schleimiges Erbrechen, saures Erbrechen, erbricht lange nach der Mahlzeit	Kälte, kalte Anwendungen, frische Luft, Bewegung, Trost, Zuwendung	fette Speisen, schwere Speisen, Brot, Milch, Schweinefleisch, Wärme, Hitze, abends	morgens Mundgeruch, schlechter Geschmack im Mund, durstlos, friert, Wärme verschlimmert
Sepia (Sep)	Senkungsgefühl, **Ballgefühl** im Unterleib/Rektum, **Sepiasattel**, Pigmentveränderungen, Hyperpigmentierung, gerne allein, braucht Freiheit, Unabhängigkeit, **Abneigung gegen Ehemann**, Familie	Übelkeit durch Essensgeruch, Milchgeruch, Küchengeruch, Geruch des **Partners**, beim Denken an Essen, besser durch Essen, besser durch Ablenkung, Beschäftigung, Bewegung, Reiseübelkeit	**Hyperemesis**, erbricht milchige Flüssigkeit, Galleerbrechen, Seekrankheit	Essen, nach Frühstück, heftige Bewegung, Ablenkung, Stimulantien, Wärme, heißes Bad, kalte Bäder, Druck, bei Gewitter, Tanzen	vor dem Frühstück, kalte Getränke, Milch, Tee, vor Gewittern, Geruch der Mahlzeit, Kälte, feucht-warmes Wetter, Berührung, abends, Schnee, im Freien, schlecht gelüftete Räume, Ruhe, während der Schwangerschaft, nach der Schwangerschaft	Zunge weiß belegt, Verlangen nach **Saurem**, Essig, Salatsoßen, quälender Hunger, durch Essen nicht besser, venöse Stauungen, überfordert sich, Workaholic, schwach, erschöpft, Beschwerden häufiger linksseitig

Tab. 7-2: Fortsetzung

Mittel (Abkürzungen)	Leitsymptom	Übelkeit	Erbrechen	Besserung durch	Verschlechterung durch	Sonstiges
Silicea (Sil)	**frostig**, Furcht vor Nadeln, spitzen Gegenständen, Eiterungen, mild, sanft, weint leicht, unentschlossen, schmerzempfindlich, kitzelig	Übelkeit ohne Erbrechen, schlimmer morgens und nach dem Essen, ekelt sich vor Essen, Übelkeit durch eigenen Geruch	Erbrechen verstärkt sich morgens, Nüchternerbrechen	Wärme, im Zimmer, warme Kopfbedeckung, Sommer, Ruhe, kaltes, trockenes Wetter	morgens, Kälte, Druck auf den Bauch, Vollmond, Neumond, nasse Füße, Luftzug, Bewegung, Druck, extreme Hitze, nasskaltes oder feuchtwarmes Wetter	friert immer, braucht warme Kleidung, müde, erschöpft, schwach, schlechter Mundgeruch, „schüchterner Stuhl", Impffolgen, Gefühl, sie habe ein Haar auf der Zunge, möchte kalte Speisen, Rohkost Splitterverletzungen
Sulphur (Sulph)	Hunger gegen 11 Uhr, Körperöffnungen gerötet, impulsiv, aufbrausend, schmuddelig, unordentlich, Lebenskünstler, optimistisch, **Abneigung gegen Waschen/Baden**, keine Lust zu arbeiten	Morgenübelkeit, Übelkeit durch eigenen Körpergeruch, durch Milch, Reiseübelkeit, saures, brennendes Aufstoßen, Speichelfluss, Ohnmacht durch Übelkeit	Erbrechen in der ganzen Schwangerschaft, mit Schwitzen, bitteres Erbrechen, saures Erbrechen	frische Luft, trockenes Wetter, Liegen, Rechtsseitenlage, Beine angezogen, Zimmerwärme, Absonderungen	Milch, Zucker, morgens, 11 Uhr, nachts, im Bett, **Stehen**, Bücken, Hitze, geschlossenes Zimmer, Alkohol, Wetterwechsel von kalt nach warm, Wintersonne, Baden, Waschen	frühstückt nicht, Völlegefühl, isst gerne Fettes, Bratensoße, Herzhaftes, Süßes, Nachtmensch, hitzig, streckt Füße im Bett heraus, Stuhlgang treibt sie morgens früh aus dem Bett, hängende Schultern, Eiterungen, brennende Schmerzen

Tab. 7-2: Fortsetzung

Mittel (Abkürzungen)	Leitsymptom	Übelkeit	Erbrechen	Besserung durch	Verschlechterung durch	Sonstiges
Symphoricarpus racemosus (Sym-r)	symptomatisch	**plötzliche** Übelkeit, extreme Übelkeit, durch Benzingeruch, durch Essensgeruch, starkes Würgen, Reiseübelkeit	**plötzliches** Erbrechen, schwallartig, Bluterbrechen	Liegen	Bewegung, Fahren, Benzingeruch	Appetitlosigkeit, kurze Wirkungsdauer
Tabacum (Tab)	tödliche Übelkeit, **Schwindel**, unzufrieden, Bauch muss nackt sein	„sterbenselend", tödliche Übelkeit, durch jede Bewegung, Schwindel, Speichelfluss, Sodbrennen, morgens	Erbrechen, Hyperemesis, Schwindel, Seekrankheit	Saures, im Freien, bei geschlossenen Augen, Kälte, Ruhe, aufdecken, frische Luft	morgens, Bewegung, Tabak, Nikotin, Hitze, Kälte	nach Erbrechen wieder Appetit, durstlos, blass, eiskalt, kalter Schweiß, verlangt nach Kühle, Schwäche, Herzerkrankungen

7.11 Varizen und Hämorrhoiden

In der Literatur empfohlene Mittel bei Varizen in der Schwangerschaft:
acon, aesc, apis, *Arn, Ars,* bell-p, calc-f, **Carb-v,** card-m, *Caust,* coll, **Ferr,** ferr-ac, **Fl-ac,** *Graph,* **Ham,** *Lach, Lyc, Lycps-v,* m-aust, *Mill, Nux-v, Phos,* psor, **Puls,** ruta, *Sep,* sil, sulph, *Zinc*

Verschlechterung nach der Geburt:
aloe, apis, ham, *Ign,* **Kali-c,** *Lil-t, Mur-ac, Podo,* **Puls, Sep,** *Sulph*

Empfohlene Mittel bei Krampfadern im Genitalbereich:
ambr, arn, bell-p, buni-o, *Calc,* calc-f, calc-sil, *Carb-v,* coll, fl-ac, **Ham, Lyc,** nux-v, *Thuj, Zinc*

Empfohlene Mittel bei Hämorrhoiden in der Schwangerschaft:
acon, *Aesc, aloe, Am-m, Ant-c,* ars, bell, brom, calc, calc-f, *Caps,* carb-v, cham, *Coll,* coloc, crot-h, ferr, ferr-ac, graph, ham, ign, *Hydr,* ign, kali-c, **Lach, Lyc,** mill, mur-ac, *Nat-m,* negund, nit-ac, **Nux-v,** paeon, petr, podo, *Puls,* rat, *Sabin,* **Sep,** *Sulph, Zinc*

Empfohlene Mittel bei Hämorrhoiden nach der Geburt:
aloe, apis, *Ham, Ign,* **Kali-c,** *Lil-t, Mur-ac,* nux-v, phys, *Podo,* **Puls, Sep,** *Sulph*

(3-wertige Mittel sind fett gedruckt.)

> **Dosierung**
> – 1- bis 2-mal täglich 1 Gabe C 6
> – **oder** 3-mal täglich 1 Gabe D 6

Die wichtigsten Mittel

In meiner Praxis haben sich folgende Mittel besonders bewährt:

Aesculus (Rosskastanie)

Typische Symptome:
- Hämorrhoiden, blau, blaurot
- Knoten
- Schmerzen
- bluten selten
- mit **Rückenschmerzen**
- Gefühl wie Splitter im Anus
- Venenleiden
- Varizen mit dunkler Umgebung
- **Verschlechterung** beim Stehen und Gehen

Bellis perennis

Typische Symptome:
- kann nicht gehen aufgrund der venösen Stauung
- Varikosis
- Verletzungen
- Wundschmerz
- Wirkung wie Arnika, nur lokalisierter

Ferrum metallicum

Typische Symptome:
- Hämorrhoiden, dicke Knoten, bluten
- Krampfadern in der Schwangerschaft
- Schwäche
- Anämie
- Blutungen
- Verlangen nach Fleisch
- **Besserung** durch langsame Bewegung

Hamamelis virginica (Zaubernuss)

Typische Symptome:
- Bezug zum venösen System
- Hämorrhoiden, blau, brennen
- stark blutend, verstärkt nach der Geburt
- dunkles Blut
- Varizen blau, brennen
- Ulcus cruris
- Wundheitsgefühl
- geschwollen, Knötchen, hart
- **Verschlechterung** durch Gehen, Stehen, Berührung, Schwangerschaft

Lachesis

Typische Symptome:
- Krampfadern blau, dunkel
- Phlebitis
- Hämorrhoiden, juckend
- Knoten
- bluten
- hämmernde Schmerzen
- Beschwerden stärker auf der linken Seite
- mag keine enge Kleidung, insbesondere am Hals
- Blutungsneigung
- empfindlich
- hypochondrisch
- geschwätzig
- misstrauisch
- **Besserung** durch festen Druck, im Sitzen
- **Verschlechterung** durch leichte Berührung, im Stehen, nach Stuhlgang, nach Schlaf, durch Hitze, Wärme, links

Lycopodium

Typische Symptome:
- schmerzende Hämorrhoiden
- Analvenenthrombose
- Beine ständig in Bewegung
- Varikosis
- Ulcus cruris
- Blähungen
- Hunger, aber nach wenigen Bissen satt
- wenig Selbstvertrauen
- weint leicht
- Kreislaufschwäche
- rechtsseitige Beschwerden
- **Besserung** durch Wärme
- **Verschlechterung** durch Sitzen, Berührung, zwischen 16–20 Uhr

Natrium muriaticum

Typische Symptome:
- Hämorrhoiden bluten nach Stuhlgang
- Hämorrhoiden nässen
- schmerzhaft
- Ulcus cruris
- Appetit auf Salziges, Fisch
- durstig
- Gewichtsabnahme in der Schwangerschaft
- Ödeme, Proteinurie, Hypertonie
- introvertiert, zurückhaltend
- Traurigkeit, Kummer
- **Besserung** durch Schwitzen
- **Verschlechterung** durch Sonne, Hitze, Trost

Nux vomica

Typische Symptome:
- Hämorrhoiden bluten, stechen
- schneidende Schmerzen im Rektum
- innere Hämorrhoiden
- vergeblicher Stuhldrang
- gereizt, gestresst, nervös
- sitzende Lebensweise
- Schlafstörungen
- will ihre Ruhe haben
- **Besserung** durch Wärme, Ruhe
- **Verschlechterung** morgens, durch Kälte, aber Hämorrhoiden bessern sich durch kalte Anwendungen, Kälte

Pulsatilla

Typische Symptome:
- Hämorrhoiden innerlich und äußerlich
- Hämorrhoiden schmerzhaft, wie wund, juckend
- durstlos
- mag und verträgt keine **fetten** oder schweren Speisen, kein Schweinefleisch
- sanfte Frau
- **weint** leicht, leicht zu trösten
- wechselhafte Symptome, **wechselhafte Stimmungen**
- **Besserung** durch Kälte, frische Luft, Bewegung
- **Verschlechterung** im Liegen, abends, durch Wärme/Hitze

Sepia

Typische Symptome:
- Hämorrhoiden schlimmer nach der Geburt
- Hämorrhoiden jucken, schmerzen, nässen
- Prolaps
- Kondylome
- Varizen
- Leeregefühl im Magen, „nagender Hunger", nicht besser durch Essen!

- Ballgefühl im Rektum oder in der Scheide
- Pigmentveränderungen, Sepia-Sattel
- ist gerne allein, braucht Freiheit, Unabhängigkeit
- Abneigung gegen Familie, Ehemann
- Schwäche, Erschöpfung
- **Verschlechterung** nach Stuhlgang, auch nach weichem, beim Gehen

7.12 Vorzeitige Wehentätigkeit (Abort-/Frühgeburtsneigung)

(siehe auch „Blutung", S. 35 f)

In der Literatur empfohlene Mittel bei vorzeitiger Wehentätigkeit	
durch **Überanstrengung**:	*Arn*, bry, cinnm, **Erig**, helon, mill, nit-ac, *Rhus-t,* sec
durch **Aufregung**:	*Acon, Bapt,* cham, ign, **Gels**, *Helon, Op*
durch **Angst, Furcht**:	acon, bell, *Cimic,* gels, ign, kali-c, *Op, Sabin*
durch **Kummer**:	ign
durch **unterdrückten Kummer**:	*Ign,* nat-m
durch **Schock/Schreck/Panik**:	*Acon,* arn, bapt, cham, cimic, *Gels, Ign, Op*
durch **Zorn, Ärger**:	*Acon,* cham
mit **Bauchkrämpfen**:	carb-v, cimic, caul, *Nux-v,* sec, vib
mit **Krämpfen**:	cham, **Hyos**, *Ip*
mit **Fluor**:	*Calc,* camph, ferr, *Lyc, Plb,* ruta, **Sep, Sulph**
durch **Husten**:	con, *Ip, Kali-br, Rumx*
bei **Virusgrippe**:	camph, *Gels*
in Verbindung mit **Anämie**:	*Alet,* calc**,** carb-v, chin, ferr, ferr-act, helon, kali-c, kali-n, kali-perm, plb, puls, sec, *Sep,* sulph, tril,
bei „**schlaffen**" Frauen mit **Bindegewebsschwäche**:	*asaf, calc, Caul, Sec, Ust*
durch **Schwäche/Trägheit** des **Uterus**:	alet, **Bell**, *Carb-v,* **Caul**, chin, chin-s, cimic, ferr, gels, *Helon,* merc, nux-v, *Plat,* puls, sabin, *sec,* **Sep**, senec, sil, ust
mit allgemeiner **Schwäche**:	*Alet,* caul, chin, chinin-s, ferr, *Helon,* kali-c, *Nit-ac,* merc, nit-ac, sec, *Sep,* sil, sulph
mit **septischem** Zustand:	*Acon, Arn,* **Ars**, *Bapt,* **Carb-v**, **Crot-h**, *Echi,* **Ferr**, *Ip,* **Lach**, *Lyc,* **Merc**, *Nit-ac, Phos, Puls,* **Pyrog**, *Rhus-t, Sec, Sulph, Verat, Verat-v, Vip* und weitere 1- und 2-wertige Mittel
durch **Verletzung/Sturz**:	*Arn, Bell-p,* cinnm, con, ham, *Puls, Rhus-t,* ruta
(3-wertige Mittel sind fett gedruckt)	

Vorzeitige Wehentätigkeit (Abort-/Frühgeburtsneigung)

In der Literatur empfohlene Mittel bei Abort oder drohendem Abort

Im 1. Monat:	alco, **Apis**, croc, toxo-g, vib
In den ersten Monaten:	alco, agar-se, **Apis**, caul, cimic, croc, *Ip*, **Kali-c**, kali-n, *Nux-v*, plb, **Puls**, **Sab**, sep, tanac, *Vib*
Im 2. Monat:	agar-se, **Apis**, cann-i, *Cimic*, *Ip*, **Kali-c**, kali-n, lac-d, plb, *Puls*, *Sab*, Sang, Sec, *Sep*, *Spong*, thuj, tril, toxo-g, vib
Im 3. Monat:	*Apis*, bell, cimic, *Croc*, *Eup-per*, *Eup-pur*, **Kali-c**, *Kreos*, *Merc*, *Nux-v*, plb, **Sabin**, *Sec*, sel, *Sep*, *Thuj*, toxo-g, *Tril-p*, *Ust*, vib
Im 4. Monat:	Apis, *Eup-pur*
Im 5.–7. Monat:	ars, kali-c, plb, sec, **Sep**, ust, vib
Im 6. Monat:	crot-h, *Lac-c*, sep
Im 7. Monat:	*Ruta, Sep*
Im 8. Monat:	cann-i, op, *Puls*, ust, vib-o

(3-wertige Mittel sind fett gedruckt)

Dosierung

– Einmalig 1 Gabe C 30, ggf. wiederholen

Die wichtigsten Mittel

In meiner Praxis haben sich folgende Mittel besonders bewährt:

Aconitum

Typische Symptome:
- Wehen durch Schreck, Angst
- mit Tachypnoe, Tachykardie
- Angst, Furcht, bei der Entbindung zu sterben
- sagt ihren Tod voraus
- mit Unruhe, Panik
- plötzlich auftretend

Das Mittel wirkt nur kurz und muss evtl. bald wiederholt werden.

Fallbeispiel

Frau P. wird in der 32. SSW mit einem Rettungswagen in den Kreißsaal gebracht. Sie hatte einen Auffahrunfall. Verletzungen hat sie keine, sie ist aber extrem aufgeregt und unruhig, atmet schnell, Puls 112 spm, RR 150/95. Seit dem Unfall hat sie zunehmend schmerzhafte Wehen, im Moment alle 4–6 Minuten. (Die unterstrichenen Symptome führten zur Mittelwahl.)

Therapie:
*Frau P. bekommt von mir eine Gabe **Aconitum C 200**. Danach wird sie schnell ruhiger, auch die Wehentätigkeit lässt schlagartig nach.
Sie bleibt noch 2 Tage zur Überwachung im Krankenhaus und wird mit Magnesiumgaben oral entlassen. Die Geburt erfolgt zeitgerecht in der 40. SSW.*

Arnika

Typische Symptome:
- drohender Abort infolge eines Traumas (Verletzung, Sturz etc.)
- Folge von Überanstrengung
- mit Unruhe, Nervosität
- starke Schmerz-/Berührungsempfindlichkeit, selbst das Bett ist zu hart
- Gefühl, wie zerschlagen zu sein
- Kindsbewegungen schmerzhaft
- Traumatisierung jeder Art

Apis

Typische Symptome:
- Abort in den ersten Schwangerschaftsmonaten
- verbunden mit stechenden Schmerzen

- Schweregefühl des Uterus
- Ruhelosigkeit
- kein Durst
- Ödemneigung
- Beziehung zu Streptokokkeninfektion (Graf)
- Gestose, Eklampsie
- schläfrig
- braucht Ruhe
- **Verschlechterung** durch Hitze

Belladonna

Typische Symptome:
- Abort mit Blutung, **heißes** Blut
- **plötzlich**, heftig
- **Hyperästhesie**
- verträgt keine Berührung/Erschütterung
- **Hitze**, hohes Fieber
- impulsiv
- Delirien
- Durst auf kaltes Wasser
- **Besserung** durch Wärme, Ruhe
- **Verschlechterung** durch Geräusche, Erschütterung, Licht

> Das Mittel wirkt nur kurz und muss ggf. wiederholt werden.

Bryonia

Typische Symptome:
- drohende Fehlgeburt nach Überanstrengung
- Schmerzen im Uterus wie wund
- Trockenheit, viel Durst
- Ärger, Zorn
- nervös, gereizt
- will ihre Ruhe haben
- friert eher, aber Abneigung gegen Wärme
- **Besserung** durch festen Druck
- **Verschlechterung** durch leichten Druck, Bewegung

Caulophyllum

Typische Symptome:
- Scheinwehen, übermäßig starke Braxton-Hicks-Kontraktionen
- Unruhe, Anspannung und Schmerz in der Schwangerschaft (Graf)
- Abortneigung, drohende Frühgeburt
- Wehenschmerzen/verstärke Vorwehen in den letzten Schwangerschaftswochen
- mit „Druck nach unten" (C6, 1–2 × tgl., Graf)
- **Erschöpfung**, **Schwäche** mit innerlichem Zittern
- gereizt, mürrisch, unruhig
- Chloasma

> Zu Beginn der Schwangerschaft kontraindiziert!
> Keine Tiefpotenzen bei vorzeitiger Wehentätigkeit und Abortgefahr!

Chamomilla

Typische Symptome:
- Beschwerden durch **Zorn** oder Ärger,
- Abortus imminens durch Zorn
- krampfartige Schmerzen im Unterleib
- sehr schmerzempfindlich
- Pollakisurie
- Eklampsie
- eine Wange blass, die andere rot
- **unleidlich**, unhöflich, **meckert** und **schimpft** permanent

Cimicifuga

Typische Symptome:
- Drohender Abort nach Schreck
- Schmerzen „wie Stromschläge" hier und da
- Schmerzen ziehen quer über den Unterbauch
- fröstelt
- wechselhafte Stimmung, überschießend, sprunghaft
- **Schwarzsehen**, sieht Katastrophen auf sich zukommen und träumt davon
- viele Ängste in Bezug auf Geburt/Kind
- Ruhelosigkeit, Nervosität, depressive Verstimmung, Schlaflosigkeit
- hysterisch, aufgeregt, ängstlich

Erigeron

Typische Symptome:
- anhaltende Blutung durch Überanstrengung im 6. Monat
- Abortneigung mit schmerzhaftem Urinieren

(s. auch Blutungen, S. 35 ff)

Gelsemium

Typische Symptome:
- Abortus imminens/vorzeitige Wehentätigkeit durch Schreck, Aufregung
- leicht zu **verunsichern** durch unbedachte Äußerungen
- zuerst nervös, erregt, „gespannt", deshalb **zittrig**
- dann wie gelähmt, schläfrig, wie berauscht
- rotes Gesicht, Ptosis
- Hypotonie, orthostatische Dysregulation
- **Besserung** durch reichliches Wasser lassen, Zuwendung, Ablenkung
- **Verschlechterung** durch Denken an Beschwerden, jede Aufregung

Kalium-carbonicum

Typische Symptome:
- drohender Abort im 2./3. Monat.
- habitueller Abort
- Zervixinsuffizienz
- Wehen ausstrahlend vom Rücken in Po und Oberschenkel
- schwach, **ausgelaugt**
- **Rückenschmerzen**, besser durch Druck, Massage, Wärme
- sehr kontrolliert,
- gibt ihre Gefühle nicht preis
- Ödeme, insbesondere kleines **Säckchen** innen am Oberlid
- **Verlangen** nach **Gesellschaft**, die aber von ihr **schlecht behandelt** wird
- **zuckt** leicht zusammen

Lycopodium

Typische Symptome:
- Neigung zu Abort
- lebhafte Kindsbewegungen
- Varikosis, Vulvavarizen
- Blähungen
- wenig Selbstbewusstsein
- **Verschlechterung** zwischen 16–20 Uhr, durch Hitze, auf der rechten Seite

Nux vomica

Typische Symptome:
- Wehen durch zu viel Stress (Umzug etc.)
- Abortneigung
- falsche Wehen (schmerzhafte Vorwehen, die in keinem Zusammenhang mit der Geburt stehen).
- vergeblicher **Stuhl-/Harndrang**
- überfordert sich
- nervöse Überreizung durch **Überarbeitung**, Workaholic
- Verlangen nach Ruhe, insbesondere zu Hause
- überempfindlich in jeder Beziehung
- hitzig, temperamentvoll
- **Besserung** durch Wärme, nach kurzem Schlaf
- **Verschlechterung** morgens, durch enge Kleidung

> Nux vomica ist meiner Erfahrung nach ein sehr häufig angezeigtes Mittel bei vorzeitiger Wehentätigkeit.

> **Fallbeispiel**
>
> Frau W., 31. SSW, meldet sich bei mir wegen vorzeitiger Wehentätigkeit, nachdem sie schon beim Facharzt zur Kontrolle war. Sie ist als Anwältin beruflich sehr viel unterwegs. Vor zwei Wochen ist sie in ihr neues Haus eingezogen, der Ehemann arbeitet noch ca. 600 km entfernt, so dass Umzug, Einrichtung etc. in ihrer alleinigen Verantwortung liegen.
> In der jetzigen Situation muss sie sich auch allein versorgen, die Facharztpraxis ist ca. 20 km entfernt. Sie hat keinerlei Hilfe in der Nähe. Als Privatpatientin bekommt sie auch keine Haushaltshilfe. Eine stationäre Aufnahme zur Entlastung lehnt sie ab. (Die unterstrichenen Symptome führten zur Mittelwahl.)

> **Therapie:**
> Frau W. bekommt – neben einer ausführlichen Beratung – von mir **Nux vomica C 30** 3 Globuli, danach wird der Bauch schnell ruhiger.
> In den folgenden Tagen findet sie eine Reinemachefrau, die ihr stundenweise hilft und sie entlastet. Die Nux vomica-Gabe **wiederholt** sie noch 2-mal im Abstand von ca. 6–10 Tagen, als sie zunehmende Kontraktionen spürt. Weitere Gaben sind nicht erforderlich. Die Geburt eines kleinen Mädchens erfolgt spontan in der 39. SSW.

Pulsatilla

Typische Symptome:
- Abortneigung
- Varikosis, Venenstauungen
- **wechselhafte**, **veränderliche** Symptome/Laune
- friert immer, kann aber keine Wärme/Hitze ertragen (z. B. warmes Zimmer, warme Umschläge, warmes Wasser)
- **liebt frische Luft!**
- **durstlos**
- sanft, weint schnell (**tränenreichstes** Mittel)
- wird gern getröstet, tröstet gern
- **Besserung** durch Kälte, frische Luft
- **Verschlechterung** abends, durch Wärme

> Bei Schwangerschaftsbeginn keine Tiefpotenzen!

Rhus toxicodendron

Typische Symptome:
- Abortus imminens infolge Überanstrengung
- Blutung nach Verheben/Überanstrengung
- Erschöpfung
- **Überanstrengung**
- Zerschlagenheitsgefühl
- Beschwerden durch **Feuchtigkeit und Kälte**
- **Besserung** durch fortgesetzte Bewegung, trockene Wärme
- **Verschlechterung** durch beginnende Bewegung

Secale

Typische Symptome:
- Abort, insbesondere im dritten Monat
- Abort durch Heben
- Blut braun, schwarz, dünn, stinkend
- Gerinnungsstörung
- Plazentainsuffizienz, SGA
- dünn, knochig, **kachektisch**, ausgelaugt
- **innere Hitze bei äußerer Kälte**
- **Haut eiskalt, kann keine Decke/Kleidung ertragen**
- Taubheitsgefühl, Sensibilitätsstörungen
- **Besserung** durch Kälte
- **Verschlechterung** nachts

> Bei Plazentainsuffizienz und SGA ist eine höhere Potenz erforderlich.

Sepia

Typische Symptome:
- Neigung zu Abort im 5.–7. Monat
- primäre **Zervixinsuffizienz**
- vorzeitige Wehen und Muttermundseröffnung
- Wehen heftig, anfallsweise
- Wehen mit Kreuz- bzw. Steißbeinschmerzen
- überempfindlich gegen Gerüche, insbesondere Speisen, Küche, Partner
- Schweregefühl wie von einem Ball im Unterleib, muss die Beine kreuzen „damit nichts herausfällt"
- Obstipation mit Druck nach unten
- Workaholic, hat keine Zeit für die Schwangerschaft
- Kind drückt nach unten
- **Sepiasattel** (verstärkte Pigmentierung im Bereich von Stirn und Nasenrücken)
- isst gerne Saures/Salatsoßen.
- gereizt, unzufrieden, schnell wütend
- unterdrückt Zorn
- Schwäche, Übermüdung
- **Besserung** durch Sport/Bewegung

7.13 Wadenkrämpfe, Finger- und Zehenkrämpfe

In der Literatur empfohlene Mittel	
Wadenkrämpfe:	**Ambr**, *Calc*, **Carbn-s**, card-m, *Cham*, chinin-ar, **Cupr**, cupr-ac, cupr-ars *Eup-per*, ferr-p, gels, ham, kali-c, kali-p, mag-c, mag-m, *Mag-p*, med, nat-ar, nat-p, nit-ac, *Nux-v*, ox-ac, podo, rhus-t, ruta, sec, sel, *Sep*, **Sulph** verat, vib, **Zinc**
Wadenkrämpfe bei der Geburt:	nux-v
Fingerkrämpfe:	**Cupr**, sep, sec
Zehenkrämpfe:	*Calc*, carbn-s, *Cupr*, gels, hyos
(3-wertige Mittel sind fett gedruckt.)	

Dosierung

- 3-mal täglich 1 Gabe D 6
- oder 1- bis 2-mal täglich 1 Gabe C 6

Die wichtigsten Mittel

In meiner Praxis haben sich folgende Mittel besonders bewährt:

Calcium carbonicum

Typische Symptome
- Wadenkrämpfe besonders nach Anstrengung
- Wadenkrämpfe beim Ausstrecken der Beine
- nächtliche Wadenkrämpfe
- Neigung zu Krämpfen in Fußsohlen, Zehen
- Füße/Hände kalt und feucht
- geht mit Socken ins Bett, nachts werden die Füße dann heiß
- lascher Händedruck
- Adipositas („gemütliche Dicke")
- träge
- **Verschlechterung** durch Kälte, feuchtkaltes Wetter

Fallbeispiel

Frau Sch. meldet sich bei mir in der 28. SSW mit häufigen Krämpfen in Waden und Füßen. Bei der Begrüßung fällt mir schon ein unangenehm lascher Händedruck auf. Frau Sch. ist korpulent, sie wiegt 114 kg bei 169 cm Körpergröße. Sie schwitzt leicht, hat immer kalte Hände und besonders Füße. Die Füße sind kalt und klamm. Abends geht sie mit Socken ins Bett, die sie nachts ausziehen muss, weil die Füße zu heiß sind. Insgesamt friert sie eher. Sie mag nicht gerne Bewegung und Sport, sitzt lieber und liest und isst. (Die unterstrichenen Symptome führten zur Mittelwahl.)

Therapie:
*Frau Sch. bekommt **Calcium carbonicum C 6**, 1 × täglich 3 Globuli. Nach 8 Tagen spürt sie eine wesentliche Besserung. Das Mittel nimmt sie noch ein paar Tage weiter, bis keine Krämpfe mehr auftreten.*
*Ca. 3 Wochen später meldet sie sich wieder mit dem gleichen Problem. Calcium carbonicum C 6 hat sie schon eingenommen, aber es wirkt nicht mehr so gut. Deshalb bekommt sie jetzt das gleiche Mittel in **C 30**, was ihr gut hilft.*

Cuprum metallicum

Typische Symptome:
- Wadenkrämpfe, Zehen-, Fingerkrämpfe
- **Daumen eingeschlagen**
- **sehr schmerzhafte Muskelkrämpfe**
- beginnen und enden plötzlich
- allgemeine körperliche **Anspannung**
- kalte Hände und Füße
- marmorierte Haut
- Erschöpfung, Schlaflosigkeit
- Krampfanfälle beginnen oft mit Zuckungen in Fingern/Zehen
- **Verschlechterung** durch Druck, Berührung, Hitze

> ### Fallbeispiel
>
> Frau D. klagt über häufige Wadenkrämpfe. Sie hat vom Arzt schon Magnesium bekommen, dadurch aber keine Besserung festgestellt. Allgemein neigt sie auch zu Verkrampfungen der Zehen und Finger. Die Krämpfe fangen plötzlich an „wie angeflogen", und hören genau so schnell wieder auf. (Die unterstrichenen Symptome führten zur Mittelwahl.)
>
> **Therapie:**
> Frau D. bekommt **Cuprum metallicum D 6**, 3-mal täglich 5 Globuli. In den folgenden Tagen bessern sich die Beschwerden rasch.

Magnesium phosphoricum

Typische Symptome
- Muskelkrämpfe, insbesondere durch Anstrengung
- Neuralgien
- Schreibkrampf (Krampf in Händen durch Überanstrengung)
- Ischialgie mit Verkrampfungen, bessert sich durch Massieren
- Schmerzen, **plötzlich**, stechend, bohrend
- **Krämpfe**, plötzlich beginnend
- **Besserung** durch **Wärme**, Druck
- **Verschlechterung** durch Überanstrengung, Kälte, Berührung, nachts

> ### Fallbeispiel
>
> Frau K. klagt über immer wiederkehrende nächtliche Wadenkrämpfe. Wärme und feste Massage helfen ihr. Wenn sie sich überanstrengt hat, sind die Krämpfe schlimmer. (Die unterstrichenen Symptome führten zur Mittelwahl.)
>
> **Therapie:**
> Sie bekommt **Magnesium phosphoricum D 6**, 3 × täglich 5 Globuli. Unter dieser Behandlung lassen die Krämpfe schnell nach, sie hat keine Beschwerden mehr.

Nux vomica

Typische Symptome:
- Wadenkrämpfe bei jeder Wehe
- nächtliche Wadenkrämpfe, durch Ausstrecken des Beines
- Glieder schlafen ein
- vergeblicher Harn-/Stuhldrang
- genervt, gereizt
- will ihre Ruhe haben
- Kaffee-, Alkohol-, Medikamenten-, Nikotinmissbrauch
- friert
- **Besserung** durch Ruhe, Wärme
- **Verschlechterung** morgens

8 Bewährte Indikationen während der Geburt

Ingrid Revers-Schmitz

8.1 Blutung intrapartal/postpartal	(s. S. 81)
8.2 Harnverhalt	(s. S. 90)
8.3 Muttermundsbefund (Besonderheiten)	(s. S. 92)
8.4 Plazentaretention	(s. S. 95)
8.5 Untersuchung schmerzhaft	(s. S. 98)
8.6 Wehenstörung	(s. S. 99)
Psychische Veränderungen s. Kap. 11.4	(s. S. 172 f)

8.1 Blutung intrapartal/postpartal

In der Literatur empfohlene Mittel bei	
intra- und postpartalen Blutungen:	*Acet-ac*, acon, adren, alet, alum, ambr, am-m, aml-ns, apis, *Arn*, ars, *Bell*, bor, bry, buni-o, calc, *Cann-i*, cann-s, carb-v, *Caul*, *Cham*, *Chin*, *Cinnm*, cocc, coff, *Croc*, crot-h, cycl, **Erig**, *Ferr*, ferr-protox, *Gels*, ger, **Ham**, *Helon*, *Hydr*, *Hyos*, *Ign*, **Ip**, kali-c, *kalm*, kreos, lach, lyc, merc, *Mill*, nit-ac, nux-m, nux-v, op, ph-ac, **Phos**, *Plat*, plb, psor, puls, *Rhus-t*, **Sabin**, **Sec**, senec, sep, *Thlas*, thyr, *Tril-p*, *Ust*, visc
Blutung andauernd:	*Ip*, **NUX-M**, *Sabin*, *Ust*
verstärkt durch kleinste Bewegung:	**Croc**, sec
starke Blutung:	**Apis**, bell, **Ip**, *Plat*, *Sabin*, tril, ust
Blutung im Schwall:	bell, bov, cham, chin, *Cinnm*, *Croc*, *Erig*, *Ham*, **Ip**, *Lac-c*, med, *Mill*, mit, **Pho**s, puls, **Sabin**, sec, tril, ust, vib-o
Blut flüssig:	alumen, **Apis**, apoc, ars, *Bell*, *Both*, *Carb-v*, *caul*, chin, **Crot-h**, *Crot-t*, *Elaps*, *Erig*, ferr, *Ip*, **Lach**, *Mill*, nat-m, **Nit-ac**, **Phos**, prun, **Sabin**, *Sec*, sulph, *Sul-ac*, *Ust*
Blut zum Teil geronnen:	*Bell*, puls, *Ust*
Blut geronnen: (Synthesis)	acal, *Alet*, *Alum*, *Alumn*, *Apoc*, arg-m, *Arn*, arund, **Bell**, *Cact*, **Cham**, chin, coc-c, cocc, coch, *Coff*, *Croc*, cycl., elaps, erig, *Ferr*, ham, helon, ip, kali-c, kreos, lach, laur, lyc, *Mag-m*, *Merc*, *Murx*, nux-m, nux-v, *Plat*, phos, *Puls*, *Rhus*-t, *Sabin*, *Sang*, sec, stram, *Thlas*, tril, **Ust**, visc
Blut zieht Fäden:	arg-n, **Croc**, lac-c, **Ust**
Blut dunkel:	ars, *Bell*, *Bry*, *Cact*, canth, carb-v, caul, *Cham*, **Chin**, coff, *Croc*, *Croth-h*, *Elaps*, *Ferr*, *Gels*, *Ham*, helon, *Kreos*, lach, laur, lyc, lyss, *Nux-m*, *Plat*, plb, *Puls*, *Sabin*, *Sec*, sep, *Sulph*, sul-ac, tril, *Ust*

Blut hell:	arn, bell, *Calc, Cinnm,* erig, ferr, ham, *Hyos, Ip,* lac-c, lyc, mill, nit-ac, nux-v, phos, pyrog, rhus-t, *Sabin,* sec, *Tril, Ust,* vib-p
Blut heiß:	bell, ip
übler Geruch:	*Bell, Cham,* croc, crot-h, *Helon,* kreos, lach, *Nit-ac,* phos, sabin, sec, tril, *Ust*
fauliger Geruch:	*Ars,* carb-v, cham, pyrog, **Ust**
nach der Geburt:	acet-ac, *Ambr, Arn,* borx, calc, cann-s, caul chin, *Cinnm,* croc, **Erig,** ferr, ham, *Helon,* ip, nit-ac, rhus-t, *Sabin,* sec, *Tril-p,* ust
nach schneller Geburt:	caul
mit Übelkeit:	apoc, arn, bry, ip
nach/mit Plazentalösung:	bell, cinnm, **Ip,** puls, sec
bei verzögerter Plazentalösung:	*Bell, Canth, Carb-v,* caul, chin, *Croc,* ferr, *Ip, Kali-c,* mit, plat, **Puls, Sabin,** sec, sep, stram, verat-v, vis
(3-wertige Mittel sind fett gedruckt)	

> ### Dosierung
>
> - 1-mal 3 Globuli C 30,
>   zusätzlich 3 Globuli in einem Glas Wasser verkleppert, davon alle 5 Min. 1 Teelöffel einnehmen, bis eine Besserung eintritt
> - **oder** 1-mal 1 Globulus C 200,
>   zusätzlich 1 Globulus verkleppert (wie oben).
>
> Je akuter die Situation, umso schneller muss der Wirkungseintritt sichtbar sein!

Die wichtigsten Mittel

In meiner Praxis haben sich folgende Mittel besonders bewährt:

Apis

Typische Symptome:
- starke Blutung, flüssig
- Ödeme, Labienödeme
- Haut kühl, friert, Besserung durch Kälte, kann keine Wärme ertragen
- brennende Schmerzen
- stechende Schmerzen
- durstlos
- Oligurie
- **Verschlechterung** durch Wärme

Arnika

Typische Symptome:
- verhindert Blutung
- postpartal starke hellrote Blutung, Koagel
- nach Überanstrengung
- nach Trauma
- berührungsempfindlich

Belladonna

Typische Symptome:
- beginnt **plötzlich** und hört plötzlich auf
- Blut flüssig, teilweise klumpig
- Blutung im Schwall
- heißes Blut
- empfindlich gegen Licht, Geräusche
- **überempfindlich** gegen **Berührung/Erschütterung**
- **Hitze**, Fieber
- roter Kopf, kalte Hände und Füße

Caulophyllum

Typische Symptome:
- Blutung nach der Geburt durch **Erschöpfung**, Schwäche
- Blut dunkel
- Blutung nach schneller Geburt
- innerliches Zittern

China

Typische Symptome:
- Blutung schwärzlich, bräunlich, z. T. wässrig
- Blutung hellrot oder dunkel
- Blutung mit Klumpen
- anhaltende Blutung
- mit Schwäche, Müdigkeit, Erschöpfung, Kälte
- Blässe
- Hypotonie, Ohrensausen
- Ohnmacht
- Unterbauch aufgetrieben
- sehr berührungsempfindlich

Crotalus horridus (Waldklapperschlange)

Typische Symptome:
- Blut flüssig, gerinnt nicht
- Gerinnungsstörung
- plötzliche Schwäche
- postpartales Fieber
- Lochien übel riechend, schwarz, nicht geronnen
- hämorrhagische Diathese
- schlechter Mundgeruch
- Herzschwäche

Erigeron

Typische Symptome:
- Blutung vor und nach der Geburt, flüssig
- reichlich, hellrot
- Unterbauch aufgetrieben
- Blase und Därme empfindlich
- **Verschlechterung** bei jeder Anstrengung

Ferrum metallicum

Typische Symptome:
- Blut wässrig-dunkel, klumpig
- anfallsweise Blutung
- Blässe abwechselnd mit Röte der Wangen

Hamamelis

Typische Symptome:
- Blutung dunkel, nicht geronnen
- ruhiges Gemüt
- Folgemittel von Arnika
- Varizen, Hämorrhoiden

Ipecacuanha

Typische Symptome:
- starke Blutung, im Schwall
- heißes Blut
- Blut hellrot
- anhaltende Blutung, flüssig
- Übelkeit, Erbrechen
- braucht frische Luft
- Hypotonie, Ohnmacht

> ### Fallbeispiel
>
> *Frau P. hat vor 7 Tagen entbunden, sie ist seit 3 Tagen zu Hause. Bei meinem Wochenbesuch finde ich sie elend im Bett liegend. Sie klagt über <u>ständige Übelkeit</u>, hat erbrochen und Durchfall. (Die ganze Familie ist krank.) Außerdem ist der <u>Wochenfluss stark</u> geworden, das <u>Blut ist hellrot</u>. Der Uterus ist gut kontrahiert, 5 QF unter dem Nabel. (Die unterstrichenen Symptome führten zur Mittelwahl.)*
>
> **Therapie:**
> *Frau P. bekommt 3 Globuli **Ipecacuanha C 30** mit der Bitte, mich am Nachmittag auf jeden Fall noch einmal anzurufen.*
> *Bei dem Telefonat fühlt sie sich insgesamt besser, die Blutung hat nachgelassen. Am nächsten Morgen fragt sie nach „dem Zaubermittel". Sie ist wieder fit, die Blutung ist normal, sie hat fast keine Magen-Darm-Beschwerden mehr.*

Kalium carbonicum

Typische Symptome:
- Blutung mit Abgang von Koageln
- Atonie
- ausgelaugt, muskelschwach
- gedunsenes Gesicht. Lidödem, Wassersäckchen am inneren Oberlid
- große Schwäche, insbesondere im Rücken
- schmerzhafte Nachwehen, scharf, stechend, im Rücken ausstrahlend bis Gesäß und Oberschenkel, besonders in die Oberschenkelrückseite

Nitricum acidum (Salpetersäure)

Typische Symptome:
- Blut übelriechend
- Lochien blutig, ätzend, kaffeesatzartig
- Schwäche
- Obstipation nach Antibiotikatherapie
- wünscht sich die Zeit vor der Geburt/Schwangerschaft zurück
- pessimistische Grundstimmung
- überempfindlich
- Hass, akzeptiert keine Entschuldigung
- **Verschlechterung** durch körperliche Anstrengung, Stillen, Berührung

Nux moschata (Muskatnuss)

Typische Symptome:
- anhaltende Blutung
- gebläthes Abdomen
- Kreislaufschwäche, Kollaps
- extreme Schläfrigkeit
- friert leicht, braucht Wärme
- nach Barbituraten
- **Verschlechterung** durch Bewegung, Aufregung, Nässe, Kälte

Phosphor

Typische Symptome:
- Blutungen, **Gerinnungsstörung**
- Blut **leuchtend** rot, im Schwall
- geronnen oder **flüssig**
- **Vorzeichen**: Brennen zwischen den Schulterblättern
- **Warnzeichen**: Durst auf **eiskalte** Getränke
- Erschöpfung, Schwäche
- eher blond oder rothaarig, feines Haar, zarte Haut
- wirkt insgesamt zart, wächsern, durchscheinend
- groß und schlank
- Neigung zu Hypoglykämien
- Nasenbluten

Pulsatilla

Typische Symptome:
- Blut teilweise klumpig
- Blutung abwechselnd mit Wehenschmerzen will frische Luft
- wechselnde Symptome, wechselnde Stimmungen
- weinerlich
- durstlos
- **Besserung** durch Kälte, frische Luft, Bewegung
- **Verschlechterung** durch Wärme

Sabina

Typische Symptome:
- allgemeine Blutungsneigung
- anhaltende Blutung, im Schwall mit großen Koageln
- helles oder dunkles Blut, geronnen
- reichlich, dünnflüssig, mit Koageln
- Plazentaretention mit starker Blutung
- im Wochenbett große Koagel mit starker Blutung
- Uterusatonie
- braucht frische Luft
- **Verschlechterung** durch Hitze, Wärme, Bewegung

Fallbeispiel

Vor 11 Tagen hat Frau M. spontan entbunden. Als ich zur Nachsorge komme, steht sie gerade im Bad und hat plötzlich eine starke Blutung mit großen Koageln. Das Blut läuft ihr in dünnen Rinnsalen an den Beinen hinab. (Die unterstrichenen Symptome führten zur Mittelwahl.)

Therapie:
Frau M. bekommt sofort **Sabina C 30** als Erstmaßnahme. Die Funduskontrolle ergibt keine Auffälligkeit, Uterus fest, 1 QF über Symphyse. Schon während des Besuches normalisiert sich die Blutung. Frau M. bekommt die Anweisung, bei erneutem Auftreten das Krankenhaus aufzusuchen, was jedoch nicht nötig ist, da der weitere Verlauf des Wochenbettes unauffällig ist.

Secale

Typische Symptome:
- bei drohender Atonie
- Blut flüssig, schwarz
- übelriechend
- Deszensusgefühl
- will frische Luft
- eiskalte Haut, kann keine Decke/Wärme ertragen
- schwache, ausgezehrte, magere Frau
- **hält Finger weit auseinandergespreizt** (oder Faust)
- **Verschlechterung** durch Bewegung

Ustilago

Typische Symptome:
- anhaltende Blutung
- hellrotes oder dunkles Blut, evtl gemischt
- fauliger Geruch
- Blut geronnen, fadenziehend, teils flüssig
- Abwärtsdrängen
- Muttermund weich, schwammig, Berührung löst leichte Blutung aus
- Gemüt reizbar, schwermütig, will ihre Ruhe haben, träge

Tab. 8-1: Intra- und postpartale Blutungen – die wichtigsten Mittel im Überblick

Mittel (Abkürzung)	Leitsymptom	Ursache	Blutung	Blut, Farbe	Sonstiges	Besserung durch	Verschlechterung durch
Arnika (Arn)	Trauma, Hämatom, Zerschlagenheitsgefühl, nach Überanstrengung, Bett zu hart, Unruhe, Nervosität Berührungsempfindlichkeit	Verletzung, Überanstrengung	starke Blutung postpartal	hellrot, Koagel	verhindert Blutung Blutung mit Übelkeit		Berührung
Apis (Apis)	Ödemneigung, Schmerzen brennend, stechend, kein Durst		starke Blutung	flüssig	Schweregefühl des Uterus, Beziehung zu Streptokokkeninfektion, Gestose, Eklampsie, schläfrig, braucht Ruhe, Oligurie, kühle Haut, kann keine Wärme ertragen	Ruhe, Abdecken	Hitze, Wärme, Kleiderdruck
Belladonna (Bell)	plötzlich, heftig, heiß, rot, brennend, Hyperästhesie	Angst, Furcht, Schwäche od. Trägheit des Uterus	Blutung mit Plazentalösung, plötzlich einsetzend, im Schwall, stark	heiß, flüssig, teilweise klumpig, Koagel, hell oder dunkel, übel riechend	verzögerte Plazentalösung, Hitze, hohes Fieber empfindlich gegen Licht, Geräusche, überempfindlich gegen Berührung, Erschütterung	Ruhe, Wärme	Geräusche, Berührung, Erschütterung, Licht
Bryonia (Bry)	Trockenheit, will Ruhe, berührungsempfindlich, gereizt, nervös	Überanstrengung, Überhitzung	heißes Blut	dunkel	Schmerzen im Uterus wie wund, Trockenheit, viel Durst, friert eher, Abneigung gegen Wärme	Ruhe, festen Druck	Bewegung, leichten Druck, Wärme
Caulophyllum (Caul)	schlaff, erschöpft, schwach, mit innerlichem Zittern, gereizt, mürrisch, Chloasma	Schwäche oder Trägheit des Uterus, Erschöpfung	Blutung postpartal durch Erschöpfung, Schwäche, nach schneller Geburt	flüssig, dunkel	verzögerte Plazentalösung, innerliches Zittern, Bindegewebsschwäche	Wärme, frische Luft	

Blutung intrapartal/postpartal

Tab. 8-1: Fortsetzung

Mittel (Abkürzung)	Leitsymptom	Ursache	Blutung	Blut, Farbe	Sonstiges	Besserung durch	Verschlechterung durch
Chamomilla (Cham)	Schmerz unerträglich, Laune unerträglich, meckert, schimpft 1 Wange blass, 1 rot	Zorn, Ärger, Aufregung, Schock, Schreck	mit Krämpfen, Blutung im Schwall	**Koagel**, dunkel, übel riechend, faulig riechend	sehr schmerzempfindlich, Pollakisurie, Eklampsie	Wärme (Schmerzen), frische Luft	Wut, Ärger, Berührung, Wärme
China (Chin)	Schwäche, Blässe, Ohnmacht		Blutung postpartal, anhaltende Blutung, Blutung im Schwall	hellrot oder **dunkel**, mit Klumpen, schwärzlich, bräunlich, zum Teil wässrig, flüssig	verzögerte Plazentalösung, berührungsempfindlich, Erschöpfung, Kälte, Hypotonie, Ohrensausen, aufgetriebener Unterbauch	festen Druck, frische Luft, Wärme	Berührung, Kälte
Crotalus horridus (Crot-h)	hämorrhagische Diathese		Blutung, Lochien übelriechend, schwarz, nicht geronnen	**flüssig, gerinnt nicht**, dunkel, schwarz, übel riechend	plötzliche Schwäche, Herzschwäche, schwärzliche Hautverfärbung	Ruhe	Druck, morgens, Bewegung
Erigeron (Erig)	Blutungen	Überanstrengung	Blutung vor und **nach** der Geburt, anhaltend, starke Blutung, im Schwall	reichlich, hellrot, flüssig, Koagel	Dysurie Unterbauch aufgetrieben, empfindlich		Anstrengung, Bewegung
Ferrum metallicum (Ferr)	überempfindlich schwach, blass		Blutung postpartal, anfallsweise Blutung	wässrig-**dunkel**, hellrot, flüssig, Koagel	verzögerte Plazentalösung, abwechselnd blasse und rote Wangen		Schwitzen
Hamamelis (Ham)	**venöses** System, ruhiges Gemüt		postpartale Blutung, im Schwall	hell oder dunkel, nicht geronnen oder Koagel	Folgemittel von Arnika, Varizen, Hämorrhoiden, dunkles Nasenbluten		Wärme feuchte Luft
Ipecacuanha (Ip)	anhaltende **Übelkeit**, Blutungen		Blutung bei Plazentalösung, Blutung postpartal, **starke** Blutung im **Schwall**, anhaltende Blutung	heiß, hellrot, flüssig, Koagel	verzögerte Plazentalösung, **Übelkeit**, Hypotonie, Ohnmacht, braucht frische Luft	frische Luft, Ruhe	Wut, Ärger

Tab. 8-1: Fortsetzung

Mittel (Abkürzung)	Leitsymptom	Ursache	Blutung	Blut, Farbe	Sonstiges	Besserung durch	Verschlechterung durch
Kalium carbonicum (Kali-c)	**Trias:** Rückenschmerz, Schweiß und Schwäche Wassersäckchen am inneren Oberlid, Ödeme	Schwäche	atonische Blutung	Koagel	verzögerte Plazentalösung, schwach, ausgelaugt, Rückenschmerzen, zuckt leicht zusammen, sehr schmerzhafte Nachwehen bis in Po und Oberschenkel ausstrahlend	Druck, Massage, Wärme	
Nitricum acidum (Nit-ac)	**ätzende,** wund machende Sekrete, Schrunden, Geschwüre, pessimistisch	Überanstrengung	Blutung postpartal, Lochien blutig, ätzend, kaffeesatzartig	übelriechend, hellrot, flüssig	Schwäche, Analfissuren, überempfindlich, fauliger Mundgeruch		körperliche Überanstrengung, Stillen, **Berührung,** abends, nachts
Nux moschata (Nux-m)	extreme Schläfrigkeit, geblähtes Abdomen, Herzschwäche, nach Barbituratmissbrauch		**anhaltende** Blutung	Koagel, dunkel	Kreislaufschwäche, Kollaps, friert leicht, braucht Wärme	Wärme	Bewegung, Aufregung, Streit, Zugluft
Phosphorus (Phos)	strahlend, freundlich, bezaubernd, Erschöpfung, Brennen, Blutungsneigung, schnell müde		im **Schwall**	**leuchtend** rot, geronnen, **flüssig.** schlechter Geruch	Gerinnungsstörung Vorzeichen: Brennen zwischen Schulterblättern **Warnzeichen: Durst auf eiskalte Getränke** Neigung zu Hypoglykämien, Nasenbluten, häufig rothaarig, feines Haar, zarte Haut	Sitzen, Dunkelheit, rechter Seitenlage	Liegen auf linker Seite, Anstrengung, Berührung, Dämmerung, abends
Pulsatilla (Puls)	**durstlos, weinerlich,** sanft, mild, wechselhafte Stimmungen und Symptome, „himmelhoch jauchzend, zu Tode betrübt"	Schwäche oder Trägheit des Uterus, Verletzung	Blutung mit Plazentalösung, Blutung abwechselnd mit Wehenschmerzen, im Schwall	teilweise klumpig, dunkel, Koagel	verzögerte Plazentalösung, friert, aber erträgt keine Wärme, Varikosis, Venenstauungen	Kälte, frische Luft, langsame Bewegung, Trost	Wärme, Hitze, abends

Tab. 8-1: Fortsetzung

Mittel (Abkürzung)	Leitsymptom	Ursache	Blutung	Blut, Farbe	Sonstiges	Besserung durch	Verschlechterung durch
Sabina (Sabin)	Blutungsneigung	Uterusatonie, Plazentaretention	Blutung postpartal, anhaltende Blutung, im **Schwall**, stark, große Koagel	hell oder dunkel, geronnen, reichlich, dünnflüssig, übelriechend, Koagel	verzögerte Plazentalösung, braucht frische Luft	frische Luft	Bewegung, Hitze, Wärme
Secale (Sec)	inneres Brennen bei äußerer Kälte, kachektisch, dünn, ausgelaugt, knochig	Überanstrengung, Heben, Schwäche, Trägheit des Uterus	Blutung mit Plazentalösung, Atonie, Blutung postpartal, Blutung verstärkt sich durch kleinste **Bewegung**, Blutung im Schwall	braun, schwarz, dünn, flüssig, stinkend, hellrot, Koagel	verzögerte Plazentalösung, Descensusgefühl, Gerinnungsstörungen, **Paraesthesien**, **eiskalte Haut**, kann keine Wärme ertragen, hält Finger weit auseinander gespreizt	**Kälte**, frische Luft, Aufdecken	**Wärme**, nachts, Bewegung
Ustilago (Ust)	reizbar, schwermütig, will ihre Ruhe haben, träge		Blutung postpartal, anhaltende Blutung, stark, im Schwall	hellrot, dunkel, evtl. gemischt faulig riechend geronnen, **zieht Fäden**, Koagel, teils flüssig	Abwärtsdrängen Muttermund weich, schwammig, Berührung löst leichte Blutung aus		

8.2 Harnverhalt

In der Literatur empfohlene Mittel bei Harnverhalt	
nach der Geburt:	all-c, **Acon**, *Arn*, **Ars**, *Bell*, canth, **Caust**, *Equis-h*, *Hyos*, ign, lyc, *Nux-v*, *Op*, *Puls*, rhus-t, sec, sep, stann, *Staph*, stram
durch **Blasenlähmung, kein Drang**:	**Ars**, canth, caul, **Caust**, chlf, ferr, *Hyos*, kreos, nux-v, phos, zinc
während der Geburt:	lyc, op
trotz Harndrang:	nux-v
mit Stuhldrang:	nux-v
beim Neugeborenen:	**Acon**, **Apis**, *Arn*, *Ars*, **Art-v**, bell, *Benz-ac*, calc, *Camph*, *Canth*, *Caust*, *Cop*, *Dulc*, erig, eup-pur, ferr-p, *Gels*, *Hyos*, ip, *Lyc*, nux-v, *Op*, petros, puls
durch Schreck/Schock:	**Acon**, *Op*

(3-wertige Mittel sind fett gedruckt.)

> **Dosierung**
> – Einmalig C 30, ggf. wiederholen.

Die wichtigsten Mittel

In meiner Praxis haben sich folgende Mittel besonders bewährt:

Aconitum

Typische Symptome:
- Harnverhalt infolge Schock, Panik
- mit Unruhe
- auch beim Neugeborenen

> **Fallbeispiel**
>
> Ein gesundes männliches Neugeborenes nach schnellem Spontanpartus am Termin hat nach 24 Std. noch keinen Urinabgang. Er bekommt 1 Glob. **Aconitum C 30**. Die nächste Windel hat er eingenässt.
> (Die unterstrichenen Symptome führten zur Mittelwahl).

Arnika

Typische Symptome:
- Harnverhalt infolge von Trauma, Verletzung, Hämatom

> **Fallbeispiel**
>
> Frau M. hat um 14.00 Uhr nach protrahierter Austreibungsphase einen gesunden Jungen mit 38 cm Kopfumfang spontan geboren. Dabei kam es zu einem Dammriss, zu Scheiden- und Labienrissen. Bis 20.00 Uhr kann sie immer noch kein Wasser lassen trotz voller Harnblase. Die ganze Naht ist dick geschwollen, ein sehr großes Hämatom hat sich gebildet. (Die unterstrichenen Symptome führten zur Mittelwahl.)
>
> Therapie:
> Bevor Frau M. kathetrisiert werden soll, bekommt sie 1 Glob. **Arnica C 200**. 20 Minuten später kann sie zur Toilette gehen und urinieren. Die Naht schmerzt schon nicht mehr so stark. In der Folgezeit bildet sich das Hämatom schnell zurück. Weitere Probleme beim Wasserlassen gibt es nicht mehr.

Arsenicum album

Typische Symptome:
- Harnverhalt nach der Geburt trotz des Gefühls einer vollen Blase
- Wasserlassen schmerzhaft
- Blasenlähmung

Belladonna

Typische Symptome:
- schmerzhafter Harndrang
- **brennender** Urin
- Harnverhalt durch Kälte, Angst, Schock, nach Geburt
- überempfindlich
- Fieber, roter Kopf

Causticum

Typische Symptome:
- Blasenlähmung postpartal oder postoperativ
- Harnverhaltung nach der Geburt bei Mutter und/oder Kind mit häufigem Drang zum Wasserlassen, aber nur Abgang von wenigen Tropfen
- kann besser im Stehen Wasser lassen
- unbemerkter Urinabgang
- Inkontinenz, beim Husten, Lachen, Niesen
- Nebenbefund: Warzen, Ptosis, große Schwäche

Equisetum

Typische Symptome:
- dumpfer Nierenschmerz
- Druckschmerz in der Blase nach dem Wasserlassen
- Harndrang, aber nur Abgang von wenig Urin
- Dysurie

Nux vomica

Typische Symptome:
- Harnverhaltung mit vergeblichem Drang
- Urin tröpfelt nur, beim Pressen läuft gar nichts mehr
- Folge von Medikamenten
- gestresst, genervt
- friert

Opium

Typische Symptome:
- Blasenlähmung, fehlende Bauchpresse, nach Operation oder nach Opiaten
- Harnverhaltung nach Geburt
- Harnverhaltung nach Schreck, „wie gelähmt"

Pulsatilla

Typische Symptome:
- Harnverhaltung nach Geburt bei „Pulsatillafrau"
- Urin geht ab, wenn Blähungen abgehen
- Inkontinenz

Rhus toxicodendron

Typische Symptome:
- Harnverhaltung nach Überanstrengung, z. B. nach protrahierter Pressphase
- **allgemein**: Steifheitsgefühl, wird mit zunehmender Bewegung besser

Sepia

Typische Symptome:
- Harnverhalt bei typischer „Sepiafrau"
- mit Gefühl einer Kugel im Unterleib und
- Druck nach unten, als ob die Gebärmutter herausfallen würde

Staphisagria

Typische Symptome:
- Harnverhaltung nach Kathetrisierung
- nach schwieriger Geburt
- nach Operation

8.3 Muttermundsbefund (Besonderheiten)

In der Literatur empfohlene Mittel bei	
MM erweitert:	*Gels*, sanic, *Sep*
MM spastisch kontrahiert:	acon, aml-n, **Bell**, cact, **Caul**, **Cimic**, con, **Gels**, hyos, lach, lyc, morph, nux-v, sec, *Sep*, vib-o, vip, xan
MM rigide:	acon, ant-t, arn, *Bell*, **Caul**, **Cham**, chlf, *Cimic*, *Con*, **Gels**, *Ign*, ip, jab, lob, lyc, *Nux v*, *Sec*, *Sepia*, *Verat-v*.
– dick, erweitert:	gels
– dünn:	bell
MM heiß:	acon, *Bell*
MM trocken und heiß:	acon
MM verdickt:	gels, lob
empfindliche vordere Muttermundslippe:	sep

(3-wertige Mittel sind fett gedruckt.)

> **Dosierung**
>
> – einmalig 1 Gabe C 30, ggf. wiederholen.

Die wichtigsten Mittel

In meiner Praxis haben sich folgende Mittel besonders bewährt:

Belladonna

Typische Symptome:
- Muttermund dünn ausgezogen, aber rigide, stärker während der Wehe
- MM rot, heiß (man „verbrennt sich die Hand" bei der Untersuchung)
- MM eher feucht
- Frau empfindlich, allgemein extrem berührungsempfindlich
- Untersuchung wird nicht ertragen, sie ist unangenehmer als der nach unten drückende Kopf
- Schmerzen heftig, klopfend

> **Fallbeispiel**
>
> Frau M, 26. SSW, I/0, wird wegen Infans mortuus seit dem Morgen mit Prostaglandin eingeleitet. Eine PDA liegt, der Muttermund öffnet sich bis auf 3–4 cm. Bei Dienstantritt um 22.00 Uhr wurde gerade entschieden, je nach Vaginalbefund die Einleitung abzubrechen und bis zum nächsten Morgen auszusetzen, damit die Patientin sich etwas erholen kann.
> Bei der vaginalen Untersuchung fand sich folgender Befund: MM unverändert 3–4 cm, Portio fast verstrichen, straff, rigide, Vagina fühlt sich sehr heiß an, Patientin ist unruhig. Die Temperaturkontrolle bei Frau M. ergab 39.1 °C, bei der letzten Kontrolle 2 Stunden vorher wurde noch 36.8 °C gemessen. (Die unterstrichenen Symptome führten zur Mittelwahl.)
>
> **Therapie:**
> Wir gaben der Patientin 3 Globuli **Belladonna C 200**, woraufhin sie innerhalb kürzester Zeit eröffnete und 30 Min. nach der Belladonnagabe ihr Kind zur Welt brachte. Die Temperatur lag nach 1 Stunde bei 38.2 °C und ging im weiteren Verlauf auf nahezu normale Werte zurück.

Caulophyllum

Typische Symptome:
- nadelstichartige Schmerzen im Zervixbereich (vergleiche Sepia)
- Muttermund rigide, stärker während der Wehe
- Schmerzen strahlen in Leistengegend und in die Beine aus
- oder sind an wechselnden Stellen zu spüren
- geht gerne ins Hohlkreuz und stemmt die Hände in den Rücken
- Schwäche mit Zittern
- sekundäre Wehenschwäche durch Erschöpfung, z. B. bei protrahierter Geburt
- Erregung, Unruhe, Reizbarkeit

Fallbeispiel

Frau S., 34 J., II/0 am Termin, ist zur Geburt im Kreißsaal. Wehen seit 6–7 Stunden, Vaginalbefund: MM 5 cm, Zervix wulstig, rigide. Die Frau fühlt sich schlapp, müde, zittert, „kann nicht mehr"; sie hat schon zwei Nächte nicht geschlafen. Während der Wehe wird der Muttermund noch straffer, die Wehentätigkeit hat insgesamt nachgelassen, die Wehen sind unregelmäßig alle 3-4-6 Minuten, nicht sehr stark. (Die unterstrichenen Symptome führten zur Mittelwahl.)

Therapie:
*Nach **Caulophyllum C 30** reguliert sich die Wehentätigkeit, der Muttermund öffnet sich und ist nach 1 1/2 Stunden bei 9 cm. Im weiteren Verlauf wird die Gabe von Caulophyllum noch einmal wiederholt, da in der Pressphase die Wehen wieder nachlassen und die Gebärende total erschöpft ist. Daraufhin kommt es schnell zu einer spontanen Geburt. Die Nachgeburtsphase ist unauffällig.*

Cimicifuga

Typische Symptome:
- Muttermund rigide, besonders während der Wehe
- nach teilweiser Öffnung kann sich die Muttermundsweite wieder verringern
- Schmerzen heftig, krampfartig, die Frau muss sich zusammenkrümmen
- Wehen in Hüften und Leisten oder quer über den Unterbauch
- Schüttelfrost in erster Geburtsphase
- sehr misstrauisch gegenüber der Umgebung
- sieht Katastrophen auf sich zu kommen
- wird hysterisch, je mehr der körperliche Schmerz zunimmt
- nervöser Redefluss
- **Besserung** durch Wärme, Druck, Ruhe
- **Verschlechterung** durch Berührung, Aufregung

Gelsemium

Typische Symptome:
- Muttermund erweitert, rigide, hart, dick, unelastisch
- Tendenz zur Fehleinstellung
- Furcht vor Wehentätigkeit und Geburt
- Zähneklappern/Zittern während der Eröffnungsperiode
- zittert vor Aufregung/Nervosität
- Knie zittern, möchte festgehalten werden
- Gesicht rot, Ausdruck wie berauscht
- erst angespannt, übernervös, dann wie gelähmt, schläfrig, benommen
- fühlt sich wie gelähmt durch Furcht
- häufiger Harndrang, fühlt sich besser nach dem Wasserlassen
- Hyperventilation
- leicht zu verunsichern, sehr ängstlich
- verlangt nach Betäubungsmitteln
- **Besserung** durch Ruhe, Wasserlassen, Ablenkung
- **Verschlechterung** durch Aufregung

Fallbeispiel

Frau L., III/II, ET + 4, kommt zur Geburt in den Kreißsaal; Wehen regelmäßig alle 3 Minuten, kräftig. Sie zittert wie Espenlaub, kann die Beine nicht mehr halten, verlangt eine PDA. Vaginale Untersuchung: MM 5 cm, Portio dickwulstig, ganz straff, rigide, Fruchtblase prall. (Die unterstrichenen Symptome führten zur Mittelwahl.)

> **Therapie:**
> Frau L. bekommt 5 Globuli **Gelsemium C 30**. 20 Minuten nach der Gabe ist der Muttermund vollständig eröffnet, die Portio verstrichen, 10 Minuten später ist das Baby geboren.

Lachesis

Typische Symptome:
- Muttermund spastisch kontrahiert
- Schmerzen ziehen bis zum Herzen oder bis in den Hals, können Herzklopfen oder Atemnot verursachen
- **übermäßige Empfindlichkeit** der Körperoberfläche gegen Berührung, Enge, auch durch Kleiderdruck
- aber Besserung durch starken Druck
- CTG-Gurt ist unerträglich
- misstrauisch
- Hypochondrie
- Angst vor Narkose
- Geschwätzigkeit („Logorrhoe")
- **Besserung** wenn Ausscheidungen fließen, durch Kälte, starken Druck
- **Verschlechterung** durch Wärme, heißes Bad, Berührung, Schlaf

Sepia

Typische Symptome:
- Muttermund sehr straff, stärker während der Wehe
- vordere Muttermundslippe sehr berührungsempfindlich
- Wehen drängen nach unten, Senkungsgefühl
- Gefühl einer inneren Kugel, Ballgefühl im Rektum.
- Schmerzen stark, quälend
- mit Verzweiflung, Todesangst
- Stiche in der Zervix wie Nadelstiche
- Rückenschmerzen bei Wehen
- Erschöpfung durch Wehen
- Hypotonie, Ohnmacht
- friert und zittert bei den Wehen, braucht warme Decken
- Abneigung gegen Partner
- Sepiasattel, Pigmentstörungen, Hyperpigmentierung
- kalte Hände und Füße
- **Besserung** durch heißes Bad, Druck
- **Verschlechterung** durch Kälte, Berührung

> **Fallbeispiel**
>
> Frau P., 37 J., II/I, am Termin hat seit 7 Stunden regelmäßige Wehen. Die vaginale Untersuchung ergibt folgenden Befund: MM 8 cm, im vorderen Bereich dicke Muttermundslippe, Zervix verstrichen, nur im Bereich der vorderen Muttermundslippe dickwulstig. Kopf tief im Beckeneingang. Die Frau klagt schon seit einiger Zeit über starken Druck auf den Darm. Nebenbefund: Chloasma, insgesamt verstärkte Pigmentierung. Ihr Ehemann soll „sie in Ruhe lassen".
>
> **Therapie:**
> Aufgrund dieser Symptome erhält Frau P. 3 Globuli **Sepia C 30**. Der Muttermund ist nach kurzer Zeit vollständig eröffnet. Die Geburt erfolgt spontan nach 35 Minuten. Nachgeburtsphase o. B.

8.4 Plazentaretention

In der Literatur empfohlene Mittel bei Plazentaretention:	Agn, all-s, Arn, Ars, art-v, Bell, **Canth,** carb-v, caul, caust, chin, cimic, cimx, croc, ergot, gels, Goss, Hydr, Ign, Ip, Kali-c, mag-p, Nux-v, op, phos, plat, Puls, pyrog, **Sabin,** Sec, **Sep,** stram, sulph, verat-v, visc
Kontraktionen fehlen oder ungenügend: – durch/mit Erschöpfung:	caul, cimic, Puls, sec Caul, **Sulph**
Frischluftverlangen: kachektische Frauen: Durstlosigkeit: Übelkeit/Erbrechen:	**Puls,** sec, **Sulph** Sec Puls canth, **Ip,**
Extremitäten kalt: – mit heißem Kopf: rotes Gesicht: trockene, heiße Haut:	croc, sep arn, **Bell** Bell, Ferr Bell
Genitalien extrem empfindlich: anhaltender schmerzhafter Harndrang: vergeblicher Stuhldrang: Ballgefühl im Rektum:	Plat Canth Nux-v Sep
Stiche oder schneidende Schmerzen in der Nabelgegend: – von Zervix zum Uterus ausstrahlend:	Ip, Nux-v Sep
(3-wertige Mittel sind fett gedruckt.)	

> **Dosierung**
>
> – einmalig 1 Gabe C 30,
> – ggf. zusätzlich 1 Gabe in einem Glas Wasser verkleppern und davon alle 5 Min. 1 Teelöffel einnehmen.

Die wichtigsten Mittel

In meiner Praxis haben sich folgende Mittel besonders bewährt:

Arnica

Typische Symptome:
- Plazentaretention nach traumatischer Geburt
- Geburtsverletzungen, Hämatome
- heißer Kopf, kalte Extremitäten
- Bett zu hart, dadurch bedingt Unruhe
- berührungsempfindlich

Arsenicum

Typische Symptome:
- große Schwäche
- Todesangst (vergleiche Aconitum)
- Unruhe
- großer Durst auf große Mengen („Eimer Wasser"), trinkt aber nur kleine Schlucke
- brennende Schmerzen, besser durch heiße Anwendungen

Belladonna

Typische Symptome:
- Plazentaretention mit starker hellroter Blutung, Blut heiß
- Fieber, Hitze
- Röte
- klopfende Schmerzen
- rote Augen, Gefäßinjektionen
- rotes Gesicht, heißer Kopf

- kalte Extremitäten
- Bewegung/Erschütterung unerträglich

Cantharis

Typische Symptome:
- Abdomen empfindlich
- Plazentaretention mit Harndrang, schmerzhaft, anhaltend
- oder mit Brennen beim Wasserlassen
- Unruhe
- Wutanfälle

Caulophyllum

Typische Symptome:
- Wehenschwäche aus Erschöpfung
- nach protrahiertem Geburtsverlauf

China

Typische Symptome:
- große Empfindlichkeit
- erträgt keine Berührung
- Blutung mit Krämpfen
- starke Blutung bei Plazentaretention
- **Ohnmachtsneigung**
- nach Flüssigkeitsverlust (Blutungen, Diarrhoe etc.)

Cimicifuga

Typische Symptome:
- Schwarzsehen
- die Angst, nicht gesund zu werden
- hysterisch
- zu schwache Wehentätigkeit in der Nachgeburtsphase
- Schmerzen wie Stromschläge

Gelsemium

Typische Symptome:
- berauscht aussehendes, rotes Gesicht
- Ptosis (herabhängendes Augenlid)
- nervös, beunruhigt
- Zittern, Zähneklappern

Ignatia

Typische Symptome:
- Neigung zur Hyperventilation
- Kloßgefühl im Hals, Hysterie
- Stöhnen, Seufzen, Gähnen
- paradoxe Symptome
- braucht Wärme
- durch Kummer, Enttäuschung

Ipecacuanha

Typische Symptome:
- starke hellrote Blutung
- Erbrechen
- Übelkeit
- scharfer Schmerz von Nabelgegend zum Uterus

Kalium carbonicum

Typische Symptome:
- atonische Nachblutung
- Rückenschmerzen, ausstrahlend über Gesäß in den Oberschenkel
- ausgelaugt, erschöpft
- schwitzt
- Ödeme, insbesondere im Oberlid („Wassersäckchen")
- **Besserung** durch Wärme, Druck

Nux vomica

Typische Symptome:
- verzögerte Plazentalösung
- Harn- und Stuhldrang
- Nervosität, Gereiztheit, Ungeduld
- friert, braucht Wärme

> **Fallbeispiel**
>
> Frau N. hat spontan entbunden. 50 Minuten nach der Geburt warten wir immer noch auf die Plazentageburt. Frau N. ist <u>ungeduldig</u> und <u>gereizt</u>: „Wann kommt das blöde Ding denn endlich?" „Ich muss mal aufs Klo!" (sie hatte <u>Stuhldrang</u>). (Die unterstrichenen Symptome führten zur Mittelwahl.)

> **Therapie:**
> *Frau N. bekommt 3 Globuli **Nux vomica C 30**, ca. 7 Minuten später erfolgt die Plazentageburt.*

Pulsatilla

Typische Symptome:
- fehlende Nachwehen
- Wehen zu schwach
- verstärkte Nachblutung, dunkel, mit Koagel
- wechselhafte Symptome
- weinerlich, braucht Zuwendung/Trost
- kein Durst
- Verlangen nach frischer Luft, Türen und Fenster müssen auf sein
- **Verschlechterung** durch Wärme

Sabina

Typische Symptome:
- starke Blutung, dünnflüssig, mit nachfolgenden Koageln
- Atonie
- allgemeine Blutungsneigung
- Schmerz vom Rücken nach vorne zum Schambein ziehend
- Warzen, Kondylome
- heißes Gesicht, kalte Hände
- **Besserung** durch frische Luft (wie Pulsatilla)

Secale

Typische Symptome:
- Metrorrhagie mit schwarzem, flüssigem Blut
- Verstärkung der Blutung bei starken Bewegungen
- stinkendes oder dunkles Blut
- herabdrängendes Gefühl
- Frauen mager, **kachektisch**
- eiskalt, kann aber keine Wärme ertragen

Sepia

Typische Symptome:
- friert, zittert
- **Stiche** in der Zervix, die sich nach oben erstrecken
- **Ballgefühl** im Rektum
- „Druck nach unten"
- kalte Extremitäten
- möchte Wärme

8.5 Untersuchung schmerzhaft

In der Literatur empfohlene Mittel bei

schmerzhafter Untersuchung: acon, arn, *Bell*, **Cham,** chin, *Gels,* **PLAT**

Empfindlichkeit der Vagina: acon, alumn, arn, aur, *Bell, Berb,* bit-ar, bry, calc, cham, chim, coc-c, *Coff, Ferr,* ferr-p, graph, gels, *Ham,* irid-met, kali-bi, *Kreos,* **Lyss,** merc, *Nat-m,* nux-v, **Plat,** plb, sec, *Sep, Sil,* **Staph,** sulph, *Thuj,* vib-o, zinc

(3-wertige Mittel sind fett gedruckt.)

> **Dosierung**
> – einmalig 1 Gabe C 30

Die wichtigsten Mittel

In meiner Praxis haben sich folgende Mittel besonders bewährt:

Aconitum

Typische Symptome:
- Genitale trocken
- heiß, rigide, empfindlich
- Untersuchung schmerzhaft
- Überempfindlichkeit

Arnika

Typische Symptome:
- Verträgt Berührung bei Untersuchung nicht
- Druck des kindlichen Kopfes gegen die Zervix ist unerträglich, schlimmer als Wehenschmerzen

Belladonna

Typische Symptome:
- extreme Hitze
- das Gefühl, man würde sich beim Untersuchen die Hand verbrennen
- sehr empfindlich
- verträgt Berührung der Untersuchung nicht
- Untersuchung ist schmerzhafter als der nach unten drückende Kopf
- nervöse Patientin
- heiß, rot
- **Besserung** durch Wärme, Ruhe
- **Verschlechterung** durch Berührung

Chamomilla

Typische Symptome:
- Überempfindlichkeit
- duldet keine Untersuchung
- schlechte Laune, gereizt, schnippisch
- schimpft, meckert
- sehr schmerzempfindlich
- Überempfindlichkeit der Sinnesorgane

Gelsemium

Typische Symptome:
- Patientin nervös, zittrig
- leicht zu verunsichern
- rotes Gesicht
- sieht wie berauscht aus
- Ptosis (herabhängendes Lid)
- Hysterie
- **Besserung** durch reichliches Wasserlassen, Ruhe, Ablenkung

Platina

Typische Symptome:
- Untersuchung schmerzhaft
- Genitale überempfindlich
- Beine empfindlich, mag keine Berührung an den Beinen, keine Decke
- feine, edle Ausstrahlung
- Angst, die Kontrolle zu verlieren
- psychische und körperliche Symptome wechseln ab

8.6 Wehenstörung

In der Literatur empfohlene Mittel	
Wehen-**Schmerz**:	**Arn,** borx, caul, cham, chin, chlol, cimic, *Coff,* coff-t, conv, ferr, gels, kali-c, kali-p, lyc; mit, nat-m, *Nux-v,* op, pituit, puls, rhus-t, sacch, *Sec*
schwache Wehen:	aeth, arn, asaf, *Bell,* borx, bry, calc**,** *Camph***,** cann-i, cann-s, carb-an, *Carb-v, Carbn-s, Caul, Caust, Cham,* chin **Cimic,** cinnm, cocc, coff, **Gels,** goss, *Graph,* guare, hyos, ign, ip, **Kali-c, Kali-p,** kreos, lyc, mag-c, mag-m, merc, mit, mosch, *Nat-c,* **Nat-m,** *Nux-m, Nux-v,* **Op,** phos, plat, **Puls,** rhus-t, *Ruta,* sabad, *Sec,* sep, stann, sul-ac, sulph, *Thuj* ust, zinc,
falsche Wehen:	alet, arn, **Bell** borx, *Bry,* **Calc, Caul,** caust, *Cham, Cimic, Cinnb,* cinnm, coff, *Con,* cupr, *Dios, Gels,* hyos, ign, ip, *Kali-c,* kali-p, *Mit, Nux-m, Nux-v, Op,* **Puls,** sec, **Sep,** stann, vib, vib-p
Wehen hören auf:	acon, arn, asaf, *Bell, Borx,* bry, cact, calc, *Camph,* carb-an, *Carb-v, Caul, Caust, Cham,* chin, **Cimic,** cinnm, cocc, *Coff,* coloc, gels *Graph, Guare,* hyos, ign, jabor, **Kali-c,** kreos, lach, lyc, mag-c, mag-m, merc, mosch, nat-c, *Nat-m,* nux-m, *Nux-v,* **Op,** phos, plat, **Puls,** rhus-t, ruta, *Sec, Sep,* stann, sul-ac, sulph, *Thuj,* ust, verat, zinc
– infolge **Erschöpfung, Schwäche**:	caul
– infolge **Aufregung**:	cimic
– hören auf, **Krampfanfälle** beginnen:	bell, cham, cic, cupr, hyos, ign, *Sec*
– durch **Hüftkrämpfe**:	cimic
– mit **Redseligkeit**:	coff
– **kurze** Wehen:	*Caul, Puls*
– **unregelmäßige** Wehentätigkeit**:**	aeth, arn, art-v, aur, *Bell, Caul,* caust, cham, cimic, cocc, *Coff,* cupr, ign, *Nux-m,* nux-v, op, **Puls, Sec**
– **unterbrochene** Wehentätigkeit**:**	*Caul, Mag-m, Plat*
– durch **Krämpfe**:	*Mag-m*
– **unterdrückte** und **mangelnde** Wehen:	cact, carb-v, caul, cimic, guar, nux-m, *Op, Puls,* sec
– **ineffektive** Wehen:	acon, arn, bell, calc-f, caul, *Caust,* cham, chlol, cimic, cinnm, *Coff,* eup-per, eup-pur, gels, goss, **Kali-c,** kali-p, mit, nux-v, op, phos, *Plat,* **Puls,** sec, sep, *Ust*
– **sanduhrförmige** Kontraktionen:	**Bell,** *Cham, Cocc,* con, cupr, hyos, *Kali-c,* nux-v, *Plat,* puls, rhus-t, *Sec, Sep,* sulph,
– **wechselhafte** Wehen:	cimic, puls

In der Literatur empfohlene Mittel

– verlängerte Wehen:	calc-ac, *Caul*, chlf, cimic, cinnb, *Cupr-act*, kali-c, puls, **Sec**, spong, sulph
– exzessive Wehen:	acon, ambr, ant-c, arn, art-v, aur, *Bell*, **Cham**, chin, chlol, cimic, cocc, *Coff, Coff-t*, con, cupr, hyos, lyc, mag-c, nat-c, *Nux-v*, phos, puls, rhus-t, sec, **Sep**, sulph, ust
Wehen quälend schmerzhaft:	acon, ambr, ant-c, arn, **Ars**, aur, *bell*, *Caul*, caust, **Cham**, chin, cimic, *Coff*, coff-t, con, cupr, **Gels**, *Hyos, Ign*, ip, **Kali-c**, lyc, mag-c, morph, nat-c, *Nux-v*, phos, pitu, plat, puls, *Sec*, **Sep**, sulph, verat
– erschöpfend	arn, *Caul*, goss, gels, puls, sep, *Stann, Verat*
– **unerträgliche** Schmerzen:	acon, *Cham, Coff, Thuja*
verstärkt beim **Umhergehen**:	*Thuj*
– verzweifelt durch Wehen:	acon, ars, *Aur, Cham, Coff, Coff-t*
– krampfartig:	acon, ambr, amyl-n, arn, asaf, *Bell*, borx, *Bov, Bry*, calc, carb-an, carb-v, **Caul, Caust, Cham**, cic, **Cimic**, *Cocc*, coff, coff-t, con, *Cupr*, ferr, **Gels, Hyos**, ign, *Ip*, kali-c, lob, lyc, mag-m, mag-p, mosch, *Nux-m, Nux-v, Op*, phos, pituit, plat, **Puls**, *Sec, Sep*, stann, stram, vib, zinc
– schießende Schmerzen:	*Cimic, Kali-c*
– schneidende Schmerzen:	ip
– mit **wundem** Schmerz/Zerschlagenheitsgefühl:	arn, ars, chlf, *Caust*
– das **Kind** steigt bei jeder Wehe nach **oben**:	*Gels*
– **Ohnmacht** bei Wehen:	*Cham, Cimic, Coff*, ign, **Nux-v, Puls**, sec, verat
– unruhig, ruhelos:	**Acon**, *Arn*, **Ars**, *Camph, Cham*, chlf, *Cimic*, coff, eup-pur, kali-c, nux-m, *Lyc, Rhus-t*
– unruhig zwischen den Wehen:	cupr
– mit **Todesangst**:	**Acon**, *Ars, Coff*, plat
– **abends** verstärkte Wehen:	*Puls*
– **Aufstoßen** bei Wehe:	borx
– Wehe wechselt mit **Blutung** ab:	puls
– Wehen mit **Übelkeit/Erbrechen**:	ant-t, caul, cham, *Cocc*, **Ip**, mag-m, *Puls, Sep*
– Wehen bewirken **Stuhldrang**:	cinnb, erig, lil-t, **Nux-v**, plat
– Wehenverstärkung beim **Gehen**:	kali-c, thuj,
– Wehenverstärkung **Geräusche**:	bell, borx, *Chin*, cimic, *Coff, Nux-v*

In der Literatur empfohlene Mittel

Wehen **erstrecken** sich zu/werden gespürt in:
- **den Seiten** des **Bauches:** kali-c
- bis in die **Brust:** gels
- Schmerzen an den **falschen Stellen:** cham, cimic, kali-c
- in den **Hals:** gels, lach
- zum **Herz:** cimic, lach
- zur **Hüfte:** cimic, gels, mag-m
- zu **Knien** und **Sakrum:** phyt
- in die **Leisten:** cimic, thuj
- **links:** plat
- von links nach rechts: ip
- im **Magen** zu spüren: borx, puls
- in **Nabelgegend,** schneidend: **Ip**, nux-v
- nach **oben:** *Borx,* **Calc, Cham,** gels, lach, lyc, puls
- in die **Oberschenkel:** cham, *Cimic, Kali-c,* vib
- im **Rücken:** *Bell Caust, Cham,* cocc, *Coff,* dict, **Gels, Kali-c,** *Nux-v, Petr,* **Puls,** *Sep*
- vom **Rücken** hinab in **den Po:** cimic, **Kali-c**
- von vorn zu **Rücken** und **Rücken** hinauf: *Gels*
- vom **Rücken** zur **Symphyse** ausstrahlend: sabin
- über **Symphyse:** sep
- von der **Zervix** nach **oben:** sep
- quer über den **Unterbauch:** *Cimic*

(3-wertige Mittel sind fett gedruckt.)

Dosierung

– in der Regel 1 Gabe C 30,
ggf. zusätzlich 1 Gabe in 1 Glas Wasser verkleppern, davon alle 15 Min. 1 Teelöffel einnehmen.

Die wichtigsten Mittel

In meiner Praxis haben sich folgende Mittel besonders bewährt:

Aconitum

Typische Symptome:
- Wehen zu schwach, **quälende** Schmerzen
- verbunden mit **Ruhelosigkeit**
- Angst zu sterben, **Panik**, nicht zu beruhigen
- plötzliche Ereignisse, **plötzliche** Symptome
- heiß, trocken
- viel Durst
- Hyperventilation

Fallbeispiel

Frau P., 35 J., I/0, ist seit einigen Stunden unter der Geburt. Der Muttermund ist auf 7 cm eröffnet, die Fruchtblase steht. Nach spontanem Blasensprung werden die Wehen extrem schmerzhaft. Frau P. <u>ist unruhig, wirft sich im Kreißbett hin und her, ist total panisch, „Ich sterbe!"</u> (Die unterstrichenen Symptome führten zur Mittelwahl.)

Therapie:
Die Patientin bekommt 3 Globuli **Aconitum** sofort unter die Zunge. Weitere 3 Globuli in 1 Glas Wasser verkleppert werden nicht mehr benötigt, da Frau P. innerhalb von Minuten ruhiger wird. Der weitere Geburtsverlauf ist völlig unauffällig.

Arnika

Typische Symptome:
- Angst vor Schmerzen, gibt das aber nicht zu

- Wehen zu schwach oder hören auf
- Wehen zu stark, aber ineffektiv
- die Wehen werden im Rücken empfunden
- sehr schmerzempfindlich
- Angst vor Berührung, die schon schmerzt
- kann sich nicht aufrecht halten vor Schmerzen
- Wundheitsgefühl
- Schwäche mit Muskelzittern schon vor der Geburt
- **Verschlechterung** durch Bewegung, kann aber auch nicht ruhig liegen, weil das Bett als zu hart erscheint
- wechselt deshalb ständig die Position

Belladonna

Typische Symptome:
- die Wehen kommen und gehen plötzlich
- falsche Wehen, Wehen hören auf
- zu starke Wehen
- extrem schmerzhafte Wehen
- Erschöpfung durch die Wehen
- Schmerzen heftig, klopfend
- Rückenschmerzen bei Wehen als ob der Rücken durchbricht (vergleiche Kalium carbonicum)
- Druck bei Presswehen geht nach oben
- verträgt Berührung bei der Untersuchung nicht
- beißt
- große Hitze
- Fieber
- rotes Gesicht
- Überempfindlichkeit aller Sinnesorgane

> **Fallbeispiel**
>
> *Eine 28-jährige Frau, III/I, kommt mit Blasensprung und Wehen in der 38. SSW. Sie ist rothaarig, hat ein gerötetes Gesicht, Fieber, kalte Hände und Füße. Sie schwitzt sehr stark am ganzen Körper, so dass selbst das Braunülenpflaster nicht hält, und hat gleichzeitig eine starke Erkältung. Die Wehen tun ihr unerträglich weh, sie ist sehr unruhig, friert, wenn sie das Bettlaken herunter schiebt, stößt es aber trotzdem von sich, da die Berührung unangenehm ist.*

> *Bei der vaginalen Untersuchung ist der Muttermund 5 cm geöffnet bei mittlerer Konsistenz, der Kopf steht fest im Beckeneingang. Die Scheide ist sehr heiß, die Untersuchung ist der Frau sehr unangenehm, da es ihr weh tut. Gleichzeitig leichte mütterliche und fetale Tachykardie. (Die unterstrichenen Symptome führten zur Mittelwahl.)*
>
> **Therapie:**
> *Nach der Gabe von **Belladonna C 30** wird das Schwitzen noch stärker, die Tachykardie geht zurück, der Geburtsverlauf ist im Übrigen komplikationslos. Nach der Geburt setzt ein rasches Entfiebern ein, der Säugling erhält kurz nach der Geburt das gleiche Mittel und bleibt unauffällig.*

Calcium carbonicum

Typische Symptome:
- falsche Wehen
- schnell erschöpft
- kann nicht loslassen
- Abneigung gegen Bewegung, langsam, behäbig
- ist nach der leichtesten Anstrengung schon erschöpft
- Schwäche, Langsamkeit
- kann sich nicht entspannen
- mag keine frische Luft
- adipös, träge, schwerfällig
- viele Ängste

> Das Mittel wirkt langsam!

Caulophyllum

Typische Symptome:
- Wehenschmerzen/verstärke Vorwehen in den letzten Schwangerschaftswochen
- mit Druckgefühl nach unten
- Wehen zu kurz, zu schmerzhaft, zu erschöpfend
- Wehen hören auf bzw. sind **ineffektiv**
- Wehen **krampfartig**
- hyperaktive, unphysiologische Wehen
- sehr **rigider** Muttermund, verstärkt während der Wehe
- **erschöpft**, schwach, mit **innerlichem Zittern**

- friert leicht, braucht warme Kleidung (Gegensatz zu Pulsatilla),
- Verlangen nach frischer Luft.
- durstiger als Pulsatilla-Bild
- Schmerzen ziehen von vorne nach hinten bzw. aufwärts
- Schmerzen strahlen in Leistengegend und in die Beine aus
- oder Schmerzen an wechselnden Stellen
- **sekundäre Wehenschwäche aus Schwäche, Erschöpfung**
- Presswehen fehlen
- die Gebärende „will nicht mehr und kann nicht mehr"
- **stimuliert regelmäßige, wirkungsvolle Kontraktionen mit Erholungspausen** (Graf)

Besonderheiten der Dosierung:
- Wehenschmerzen mit Druckgefühl nach unten: 1- bis 2-mal täglich 1 Gabe C 6
- Nach vorzeitigem Blasensprung: halbstündlich 1 Gabe D 6–C 6 über 6 bis 8 Stunden (Graf).

Fallbeispiel 1
Frau S., 33 J., IV/I, kommt am Termin mit Blasensprung und leichten, unregelmäßigen Wehen in den Kreißsaal. Der Vaginalbefund ergibt eine Muttermundsweite von 2 cm, Portio 1 cm, der Kopf steht fest im Beckeneingang. 3 Stunden später sind die Wehen sowie der Vaginalbefund unverändert. (Die unterstrichenen Symptome führten zur Mittelwahl.)

Therapie:
Nach der Gabe von 3 Globuli **Caulophyllum C 30** entwickelt Frau P. regelmäßige und kräftige Wehen. Etwa 3 Stunden später wird das Baby geboren. Weitere Mittelgaben waren nicht erforderlich.

Fallbeispiel 2
Frau St., 27 J., 39. SSW, II/0, kommt mit Blasensprung ohne Wehen zur Aufnahme. Der Vaginalbefund ergibt: Muttermund knapp fingerdurchgängig, Portio 2 QF, Kopf schwer abschiebbar. (Die unterstrichenen Symptome führten zur Mittelwahl.)

Therapie:
Für eine ausführlichere Befragung war keine Zeit, deshalb bekam Frau St. **Caulophyllum D 6**, halbstündlich 5 Globuli. Bei der nächsten Kontrolle nach 3 Stunden unregelmäßige Wehentätigkeit. Caulophyllum wurde noch für weitere 2 Stunden gegeben. Danach sind wegen regelmäßiger Wehentätigkeit keine weiteren Gaben nötig.

Fallbeispiel 3
Frau T., ET + 14, erhielt am Morgen die erste Einleitung mit Prostaglandin-Gel. 4 Stunden nach der Applikation hat sie unphysiologische, kurze, hyperaktive Wehen, quälend schmerzhaft, aber ineffektiv. Der Vaginalbefund ist der gleiche, wie vor der Applikation. (Die unterstrichenen Symptome führten zur Mittelwahl.)

Therapie:
Frau T. bekommt 3 Globuli **Caulophyllum C 30**. Schon während der CTG-Kontrolle verändern sich die Wehen: Abstand jetzt 3–4 Minuten, Wehendauer ca. 1 Minute. Unter diesen Wehen öffnet sich der Muttermund und Frau T. entbindet spontan.

Chamomilla
Typische Symptome:
- Wehen unerträglich, wird hysterisch, ohnmächtig vor Schmerz
- Wehen falsch, schwach, sanduhrförmig, ineffektiv
- krampfhafte Wehen
- Wehenschmerz strahlt in Oberschenkel aus
- das Kind scheint während der Wehe nach oben zu gehen (vergleiche Gelsemium)
- **schimpft, meckert, unerträgliche Laune**
- stöhnt, **zornig**, wütend
- unerträgliche Schmerzen
- Schmerz treibt sie zur Verzweiflung/will weglaufen

- reizbar, hysterisch
- Ohnmacht vor Schmerzen
- **Überempfindlichkeit** aller Nervenfasern
- häufiger Harndrang
- Verlangen nach frischer Luft

> **Fallbeispiel**
>
> Frau M. hat seit 6 Stunden Wehen, die zunehmend schmerzhaft werden. Der Muttermund öffnet sich nur langsam. Frau M. ist superschlecht gelaunt, meckert nur rum, alles was man macht oder anbietet, ist falsch. Auf die Hebammen und Ärzte färbt die schlechte Laune schon ab und sie reagieren leicht gereizt. (Die unterstrichenen Symptome führten zur Mittelwahl.)
>
> **Therapie:**
> Frau M. bekommt 3 Globuli **Chamomilla C 30**. Nach kurzer Zeit entspannt sich die Lage, sie wird ruhiger, ist nicht mehr so empfindlich und die Wehen werden effektiver. Auch das Personal wird ruhiger. Im weiteren Geburtsverlauf ist noch einmal eine Wiederholung des Mittels nötig. Frau M. entbindet spontan ein gesundes Mädchen

China

Typische Symptome:
- Folgen von „**Säfteverlust**" (Diarrhoe, Blut, Schweiß, Muttermilch etc.)
- völlige Erschöpfung, mit Schweißausbrüchen
- sehr berührungsempfindlich
- **Besserung** durch festen Druck

Cimicifuga

Typische Symptome:
- **reguliert** die Wehentätigkeit
- **geburtserleichternd**
- **Frösteln, Schüttelfrost** in **erster** Geburtsphase, Frieren
- Wehen schwach, unregelmäßig
- Tendenz zu verlängerten Kontraktionen
- ineffektive Wehen
- sekundäre Wehenschwäche
- tonisierend bei schwachen, unregelmäßigen Wehen

- Schmerzen heftig, krampfartig, bessern sich beim Zusammenkrümmen
- Wehen in Hüften und Leisten
- Wehen ziehen von einer Seite zur anderen quer durch den Bauch
- die Wehen strahlen aus bis zum Herz
- bei **Terminüberschreitung** mit unkoordinierten Wehen in niedrigen Potenzen (D1-D4) zur Wehenregulierung *(F. Graf)*
- **Schwarzsehen**, misstrauisch
- Angst vor „Katastrophe"
- Sorge ums Kind, beobachtet dauernd das CTG
- depressive Stimmung,
- unruhig, aufgeregt, redselig
- seufzt häufig
- hysterisch bei zunehmenden Schmerzen
- körperliche und psychische Symptome **wechseln** sich ab
- geräuschempfindlich während Geburt
- Ohnmacht
- **Besserung** durch Wärme, Massage, Ruhe

Bei Terminüberschreitung mit unkoordinierten Wehen:
Gabe von niedrigen Potenzen (D1–D4) zur Wehenregulierung (Graf).

> **Fallbeispiel**
>
> Frau M, 25 J., III/I, ET + 6, kommt mit Blasensprung mit vereinzelten Wehen in den Kreißsaal. Sie ist sehr nervös, unruhig und ängstlich. Ständig redet sie davon, dass „etwas passieren wird". Sie hat furchtbare Angst vor der Geburt und beobachtet mit Argusaugen alles, was wir machen. (Die unterstrichenen Symptome führten zur Mittelwahl.)
>
> **Therapie:**
> Frau M. bekommt **Cimicifuga D 4**, stündlich 5 Globuli. Nach 2 Stunden beginnt eine regelmäßige Wehentätigkeit. Frau M. leidet sehr. Sie reagiert hysterisch, zittert wie Espenlaub vor Aufregung. Bei jeder Wehe krümmt sie sich zusammen. Sie muss liegen, denn in aufrechter Position wird ihr kreislaufmäßig schlecht und eine Ohnmacht droht.

> *Frau M. bekommt nun noch einmal eine Gabe Cimicifuga **C 30**. Danach wird sie ruhiger, ist nicht mehr so hysterisch, das Zittern lässt nach. Im weiteren Geburtsverlauf ist kein homöopathische Mittel mehr erforderlich.*

Coffea

Typische Symptome:
- Nervensystem überreizt, alle Sinne überempfindlich
- überwach, übererregt, unruhig
- hysterisch
- Gesicht rot, heiß
- wird ohnmächtig bei den Wehen
- Wehen hören auf
- Überempfindlichkeit für Schmerzen
- extrem schmerzhafte Wehen
- Vulva straff und rigide in der Austreibungsperiode, starke Spannung beim Durchtritt des Köpfchens
- **Verschlechterung** durch Narkotika, Berührung, Lärm, Geräusche
- **Besserung** durch Ruhe, Wärme, Liegen

Gelsemium

Typische Symptome:
- **Furcht vor Wehentätigkeit und Geburt**
- Furcht vor neuer Lebenssituation
- Hysterie während Schwangerschaft und Geburt
- leicht zu **verunsichern** durch unbedachte Äußerungen
- Wehen hören auf vor Aufregung
- falsche Wehen, schwache Wehen
- unwirksame oder gar keine Wehen
- krampfartige Wehen
- Kind scheint bei jeder Wehe aufzusteigen
- Wehenschmerzen schneidend, plötzlich einschießend
- strahlen von vorn aus in den Rücken und ziehen hinauf in die Nierenregion
- Häufig bei **Fehleinstellung**, hiHHL (Graf), Fehleinstellung macht die Wehen schmerzhafter
- **Zähneklappern** während der Eröffnungsperiode
- Knie **zittern**, möchte **festgehalten** werden
- Zittern (infolge der Anstrengung, Erregung)
- ängstlich, nervös, unkonzentriert
- Hyperventilation
- hysterisch
- redet viel, auch Selbstgespräche
- erst übernervös, aufgeregt, dann wie gelähmt
- schläfrig, wie berauscht
- Folge von Schrecken
- Hypotonie, orthostatische Dysregulation
- **Ptosis**
- rotes Gesicht
- **Besserung** durch **reichlich Wasser lassen**, fortgesetzte Bewegung, Ablenkung
- **Verschlechterung** durch schlechte Nachrichten

Fallbeispiel

Frau N., 35 J., III/II, ET + 6 kommt zur Geburt in den Kreißsaal. Die ersten beiden Geburten verliefen extrem schnell. In dieser Schwangerschaft war sie in der 34. SSW wegen Frühgeburtsbestrebungen stationär im Krankenhaus mit Tokolyse und Celestan®. Von den Ärzten wurde sie in dieser Zeit <u>stark verunsichert</u> bezüglich einer drohenden Frühgeburt.
Die Folgen davon halten bis heute an. Vor der Aufnahme ist der Schleimpfropf abgegangen, Frau N. hatte 2–3 Wehen. Sie ist <u>total aufgeregt</u>, kann kaum noch Stehen, weil ihre <u>Beine so zittern</u>. Wenn sie sich bewegt, geht es ihr besser. Das <u>Gesicht</u> ist <u>rot</u>. Die Vaginaluntersuchung ergibt: Muttermund 1 cm, weit sakral, weich, Portio 1,5 cm, Kopf hoch, leicht abschiebbar, die Fruchtblase steht. Während der CTG-Kontrolle hat Frau N. 2 ganz leichte Wehen im Abstand von 10 Minuten. (Die unterstrichenen Symptome führten zur Mittelwahl.)

Therapie:
*Frau N. bekommt 3 Globuli **Gelsemium C 30**. Schon kurze Zeit später werden die Wehen regelmäßig, alle 4 Minuten. 2 ½ Stunden nach der Gabe des Mittels wird ein gesunder Junge spontan geboren.*

Kalium carbonicum

Typische Symptome:
- Trias: Schwäche, Rückenschmerzen, Schweiß
- Ödeme, insbesondere **Wassersäckchen** am inneren oberen Augenlid
- Wehen zu schwach, falsche, ineffektive Wehen
- Wehenschmerzen im **Rücken**, die in **Oberschenkel** oder ins **Gesäß** ziehen
- die Wehenschmerzen sind scharf, schneidend, quälend
- Schmerzen, als ob der Rücken **auseinander** brechen würde
- Furcht Kontrolle zu verlieren
- kann nicht loslassen → protrahierter Geburtsverlauf
- **ausgelaugt**
- kindlicher Kopf bleibt oben → drohende Sectio
- Angst, bei der Geburt zu **sterben**
- steif, kontrolliert,
- still, selbstzufrieden
- **Besserung** durch Druck, Wärme und Massage im Rücken, Aufstoßen (aber auch Verschlechterung dadurch möglich)
- **Verschlechterung** durch leichte Berührung (zuckt dann zusammen)

Dosierung

Bei vorzeitigem Blasensprung:
- 1 Gabe C 30
- wenn keine Reaktion erfolgt, nach 1 Stunde 1 Gabe C 200
- nach 2–3 Stunden ggf. Caulophyllum D 4, halbstündlich

Fallbeispiel 1

Frau K., III/I, ist seit 6 Stunden unter der Geburt. Die Wehen sind sehr schmerzhaft, insbesondere im Rücken, sie strahlen ins Gesäß aus. Sie sagt „Mein Rücken bricht durch!" Wärme im Rücken und Massage sind ihr angenehm. Bei der vaginalen Untersuchung ist der Muttermund 9 cm eröffnet, Zervix ist wulstig, der Kopf steht noch hoch im Beckeneingang. (Die unterstrichenen Symptome führten zur Mittelwahl.)

Therapie:
Frau K. bekommt 3 Globuli **Kalium carbonicum C 30**. Daraufhin sind die Wehen erträglicher, der Kopf tritt schnell tiefer. 20 Minuten später kommt es zur Spontangeburt eines Mädchens.

Fallbeispiel 2

Frau P., 32 J, I/0 kommt mit vorzeitigem Blasensprung in der 40. SSW. ohne Wehen in den Kreißsaal. Die Schwangerschaft war problemlos. Auf Befragen gibt sie lediglich an, immer wieder unter Rückenschmerzen zu leiden. Im Verlauf kommt es nicht zu einer spontanen Wehenaktivität, die Geburt wird mit Minprostingel eingeleitet. Nach zweimaliger Geleinlage entwickelt die Patientin schmerzhafte Wehen, die schließlich eine PDK-Anlage notwendig machen. Hierunter entspannt die Patientin gut.

Da die Wehen wieder nachlassen und sich der Muttermund bei hohem kindlichen Kopf nicht richtig öffnet und straff bleibt, bekommt Frau P. **Kalium carbonicum C 30**. Danach entwickelt sie gute effektive Wehen, der Kopf tritt bis Beckenmitte nach vollständiger Muttermundseröffnung. In dieser Phase hat man den Eindruck, dass Frau P. nicht richtig mitpressen kann, da sie das Kind und den Stuhl zurückhält. Auf Befragen sagt sie, dass es ihr peinlich ist, ihr Geschäft in das Kreißbett zu machen. Sie erhält noch einmal das gleiche Arzneimittel. Nach kurzer Zeit kann sie entspannen und effektiv mitpressen. Der weitere Verlauf ist unproblematisch. (Die unterstrichenen Symptome führten zur Mittelwahl.)

Lachesis

Typische Symptome:
- Ohnmacht
- extreme **Berührungsempfindlichkeit**
- Wehenschmerz strahlt aus bis zum **Hals**, kann zu Atemnot führen
- Stimmung gereizt, lehnt Behandlung ab

- will keine Medikamente nehmen
- Globus hystericus (Kloßgefühl im Hals)
- **Geschwätzigkeit**
- Herzsymptomatik
- Gesicht rot/blaurot
- kalte Füße und Hände
- **Besserung** durch Ausscheidung, starken Druck
- **Verschlechterung** durch Berührung, heißes Bad

Lycopodium

Typische Symptome:
- braucht ständig **Bewegung** und frische Luft
- **stemmt** abwechselnd die Füße gegen das Fußteil des Bettes und lässt wieder los
- Wehenschmerzen erstrecken sich nach oben
- Wehen zu stark
- Wehen zu schmerzhaft, unerträglich
- sehr unruhig während der Wehe
- Wehenschwäche
- weint, jammert
- schnell ungeduldig
- Muttermund rigide, spasmodisch
- Schwäche
- Furcht, zu versagen
- **Besserung** durch frische Luft, Wärme (im Rücken), Bewegung, Aufdecken
- **Verschlechterung** durch Hitze

Natrium muriaticum

Typische Symptome:
- protrahierte Geburt
- schwache, unwirksame Wehen
- Wehen hören auf
- Kummer, Traurigkeit
- traurige Vorahnungen
- will nicht getröstet werden
- Angst, Todesangst
- Hände und Füße werden blau
- Gestose, Eklampsie
- Hypertonie
- Anämie
- introvertiert
- braucht **eine** vertraute Person

Nux vomica

Typische Symptome:
- **Stuhldrang**/Harndrang bei jeder Wehe
- friert, fröstelt bei den Wehen
- **Ohnmacht** bei jeder Wehe
- falsche, unwirksame Wehen
- unregelmäßige Wehen oder Wehen hören wieder auf
- krampfhafte Wehen
- sehr schmerzhafte Wehen
- muss sich bewegen
- Wehen drücken nach oben
- Muttermund rigide
- Ziehen im Rücken und in den Oberschenkeln
- Rückenschmerzen, die in das Gesäß ziehen
- Wadenkrämpfe bei jeder Wehe
- gestresst, gereizt, ungeduldig
- unzufrieden
- mürrisch durch die Schmerzen
- häufig Frauen mit sitzender Lebensweise
- **gestresste** Frauen
- **Überempfindlichkeit** gegen **Geräusche**, Licht, Gerüche
- **Besserung** durch warmen Raum, leichte Massage

Fallbeispiel

Frau N., 35 J, II/I, 39. SSW, wird wegen Plazentainsuffizienz und VSGA eingeleitet. Das CTG ist stark pathologisch, so dass eine Dauerkontrolle erforderlich ist und eine Sectio diskutiert wird. Frau N. hatte in der Schwangerschaft viel Stress durch ihren gewalttätigen Ehemann; sie lebt jetzt im Frauenhaus. Der Zigarettenkonsum ist mit 20–30 (zugegebenen) Zigaretten pro Tag für die Schwangerschaft enorm.
Im Laufe der Kreißsaalüberwachung wird Frau N. zunehmend unleidlich, gereizt und ungeduldig. Sie will unbedingt raus, egal, wie es dem Kind dabei geht. Der Muttermund ist 5 cm, die Portio rigide, der Kopf fest im Beckeneingang. Bei jeder Wehe hat Frau N. Stuhldrang. (Die unterstrichenen Symptome führten zur Diagnose.)

Therapie:
*Nach 1 Gabe **Nux vomica C 30** wird Frau N. ruhiger und die Stimmung ist erträglicher. Das CTG*

> zeigt im weiteren Verlauf weniger pathologische Herztöne. 2 Stunden später kommt es zur spontanen Geburt eines kleinen lebensfrischen Jungen, 1880 g schwer.
> Das Baby bekommt am 2. Tag auch 1 Glob. **Nux vomica C 30** wegen Unruhe, Zittrigkeit und ständigem Schreien (Entzugssymptome), wonach sich sein Befinden innerhalb von 1 Stunde wesentlich bessert.

Phosphor

Typische Symptome:
- Wehen quälend schmerzhaft, aber ineffektiv
- Wehen hören auf
- Rückenschmerzen, als würde der Rücken durchbrechen (vergleiche Kalium carbonicum)
- Schwäche, Erschöpfung
- Hyperventilation
- Zittern
- Leerheitsgefühl
- schlanke, große Frauen
- Hände brennen
- Blutung bei Wehe, hellrot
- Durst, möchte kalte Getränke
- kann auf der linken Seite nicht liegen wegen Herzklopfen (siehe auch Lycopodium, Lachesis)
- **Besserung** durch Massage, Zuwendung

Platinum

Typische Symptome:
- Wehen schmerzhaft, ineffektiv, hören auf
- hypertone Wehen
- extreme Empfindlichkeit der Vagina, Untersuchung quälend
- protrahierter Geburtsverlauf
- große Berührungsempfindlichkeit nach den Wehen
- mag keine Decke auf den Beinen, Beine dürfen sich nicht berühren (siehe auch Secale)
- Wadenkrämpfe
- starke Blutung während der Geburt
- möchte angenommen werden
- weint
- Todesangst
- Furcht vor Sectio, Narkose, Verletzung
- will die Kontrolle behalten

Pulsatilla

Typische Symptome:
- Übertragung
- vorzeitiger Blasensprung ohne Wehen
- Lageanomalien
- primäre Wehenschwäche
- Wehen schwach, unregelmäßig, hören auf, ineffektiv
- falsche Wehen
- quälend schmerzhafte Wehen
- Rückenschmerzen bei den Wehen, besser durch Druck und langsame Bewegung
- Wehenschmerzen strahlen vom Kreuz bis in den Magen
- Magenschmerz und Erbrechen bei Wehen
- braucht **Bewegung**
- wechselhafte, veränderliche Symptome
- Wehenschmerzen mal hier, mal da stärker
- friert immer, kann aber keine Wärme ertragen
- Ohnmacht in warmen Räumen
- braucht frische Luft!
- durstlos
- weint, braucht Zuwendung/Trost, leicht zu führen
- **Besserung** durch Kälte, langsame Bewegung
- **Verschlechterung** durch Wärme, Sonne, heißes Bad, stickige Zimmer, am Abend

Secale

Typische Symptome:
- Wehen mit Druck nach unten
- Wehen quälend schmerzhaft
- Wehen hyperton, hyperaktiv, hoher Grundtonus
- Wehen zu schwach, unregelmäßig, hören auf
- mit Blutungen (dunkle Sickerblutung)
- Wehenschmerz im Rücken
- MM weich, offen, Druck fehlt
- rigider Muttermund
- Atonie
- Krampfanfälle
- Ohnmacht bei Wehen
- **magere, ausgezehrte Frauen**

- Plazentainsuffizienz
- **Extremitäten eiskalt, ertragen keine Wärme,** keine Bettdecke
- mag nicht, wenn sich die Finger berühren, hält die **Finger gespreizt**
- mag nicht, wenn sich die **Beine** berühren, hält die Beine gespreizt (siehe Phosphor)
- brennende Hitze innerlich, aber Extremitäten kalt
- Paräesthesien
- Todesangst

Sepia

Typische Symptome:
- „keine Zeit für Wehen"
- Wehenschwäche
- übermäßig starke, quälend schmerzhafte Wehen
- Erschöpfung durch Wehen
- Wehen drängen nach unten
- Wehen stark, quälend, anfallsartig
- mit Verzweiflung, Todesangst
- Gefühl einer inneren Kugel, **Ballgefühl** im Rektum
- Stiche in der Zervix wie **Nadelstiche** (vergleiche Caulophyllum)
- **Rückenschmerzen** bei Wehen, besser durch Druck
- Empfindlichkeit der vorderen **Muttermundslippe**
- Muttermund in der Wehe straff
- friert und **zittert** bei den Wehen, braucht warme Decken
- braucht Wärme, Ruhe, (physisch und psychisch)
- fühlt sich am wohlsten im heißen Bad
- sehr **„unleidlich"** gegenüber **Partner**
- **Sepiasattel** (Hyperpigmentierung am Nasenrücken) oder
- allgemein verstärkte Pigmentierung, Sommersprossen, Vitiligo
- kalte Hände und Füße, braucht **Wärme**
- Prolapsgefühl, muss die Beine überkreuzen
- **Besserung** durch heftige **Bewegung**, Wärme, Ablenkung

Fallbeispiel

Frau S., I/0, ist seit 10 Stunden mit Wehen nach einer Cytotec®-Einleitung wegen vorzeitigem Blasensprung im Kreißsaal. Die ganze Nacht hat sie sich mit sehr schmerzhaften Wehen gequält. Vor 2 Stunden entschloss sie sich zu einer PDA. Vollkommen erschöpft fällt sie in den Schlaf. Auch die Wehentätigkeit lässt nach. Die Wehen sind sehr unregelmäßig, teilweise mit 10 Minuten Abstand.
Jetzt lässt die PDA-Wirkung nach und Frau S. gibt <u>starken Druck nach unten</u> an. Den habe sie aber schon die ganze Nacht gehabt.

Therapie:
Wegen dieses Abwärtsdrängens sowie weiterer passender Symptome bekommt sie noch vor der Vaginaluntersuchung 1 Gabe **Sepia C 30**. Prompt nimmt die Wehentätigkeit stark zu, die Wehen kommen jetzt alle 2 Minuten. Der Vaginalbefund ist unverändert im Vergleich zu der Zeit vor 3 Stunden bei 5 cm, die Zervix ist wulstig, rigide, besonders eine <u>dicke vordere Muttermundslippe</u> fällt auf.
Da die Schmerzen unerträglich sind, wird die PDA noch einmal nachgespritzt. 30 Minuten nach der letzten Untersuchung ist der Muttermund vollständig, der Kopf noch im Beckeneingang mit Tendenz zur Fehleinstellung.
Wegen <u>hyperaktiver Wehentätigkeit</u> bekommt Frau S. nun eine Gabe **Caulophyllum C 30**, wonach die Wehen regelmäßig alle 3–4 Minuten kommen.
Im weiteren Verlauf bekommt Frau S. noch eine Gabe **Sepia C 30**, die aber diesmal keine Wirkung zeigt.
Wegen des nach wie vor <u>hoch stehenden Kopfes</u>, der <u>Rückenschmerzen</u> bei den Wehen, die <u>durch Druck und Wärme</u> gebessert werden, bekommt Frau S. eine Gabe **Kalium C 30**, woraufhin es nach 20 Minuten zur Geburt eines Mädchens aus Vorderhauptslage kommt. (Die unterstrichenen Symptome führten zur Mittelwahl.)

Tab. 8-2: Wehenanomalien – die wichtigsten Mittel im Überblick

Mittel (Abkürzung)	Leitsymptome	Gemütssymptome	Allgemeinsymptome	Wehen	Ausstrahlung der Schmerzen	Zervix/Muttermund	Untersuchung	Sonstiges	Besserung durch	Verschlechterung durch
Aconitum (Acon)	**plötzlich, Panik,** qualvolle Angst, **Todesangst,** Folge eines Schocks mit Unruhe	**Unruhe,** Alpträume, Erregung, Dyspnoe	Fieber, Haut heiß und trocken, großer Durst, Schüttelfrost, Herzklopfen, Folge von kaltem Wind	**Todesfurcht** bei Wehen, verzweifelt durch Wehen, Wehen heftig, quälend, unerträglich, hyperaktiv, krampfartig, unzureichend, ineffektiv, schwach, hören auf, Ohnmacht bei Wehen		öffnet sich nicht, rigide, trocken, **heiß,** empfindlich	sehr schmerzhaft	abnorme Kindslage, viel Durst auf kaltes Wasser, Hyperventilation	Ruhe	nachts, nach kaltem Wind, Berührung, Musik, Bewegung
Arnika (Arn)	**Trauma, Zerschlagenheitsgefühl.** Bett erscheint zu hart, kann deshalb nicht ruhig liegen	unruhig, Angst vor Schmerzen, gibt das aber nicht zu, Berührung unerträglich, Angst vor Berührung	nach **Überanstrengung,** Ohnmacht, Schwäche und Zittern schon vor der Geburt, Rückenschmerzen	kann vor Schmerzen nicht gerade gehen, Wehen unregelmäßig, vergeblich, zu heftig, aber erfolglos, schwach, falsche Wehen, hören auf, quälend, erschöpfend, schwere Geburt, Schmerz wie zerschlagen	Rücken	rigide, Schmerz durch Druck des Kopfes gegen Zervix ist schlimmer als Wehenschmerz	verträgt Berührung bei Untersuchung nicht	abnorme Kindslage, Gefühl, Kind liegt quer	flaches Liegen	Berührung, Erschütterung, Bewegung, Ruhe

Tab. 8-2: Fortsetzung

Mittel (Abkürzung)	Leitsymptome	Gemütssymptome	Allgemeinsymptome	Wehen	Ausstrahlung der Schmerzen	Zervix/Muttermund	Untersuchung	Sonstiges	Besserung durch	Verschlechterung durch
Belladonna (Bell)	plötzlich, Besserung durch Rückwärtsbeugen, will fliehen	Angst, Delirium, nervös, **überempfindliche Sinne**	Schmerz klopfend, weite Pupillen, plötzlich, hohes Fieber **heiß, rot, brennend**	**falsche** Wehen, quälend, extrem schmerzhaft, ineffektiv, hyperaktiv, erschöpfend, krampfartig, schwach, **hören auf**, unregelmäßig, einengendes Gefühl im Uterus, Kreuzschmerzen, als ob Rücken durchbrechen würde, Druck nach unten, Wehen hören auf und Krampfanfälle beginnen	Rücken, Nabel, Waden, Presswehen gehen nach oben (roter Kopf)	rigide, **heiß**, hart und feucht, dünn ausgezogen, berührungsempfindlich, spastisch kontrahiert	verträgt Berührung bei Untersuchung nicht, Untersuchung ist schmerzhafter, als der nach unten drückende Kopf	Bandgefühl um Uterus, protrahierte Geburt, Rigidität der Muskeln	Wärme, Ruhe, Rückwärtsbeugen, Druck, Knie-Ellbogen-Lage	Berührung, Erschütterung, Geräusche, alle Sinnesreize
Calcium carbonicum (Calc)	schwerfällig, bedächtig, schwitzt leicht, besonders am Kopf, fröhlich bei Verstopfung, schreckliche, traurige Ereignisse gehen ihr sehr nahe	viele Ängste, „dick und gemütlich", **langsam, aber sicher"**	**Adipositas**, Milchunverträglichkeit, isst gerne Eier, Abneigung gegen Bewegung, Schwäche	**falsche** Wehen, hören auf, schwach, krampfartig, schnell erschöpft, kann nicht loslassen	nach oben			kalte Hände und Füße, Schweißfüße, gerne frische Luft, Akutmittel zu Calcium: Belladonna	Wärme, sanfte Bewegung, Reiben, leichte Massage	Kälte, Nässe, Hungern, Bewegung, Anstrengung

Tab. 8-2: Fortsetzung

Mittel (Abkürzung)	Leitsymptome	Gemütssymptome	Allgemeinsymptome	Wehen	Ausstrahlung der Schmerzen	Zervix/Muttermund	Untersuchung	Sonstiges	Besserung durch	Verschlechterung durch
Caulophyllum (Caul)	Wirkung auf Uterus, Gelenke und Muskeln	Erregung, Unruhe, Reizbarkeit	Magenkrämpfe, Durst, friert leicht, braucht warme Kleidung	Wehenschwäche, **unphysiologische** Wehen, zu oft, zu kurz, Wehen sehr schmerzhaft, quälend, **krampfartig**, ohne große Kraft, wirkungslos, unregelmäßig, verlängert, **falsche Wehen**, hören auf vor Erschöpfung, fehlende Presswehen, Schmerz wandernd, geht gerne ins Hohlkreuz und stemmt Hände in Rücken, Übelkeit bei der Geburt, sekundäre Wehenschwäche durch Erschöpfung, protrahierte Geburt	von vorne nach hinten bzw. aufwärts, Leistengegend, Beine, wechselnde Stellen	nadelstichartige Schmerzen im Zervixbereich, Muttermund spastisch kontrahiert, **rigide**		verstärkte Vorwehen in den letzten Schwangerschaftswochen, vorzeitiger Blasensprung, Schwäche mit Zittern, stimuliert regelmäßige, wirkungsvolle Kontraktionen mit Erholungspausen	frische Luft, Wärme, warme Kleidung	Kälte

Wehenstörung

Tab. 8-2: Fortsetzung

Mittel (Abkürzung)	Leit-symptome	Gemüts-symptome	Allgemein-symptome	Wehen	Ausstrahlung der Schmerzen	Zervix/ Muttermund	Unter-suchung	Sonstiges	Besserung durch	Verschlech-terung durch
Chamomilla (Cham)	Zorn, Ärger, Überemp-findlichkeit aller Nerven-fasern, Schmerz un-erträglich, **Laune uner-träglich,** hysterisch	unerträglich, stöhnt, schimpft, me-ckert, unruhig, nervös	Krämpfe 1 Wange blass, 1 rot	**krampfartige** Wehen, **quälend, unerträg-lich,** schreit und stöhnt bei jeder Wehe, **hyperaktive** Wehen-tätigkeit, unregelmäßig, Dauerkontraktionen, falsche Wehen, ineffektive Wehen, schwache Wehen, hören auf, Krampfan-fälle beginnen, Abgang von dunklem Blut, Kind rutscht in der Wehe nach oben, Übelkeit bei der Ge-burt, Ohnmacht bei Wehen	nach **oben,** Rücken, Oberschen-kel, an falschen Stellen	rigide	duldet Un-tersuchung nicht, sehr schmerz-empfindlich	Ohnmacht durch Schmerzen	möchte fri-sche Luft	abends, nachts, Berührung, Kälte, Wind, Narkotika

Tab. 8-2: Fortsetzung

Mittel (Abkürzung)	Leitsymptome	Gemütssymptome	Allgemeinsymptome	Wehen	Ausstrahlung der Schmerzen	Zervix/Muttermund	Untersuchung	Sonstiges	Besserung durch	Verschlechterung durch
Cimicifuga (Cimic)	Gefühl, dunkle Wolke umhüllt den Kopf, Schwarzsehen, misstrauisch, Sorge um das Kind, beobachtet dauernd das CTG, körperliche und geistige Symptome wechseln	Unruhe, Verzweiflung, Angst, sieht Katastrophen auf sich zukommen, wird hysterisch, Redefluss, Misstrauen, Furcht geisteskrank zu werden bei Wehentätigkeit	Terminüberschreitung, Rheuma, Migräne, schießende Schmerzen, Hüftkrämpfe	reguliert Wehentätigkeit, schwache, unregelmäßige Wehen, Schmerz stark, krampfartig, Wehen hyperaktiv, Dauerkontraktionen, quälend, ineffektiv, unregelmäßig, wechselhafte Wehen, falsche Wehen hören auf – mit Blutung, – durch **Aufregung**, – durch Hüftkrämpfe, krümmt sich zusammen, Ohnmacht bei Wehen	Hüfte, Leiste, quer durch den Bauch, vom Bauch nach oben zu Herz, an falschen Stellen, Oberschenkel, vom Rücken zum Po	rigide, stärker bei Wehe, öffnet sich zum Teil und verschließt sich wieder		Schmerzmittel für Geburtshilfe, Schüttelfrost zu Beginn der Eröffnungsperiode, friert, mit Schaudern/Zittern	Wärme, Massage, Druck, Ruhe Zusammenkrümmen	Bewegung, Kälte, Geräusche, Aufregung, Schreck
Gelsemium (Gels)	Furcht, Erregung verschlechtert, redet viel, Übertragung, zittert vor Nervosität	Furcht vor Geburt, zuerst angespannt nervös, erregt, dann schläfrig, wie benommen, wie gelähmt, durch Furcht, leicht zu verunsichern, hysterisch	zerschlagen, Nackenkopfschmerz, Kopfschmerz besser nach reichlich Wasserlassen, roter Kopf Zittern, möchte festgehalten werden, Hypotonie, Ohnmacht	Wehenschmerzen schneidend, quälende Schmerzen, Wehen hören auf vor Aufregung, falsche Wehen, ineffektiv, schwach, krampfartig, fehlend, Kind scheint bei jeder Wehe nach oben zu rutschen	von vorne nach hinten in den **Rücken** und nach oben, in Hüften, nach oben, in Brust, Hals, Nierengegend	rigide, hart, dick, wulstig, unelastisch, verstrichen, erweitert, spastisch kontrahiert		Zähneklappern, **Zittern**, möchte **festgehalten** werden, Tendenz zur **Fehleinstellung**, Krampfanfälle, Hyperventilation, verlangt nach Betäubungsmitteln	reichlich Wasserlassen, Ruhe, Ablenkung, Zuwendung	Wärme, Aufregung, Schreck, Sonne

Wehenstörung

Tab. 8-2: Fortsetzung

Mittel (Abkürzung)	Leitsymptome	Gemütssymptome	Allgemeinsymptome	Wehen	Ausstrahlung der Schmerzen	Zervix/ Muttermund	Untersuchung	Sonstiges	Besserung durch	Verschlechterung durch
Kalium carbonicum (Kali-c)	Trias: Rückenschmerz, Schweiß und Schwäche; gedunsenes Gesicht, Ödeme, **Wassersäckchen** am inneren Oberlid	verlangt nach Gesellschaft, die sie aber **unmöglich behandelt**, stoisch, zufrieden, kontrolliert, erschreckt bei Berührung, unruhig, ruhelos	schießende Schmerzen, ausgelaugt, schwach	zu **schwach**, falsche Wehen, erschöpfend, **hören auf**, krampfartig, **unwirksam**, verlängert, Dauerkontraktionen, quälende Schmerzen, Schmerz, als ob der **Rücken auseinander brechen** würde, protrahierte Geburt durch Wehenschwäche, kann nicht loslassen, kindlicher Kopf bleibt oben, Angst, bei der Geburt zu sterben	Hüfte, **Oberschenkel, Rücken, Gesäß,** Seiten des Abdomens, Abwärtsdrängen vom Rücken ins Becken, an falschen Stellen			VBS, Bänderschmerz	Druck, Wärme, Rückenmassage, Knie-Ellbogen-Lage, nach vorne beugen, harten Druck, Aufstoßen	beim Gehen, Berührung, nachts, 2–4 Uhr, Alleinsein
Lycopodium (Lyc)	**Meteorismus**, großer Hunger, nach wenigen Bissen satt, sanft, weinerlich, schnell ungeduldig, Furcht zu versagen	Zorn durch Widerspruch, depressiv, weinerlich, Erwartungsspannung	Schwäche, rechtsseitige Beschwerden, ein Fuß warm, der andere kalt, Oberkörper abgemagert	braucht Bewegung, Wehen schwach, hören auf, quälend, hyperaktiv, krampfartig, zu stark, zu schmerzhaft, unerträglich, große Unruhe während der Wehe, stemmt bei Wehen die Beine immer gegen das Fußende des Bettes	nach oben	rigide, spastisch kontrahiert		zu schnelle Geburt, braucht ständig Bewegung, Schwäche	Bewegung, frische Luft, Aufdecken, Kälte (Rücken muss warm sein)	Liegen, Essen, abends, 16–20 Uhr, Hitze, Wärme (außer Entzündungen/ Rücken/ Magen)

Tab. 8-2: Fortsetzung

Mittel (Abkürzung)	Leitsymptome	Gemütssymptome	Allgemeinsymptome	Wehen	Ausstrahlung der Schmerzen	Zervix/ Muttermund	Untersuchung	Sonstiges	Besserung durch	Verschlechterung durch
Nux vomica (Nux-v)	Folge von Genussmittelabusus, gestresst, nervös, gereizt, unzufrieden, mürrisch durch Schmerzen	cholerisch, streitsüchtig, überempfindlich gegen Sinneseindrücke, lebhaft	Sodbrennen, Übelkeit 1 Stunde nach der Mahlzeit, kurzer Schlaf erfrischt, Wadenkrämpfe, Verlangen nach Stimulanzien, psychogene Atemstörung, friert	Wehen mit Harn- und Stuhldrang, **Wadenkrämpfe** bei jeder Wehe, Wehen wirkungslos, falsch, quälend, hören auf, unregelmäßig, **Ohnmacht**, friert, fröstelt	Rücken, Oberschenkel, Gesäß, Nabelgegend	rigide, spastisch kontrahiert		vorzeitige Wehen, Frühgeburt, protrahierte Geburt, Ablehnen des Kindes nach der Geburt (vergl. Sepia), Neigung zu krampfartigen Schmerzen	kurzer Schlaf, Wärme, Massage, Ruhe	langer Schlaf, Zugluft, Geräusche, Gerüche, Licht
Pulsatilla (Puls)	friert, Wärme verschlimmert, durstlos, Wechselhaftigkeit, **weinerlich**, Frischluftverlangen, braucht Zuwendung, „alles kommt zu spät"	weinerlich, **Trost bessert**, nachgiebig, mild, phlegmatisch, ängstlich, unentschlossen, braucht Zuwendung	durstlos, Regel schwach, verspätet, Venostase, eiskalte Füße	falsche Wehen, Wehen zu **schwach, aufhörend, unwirksam, unregelmäßig**, VBS ohne Wehen, quälend, hyperaktiv, krampfartig, erschöpfend, kurz, langsam, veränderlich, Dauerkontraktionen, **Ohnmacht** bei Wehen, Übelkeit, Erbrechen	vom Kreuz aus zum Magen, nach oben, Druck im Kreuzbereich, **Rücken**, an wechselnden Orten			Fehllage des Kindes, Übelkeit, Erbrechen, möchte sich bewegen, protrahierte Geburt, mag und verträgt keine fetten, schweren Speisen	langsame Bewegung, Kälte, frische Luft, Druck, Zuwendung	abends, nachts, Wärme, heißes Bad, Hitze

Tab. 8-2: Fortsetzung

Mittel (Abkürzung)	Leitsymptome	Gemütssymptome	Allgemeinsymptome	Wehen	Ausstrahlung der Schmerzen	Zervix/ Muttermund	Untersuchung	Sonstiges	Besserung durch	Verschlechterung durch
Secale (Sec)	Paraesthesien, Taubheitsgefühl, innerliches Brennen, Finger gespreizt, Beine dürfen sich nicht berühren	verwirrt, melancholisch, Todesangst, unruhig, reizbar	eisige Kälte, kann trotzdem nicht zugedeckt sein, elendes Aussehen, kachektisch, knochig	falsche Wehen, schwach, ineffektiv, **hören auf, unregelmäßig, verlängert**, hyperton, hyperaktiv, quälend, krampfartig, mit Druck nach unten, Ohnmacht bei Wehen	Rücken	spastisch kontrahiert, rigide	empfindlich	Plazentainsuffizienz, SGA, Gefäßspasmen, Atonie, Gerinnungsstörungen, Krampfanfälle	**Kälte**, kalte Anwendungen, Recken und Strecken, Zusammenkrümmen	zudecken, Bewegung, Wärme, nachts
Sepia (Sep)	herabdrängendes Gefühl, **Ballgefühl** im Unterleib, **Sepiasattel**, Hyperpigmentierung, Pigmentstörungen	launisch, gleichgültig, besorgt um die Gesundheit, Abneigung gegen **Partner**, Verzweiflung, Todesangst bei Wehen	hormonelles Mittel, venöse Stase, Hypotonie, Ohnmacht, morgens elend, abends munter, eiskalte Füße und Hände, isst gerne Saures/Salatsoßen, Verlangen nach Stimulanzien	Schmerzen stark, quälend, Wehenschwäche, **falsche Wehen**, hören auf, unwirksam, übermäßig starke Wehen, **hyperaktiv**, **quälend** schmerzhaft, krampfartig, Erschöpfung durch Wehen, Ohnmacht bei Wehen, Gefühl einer Kugel in Scheide/Rektum, friert und zittert, Rückenschmerzen bei Wehen, Übelkeit, Erbrechen	von Zervix nach oben, Ballgefühl im Unterleib, Druck nach unten, Rückenschmerzen	Stiche in Zervix wie Nadelstiche, empfindliche **vordere Muttermundslippe**, Muttermund in der Wehe **straff**, halboffen, spastisch kontrahiert, rigide	schmerzhaft	Kälte und Zittern bei und nach der Wehe, will zugedeckt sein, Ablehnen des Kindes nach der Geburt (vergl. Nux vomica)	Wärme, heißes Bad, heftige Bewegung, Ablenkung, Druck, Liegen in Seitenlage	Liegen, Kälte

9 Bewährte Indikationen beim Neugeborenen

Ingrid Revers-Schmitz

9.1	Abusus/Medikamenteneinnahme der Mutter	(s. S. 118)
9.2	Augenentzündung	(s. S. 120)
9.3	Ikterus	(s. S. 122)
9.4	Kephalhämatom	(s. S. 127)
9.5	Mekoniumabgang verzögert	(s. S. 127)
9.6	Notfälle (Asphyxie)	(s. S. 128)
9.7	Trinkschwierigkeiten	(s. S. 134)

9.1 Abusus/Medikamenteneinnahme der Mutter

In der Literatur empfohlene Mittel bei Z. n. Abusus oder Medikamenteneinnahme der Mutter:	**Cham, Lach, Nux-v,** tab, **Op,** Puls, Ph-ac
Narkotika:	**Bell, Cham, Coff, Lach, Nux-v,** Op, phos, **Puls,** Sep, Valer
Medikamente allgemein:	Lach, Nux-v, Sulph
Antibiotika:	Hep, Lach, Nux-v, Okou, Phos, Sep, **Sulph**
Opiate:	op
Alkohol:	Cocc, Coff, Gels, **Nux-v, Op,** Puls, Stram, Sulph
Rauchen:	Arg-n, Ars, **Nux-v, Puls,** Tab, Verat

(3-wertige Mittel sind fett gedruckt.)

Dosierung

– einmalig 1 Globulus C 30

Die wichtigsten Mittel

In meiner Praxis haben sich folgende Mittel besonders bewährt:

Nux vomica

Typische Symptome:
- nach Tokolyse
- Entzugserscheinungen, wenn die Mutter während Schwangerschaft geraucht oder Drogen genommen hat
- Kind gestresst, nervös
- zittrig
- Schreikind
- schwer zu beruhigen
- braucht Ruhe, Abschirmung
- will nicht angefasst werden
- Stirnrunzeln
- vergeblicher Stuhldrang

Fallbeispiel 1

Junge nach Spontanpartus, 37. SSW, SGA 2630 g, 50 cm.. Die Mutter hat in der Schwangerschaft ca. 30 Zigaretten pro Tag (zugegeben) geraucht. Der Kleine sieht verschrumpelt aus, wird zunehmend zittrig und unleidlich. (Die unterstrichenen Symptome führten zur Mittelwahl.)

Therapie:
Nach einer Gabe **Nux-vomica C 30** wird er zusehends ruhiger. Da die Symptome am übernächsten Tag wieder auftreten, wird die Arzneigabe wiederholt. Bei der Entlassung am 5. Tag gibt es keinerlei Auffälligkeiten mehr.

Fallbeispiel 2

Mädchen nach Sectio wegen Geburtsstillstand, 38. SSW, 3300 g. Wegen vorzeitiger Wehentätigkeit lag die Mutter in der Schwangerschaft wochenlang auf der Station mit iv-Tokolyse. Nach der Geburt ist das Kleine sehr unruhig, weint viel tagsüber und nachts, wirkt hektisch. (Die unterstrichenen Symptome führten zur Mittelwahl.)

Therapie:
Eine Gabe **Nux-vomica C 30** bringt Entspannung.

Opium

Typische Symptome:
- Folge von Narkotika-/Opiatgebrauch unter der Geburt
- Kind **schläfrig**, schlapp
- hypoton
- trinkt schlecht, schläft schnell wieder ein
- Mekoniumverhalt

Fallbeispiel

Junge, geboren am Termin, 2. Tag nach der Geburt. Er schläft, ist kaum wach zu bekommen, trinkt nicht, schlapp.

Therapie:
Das Neugeborene bekommt 1 Glob. **Opium C 30**. Nach wenigen Stunden hat es sich sehr verändert, trinkt und ist längere Zeit wach und aufmerksam.

9.2 Augenentzündung

In der Literatur empfohlene Mittel bei	
Bindehautkatarrh, Augenentzündung:	Acon, aeth, all-c, alum, alumn, arg-n, **Apis**, Arg-m, **Arg-n**, arn, **Ars**, arund, Bell, borx, Bry, **Calc**, calc-hp, **Calc-s**, Cham, cist, **Dulc**, **Euphr**, **Hep**, Ign, lach, Lyc, **Merc**, Merc-c, nat-m, **Nit-ac**, Nux-v, phos, **Puls**, Rhus-t, sep, sil, Sulph, syph, **Thuj**, zinc
– des Neugeborenen:	**Acon**, apis, Arg-n, ars, calc, euphr, hep, kali-s, lyc, Med, merc, merc-c, Nat-m, nit-ac, Puls, sil, sulph, Thuj, syph,
Beschwerden durch Credé-Prophylaxe:	Nat-m
Rezidivierende Konjunktivitiden:	Calc, sil, **Sulph**
Tränenkanalstenose:	**Abrot**, Arg-m, calc, euphr, Fl-ac, graph, Hep, med, **Nat-m**, **Puls**, Rhus-t, **Sil**, thiosin
– bei Kindern:	nat-m, sil
– bei Neugeborenen:	**Sil**

(3-wertige Mittel sind fett gedruckt.)

Die wichtigsten Mittel

In meiner Praxis haben sich folgende Mittel besonders bewährt:

Aconitum

Typische Symptome:
- Kind unruhig, sensibel, weint viel
- plötzliche, akute Augenentzündung
- nach trockenem, kaltem Wind
- schmerzhaft
- durch Fremdkörper
- Folgemittel häufig Belladonna, Sulphur.

> **Dosierung**
> – 3-mal täglich 1 Gabe D 6 (1 Globulus)
> – oder 1-mal täglich 1 Gabe C 6

Allium cepa (Küchenzwiebel)

Typische Symptome:
- Tränenfluss
- Tränen machen nicht wund
- mit Schnupfen, der die Nase wund macht

> **Dosierung**
> – 3-mal täglich 1 Gabe D 6 (1 Globulus)
> – oder 1-mal täglich 1 Gabe C 6

Argentum nitricum (Silbernitrat)

Typische Symptome:
- Augen wund, aufgequollen, wie Granulation
- schlimme Entzündung
- lichtempfindlich
- reichlich Eiter, dick, mild, gelb (vergleiche Pulsatilla)
- Bindehautkatarrh nach Credé-Prophylaxe (= Isopathie)
- **Verschlechterung** im warmen Zimmer
- **Besserung** im Freien, durch Kälte

> **Dosierung**
> – einmalig 1-mal 1 Gabe C 30 (1 Globulus)
> – oder 1-mal täglich 1 Globulus C 6
> – Clarke empfiehlt 1 Globulus C 200 in Wasser, lokal anwenden

Calcium carbonicum

Typische Symptome:
- Augenlider morgens verklebt
- Tränen laufen vermehrt draußen in der frischen Luft
- Tränenfluss morgens
- Rötung der äußeren Augenwinkel
- Tränenkanalstenose (vergleiche Silicea) Eiter mild, dick, gelb
- dicke Kinder, großer Kopf, dicker Bauch
- hypoton
- Entwicklungsverzögerung
- guter Appetit
- Obstipation
- pflegeleicht
- Hände/Füße kaltschweißig
- werden gerne getragen
- erschrecken vor lauten Stimmen
- **Verschlechterung** bei Abkühlung, morgens

> *Dosierung*
> - einmalig 1-mal 1 Gabe C 30 (1 Globulus)
> - **oder** 1-mal täglich 1 Globulus C 6

Euphrasia (Augentrost)

Typische Symptome:
- Tränenfluss, Tränen machen **wund**
- lichtempfindlich
- Augen morgens verklebt
- schmerzt, brennt, juckt
- Schleimabsonderung
- Lider trocken
- bei Schnupfen Nasensekretion mild, nicht wund machend (Gegensatz zu Allium cepa)
- **Besserung** im Freien
- **Verschlechterung** im Wind, durch Luftzug, Wärme, Augenschmerzen, schlimmer im Freien

> *Dosierung*
> - 1-mal täglich 1 Gabe (1 Globulus) C 6
> - **oder** 3-mal täglich 1 Gabe D 6
> - auch lokal als Augentropfen oder als Umschlag mit Augen

Natrium muriaticum

Typische Symptome:
- Konjunktivitis nach Credé-Prophylaxe
- tränende Augen
- wund machende Tränen
- lichtempfindlich
- **Verschlechterung** durch Hitze

> *Dosierung*
> - einmalig 1 Gabe C 30
> - **oder** 1-mal täglich 1 Globulus C 6

Pulsatilla

- Typische Symptome:
- **Hauptmittel** für Konjunktivitis bei Säuglingen
- Tränenfluss reichlich, verstärkt in kalter Luft, im Wind, im Luftzug
- Absonderungen, **mild**, gelb, gelb-grün
- Augen morgens verklebt, besonders innere Augenwinkel
- Juckreiz bessert sich im Freien
- Augen im Freien weniger verklebt, dafür tränen sie mehr
- Tränenkanalstenose (vergleiche Silicea)
- durstlos
- wird gerne getragen, Kind schläft nur ein, wenn es getragen/gestillt wird
- wird gerne gestillt
- **Besserung** durch Kälte
- **Verschlechterung** durch Wärme, warmes Zimmer

> *Dosierung*
> - einmalig 1 Globulus C 30
> - **oder** 1-mal täglich 1 Globulus C 6

Silicea

Typische Symptome:
- Neugeborenenkonjunktivitis, Lider eitrig verklebt
- Lichtscheu
- Tränen laufen, verstärkt im Freien
- Tränenkanalstenose (vergleiche Pulsatilla)

- zarte Kinder, Frühchen, SGA (small for gestional age)
- großer Kopf magerer Körper
- **Verschlechterung** morgens, durch Luftzug

> **Dosierung**
> – 1-mal täglich 1 Globulus C 6
> – oder 2- bis 3-mal täglich 1 Globulus D 10 (D 6 ist nicht als Globulus erhältlich)

Sulphur

Typische Symptome:
- Tränenfluss, verstärkt in kalter Luft
- Augen trocken, verstärkt im Zimmer
- Lichtempfindlichkeit
- gelbe Sklera
- rote Augen (Sklera, Bindehaut, Lider)
- Tränen machen wund
- Augen brennen
- Konjunktivitis bei jeder Erkältung
- Wimpern fallen aus
- Rötung aller Körperöffnungen
- Neigung zu Hautausschlägen, Wundheit
- lebhaftes, neugieriges Kind
- braucht nicht viel Schlaf
- gute Wärmeregulation, Hände und Füße warm
- **Verschlechterung** durch Waschen der Augen
- Zwischenmittel zu Argentum nitricum, wenn dieses nicht ausreichend wirkt

> **Dosierung**
> – einmalig 1 Globulus C 30
> – oder 1-mal täglich 1 Globulus C 6
>
> Bei Hauterkrankungen muss die Möglichkeit der Erstverschlimmerung bedacht werden. Im Zweifelsfall das Mittel in 1 Glas Wasser verkleppern und davon 1- bis 3-mal täglich 1 Teelöffel einnehmen.

9.3 Ikterus

In der Literatur empfohlene Mittel bei Neugeborenenikterus:

Acon, arn, ars, astac, borx, *Bov,* **Bry**, calc, card-m, *Cham, chel,* **Chin**, *Chion, Coll, Dig,* dulc, elat, hep, ign, ip, *Lup,* **Lyc**, *Merc,* merc-d, myric, myrt-c, nat-c, nat-p, *Nat-s,* nit-ac, *Nux-v, Op, Ph-ac,* phos, *Podo, Puls, Sep,* solid, **Sulph**, toxo-g, thyr

(3-wertige Mittel sind fett gedruckt)

> **Dosierung**
> – 1 Globulus C 30

Begleitende Maßnahmen:
- Kind warm halten, in den ersten Tagen nicht baden!
- Arzneimittel während Schwangerschaft und Geburt auf das Notwendigste reduzieren
- Auf eine ruhige Umgebung achten! (Besuche im Wochenbett reduzieren, im Krankenhaus Besuchsverbot in den Zimmern, Ausnahme: Vater)
- Auf eine ausreichende Trinkmenge des Neugeborenen achten

Die wichtigsten Mittel

In meiner Praxis haben sich folgende Mittel als unterstützende Maßnahme besonders bewährt:

Aconitum

Typische Symptome:
- Ikterus nach **Geburtsschock**
- Ikterus nach plötzlicher **Abkühlung**
- Haut trocken und heiß
- Kind ist unruhig, wirkt ängstlich
- wichtigstes Mittel zur Ikterusprophylaxe
- **Folgemittel**: Sulphur

> **Fallbeispiel**
>
> Maria, 3 Tage alt, wird zusehends gelb, der Bilirubinwert liegt bei 13 mg/dl. Auf Befragen erzählt die Mutter, dass die Kleine nach der Geburt heftig geschrien hat mit weit aufgerissenen Augen und unruhigen Bewegungen. Im Arm des Vaters hat sie sich nur sehr zögerlich beruhigt.
> Die Geburt erfolgte duch eine primäre Sectio wegen BEL zwei Wochen vor dem errechneten Geburtstermin. (Die unterstrichenen Symptome führten zur Mittelwahl).
>
> **Therapie:**
> Aufgrund des Geburtsschocks bekommt Maria 1 Glob. **Aconitum C 30**. Der Bilirubinwert bleibt am gleichen Tag konstant, am nächsten Tag liegt er bei 10 mg/dl.

Arnika

Typische Symptome:
- nach traumatischer Geburt, nach Verletzung (z. B. Kephalhämatom/Geburtsgeschwulst)

Chelidonium

Typische Symptome:
- Haut wirkt schmutzig-gelb
- Hautjucken
- organotrope Wirkung (**Leber**)

Chamomilla

Typische Symptome:
- Ikterus
- **Zorn**, schlechte Laune (auch als Neugeborenes!)
- schreit viel, ist durch nichts zu beruhigen
- will getragen werden

China

Typische Symptome:
- nach **Blutverlust**
- wichtigstes Mittel bei **Frühikterus**, Blutgruppenunverträglichkeit
- Haut trocken, gelb
- teilnahmslos, schlaff
- trinkt schlecht, wenig
- erscheint nach der Mahlzeit gelber
- **Hepatosplenomegalie**
- aufgetriebener Bauch
- Bauch **berührungsempfindlich**

> **Besonderheiten der Dosierung**
>
> China muss häufiger wiederholt werden, ggf. 1-mal täglich 1 Globulus für 3–4 Tage.

Lachesis

Typische Symptome:
- NS-Umschlingung
- gestautes Gesicht
- Amnioninfektionssyndrom

> **Fallbeispiel**
>
> Cornelia, 4 Tage alt, wird nach vorzeitigem Blasensprung und Temperaturerhöhung in der 36. SSW geboren. Bei der Geburt hat sie 2 sehr straffe Nabelschnurumschlingungen, so dass eine Abnabelung schon bei nur geborenem Kopf nötig wird, da ein weiteres Tiefertreten nicht möglich ist. Nach der Geburt ist das Gesicht blau gestaut, der 1-Min.-Apgar-Wert beträgt 8, das Kind sonst fit. Nach 3 Tagen entwickelt Cornelia einen zunehmenden Ikterus. (Die unterstrichenen Symptome führten zur Mittelwahl.)
>
> **Therapie:**
> Aufgrund des Geburtsverlaufes bekommt das Kind 1 Glob. **Lachesis C 30**. Der Bilirubinwert bleibt noch 2 Tage konstant und normalisiert sich dann.

Lycopodium

Typische Symptome:
- Ikterus **prolongatus**
- Schreikind
- **Blähungen**, Koliken
- kann nichts Enges am Bauch vertragen
- **Verschlechterung** zwischen 16–20 Uhr
- **Folgemittel** von China

Natrium sulfuricum

Typische Symptome:
- Geburtsverletzungen
- Kopfverletzungen
- Trinkschwäche
- Hepatomegalie
- Blähbauch
- Lebergegend berührungsempfindlich
- morgens Durchfall gelb, wässrig
- Bauchschmerzen nach Obstgenuss der stillenden Mutter

Nux vomica

Typische Symptome:
- Medikamentengabe sub partu, Betäubungs-/Beruhigungsmittel
- Schreikind, unruhig, unleidlich, gestresst
- Obstipation bzw. vergeblicher Stuhldrang
- braucht Ruhe

Opium

Typische Symptome:
- **Opiate** sub partu
- nach Schock „wie gelähmt" (im Gegensatz zu Aconitum)
- schläfrig
- zeigt kaum Reaktionen
- rotes Gesicht
- zittrig

Phosphor

Typische Symptome:
- **Narkose** der Mutter während der Geburt
- Haut wächsern, durchscheinend, blass
- Jucken
- Kitzligkeit
- kleine Wunden **bluten** stark

Sepia

- Hauptmittel bei **unklarer** Genese (Pennekamp)

Sulphur

Typische Symptome:
- mütterliche Medikamentenbelastung in Schwangerschaft oder unter der Geburt
- insbesondere nach **Antibiotikagabe**
- Kind ist fit und trinkt gut
- braucht wenig Schlaf
- gute Temperaturregulation, eher hitzig
- Neigung zu **Hautausschlägen**

> **Fallbeispiel**
>
> Josefine ist 4 Tage alt, der Bilirubinwert liegt über 18 mg/dl. Das Baby ist sonst unauffällig und trinkt gut. Während der Geburt bekam die Mutter eine Antibiotikaprophylaxe wegen B-Streptokokken. (Die unterstrichenen Symptome führten zur Mittelwahl.)
>
> **Therapie:**
> Josefine bekommt 1 Glob. **Sulphur C 30**. Danach geht der Bilirubinwert langsam und kontinuierlich zurück.

Neugeborenenikterus

Tab. 9-1: Neugeborenenikterus – die wichtigsten Mittel im Überblick

Mittel (Abkürzung)	Ursachen	Verhalten/Aussehen des Neugeborenen	Trinkverhalten	Bilirubin	Sonstiges
Aconitum (Acon)	Schock, Geburtsschock, plötzliche Abkühlung (z. B. nach der Geburt)	Geburtsschock, schreit nach der Geburt panisch, nicht zu beruhigen, stöhnt, jammert, unruhig, Ikterus, Haut trocken			wichtigstes Mittel zur **Prophylaxe** **Folgemittel:** Sulphur
Arnika (Arn)	Trauma, Verletzung, Hämatom (z. B. große Kopfgeschwulst, Kephalhämatom), schwere Geburt (auch Forceps, VE), Verletzungsschock, intrazerebrale Blutung	Berührungsempfindlichkeit			Hirnblutung, Kopfverletzungen
Chamomilla (Cham)	Zorn	zornig, schreit, will ständig getragen werden, unruhig, schlaflos			1 Wange blass, 1 rot
Chelidonium (Chel)		zornig, Haut schmutzig-gelb			Lebermittel
China (Chin)	nach **Blutverlust** (z. B. nach MBU, abgerutschter Nabelklemme, nach Blutverlust der Mutter)	schwach, blass Ikterus nach Blutverlust, Anämie, Hepatosplenomegalie, aufgetriebener Bauch	schnell satt, schlaff, schläft über der Mahlzeit ein	Frühikterus	Rh-/ABO-Inkompatibilität, C 30 oder C 200, häufig wiederholen, **Folgemittel:** Lycopodium
Lachesis (Lach)	Nabelschnurumschlingung, „Steckenbleiben", gestautes Gesicht, Amnioninfektionssyndrom	Aussehen eher rötlich-bläulich	verweigert die Brust		Notfallmittel, Asphyxie, Sepsis
Lycopodium (Lyc)		Meteorismus, Verschlechterung zwischen 16–20 Uhr, 4–8 Uhr, oft ein Fuß warm, der andere kalt, sieht schwach und „welk" aus, Stirnrunzeln	schwacher Saugreflex, Hunger, aber nach wenigen Schlucken satt, oder trinkt extrem schnell und heftig	prolongierter Ikterus	SGA, Frühchen, Ziegelmehlsediment, Schreikind

Tab. 9-1: Fortsetzung

Mittel (Abkürzung)	Ursachen	Verhalten/Aussehen des Neugeborenen	Trinkverhalten	Bilirubin	Sonstiges
Natrium sulfuricum (Nat-s)	Geburtsverletzung, Kopfverletzung, nach Gestose	Hepatomegalie, aufgetriebener Bauch, Koliken, wenn die Mutter Obst isst	trinkt schlecht, vermehrtes Gluckern im Darm		wässrig-gelber Durchfall
Nux vomica (Nux-v)	Abusus (Medikamente, insbesondere Betäubungs-/Beruhigungsmittel, Genussmittel)	Entzugserscheinungen (Schreien, Unruhe, Zittrigkeit), Schreikind, Stirnrunzeln, reagiert überempfindlich auf alles			Zorn, Schniefen des Neugeborenen
Opium (Op)	Opiate unter der Geburt	rotes Gesicht, enge Pupillen, kaum Reaktionen, schläfrig, kaum wach zu kriegen, zittrig	trinkt sehr schlecht, schläft ein		Mekoniumverhalt, Obstipation, Muskelzuckungen
Phosphor (Phos)	Narkose während Geburt, Frühgeburt	Haut wächsern, durchscheinend, blass, kitzlig, erschöpft, hyperton		starker Ikterus	kleine Wunden bluten stark, Hirnblutung, Sepsis
Sulphur (Sulph)	Medikamente in Schwangerschaft und sub partu, insbesondere Antibiotika	Kind fit, lebhaft, braucht wenig Schlaf	trinkt gut		Hautprobleme

9.4 Kephalhämatom

> In der Literatur empfohlene Mittel bei
>
> **Kephalhämatom:** Arn, bell-p, **Calc**, Calc-f, chin, Merc, nat-s, rhus-t, **Sil**
>
> **nach operativer Entbindung/Kopfverletzung:** Arn, Nat-s
>
> (3-wertige Mittel sind fett gedruckt)

> **Dosierung**
>
> – einmalig 1 Globulus C 30

Die wichtigsten Mittel

In meiner Praxis haben sich folgende Mittel besonders bewährt:

Arnika

Typische Symptome:
- wichtigstes Mittel für Traumen, Verletzungen, Quetschungen etc.
- Hämatom
- berührungsempfindlich
- unruhig

Calcium carbonicum

Typische Symptome:
- dickes Kind, großer Kopf
- eher hypoton
- Babys schlafen an der Brust ein, sind aber sofort wieder wach und trinken, wenn man sie von der Brust nehmen will,
- werden gern geschaukelt, schnell und heftig
- starkes Saugbedürfnis
- „pflegeleicht"

Natrium sulfuricum

Typische Symptome:
- bei Kopfverletzungen
- Folgen von Kopfverletzungen
- Photophobie (Lichtscheu)
- Krampfanfälle durch Kopfverletzungen
- Leberbezug
- **Folgemittel** von Arnika
- **Verschlechterung** zwischen 4–5 Uhr, durch Wärme

Silicea

Typische Symptome:
- eher kleines, zartes Kind
- Frühchen, SGA
- zartes Kind mit relativ großem Kopf
- Trinkschwäche
- Stillprobleme
- Blähungsneigung
- **Besserung** durch Wärme
- **Verschlechterung** durch Druck

9.5 Mekoniumabgang verzögert

> In der Literatur empfohlene Mittel bei einem verzögerten Mekoniumabgang:
>
> acon, Alum, apis, Bac, bry, Calc, caust, coll, Croc, Graph, Lyc, Mag-m, Med, merc, nat-m, nit-ac, nux-m, **Nux-v, Op**, Plb, sep, sil, Sulph, verat, Zinc
>
> (3-wertige Mittel sind fett gedruckt)

> **Dosierung**
>
> – einmalig 1 Globulus C 30

Die wichtigsten Mittel

In meiner Praxis haben sich folgende Mittel besonders bewährt:

Nux vomica

Typische Symptome:
- Verstopfung durch Medikamente, Drogen, nach Narkosen
- Kind gestresst, unruhig, zittrig, nervös
- bei gestillten Kindern, deren Mütter rauchen und viel Kaffee trinken
- vergeblicher Stuhldrang
- **Besserung** durch feuchte Wärme, Ruhe

Opium

Typische Symptome:
- infolge von Schock bei einem lebensbedrohlichen Zustand
- Folge von Narkotika-/Opiatgebrauch unter der Geburt
- Kind **schläfrig**, schlapp
- hypoton
- trinkt schlecht, schläft schnell wieder ein
- Mekoniumverhalt

Sulphur

Typische Symptome:
- nach Medikamentengabe, besonders Antibiotika
- lebhaft, neugierig
- braucht wenig Schlaf
- wird nicht gerne gewickelt/gewaschen
- Stuhldrang
- Kind weint bei Stuhlgang
- Anus gerötet

9.6 Notfälle beim Neugeborenen (Asphyxie)

Grundsätzlich gilt bei allen Notfällen: zuerst den **Arzt rufen!**

Die homöopathische Therapie kann jedoch neben der üblichen Notfalltherapie als ergänzende Maßnahme eingesetzt werden.

In der Literatur empfohlene Mittel bei	
Asphyxie:	*Acet-ac*, **Acon**, am-c, *Ant-c*, **Ant-t**, arist-cl, *Arn*, *Ars*, **Bell**, borx, cact, **Camph**, **Carb-v**, *Carbn-s*, *Chin*, *Chlor*, *Coch*, *Coff*, coloc, crot-h, **Cupr**, cupr-ar, *Dig*, dios, glon, hydr-ac, hyos, *Lach*, **Laur**, merc, na ja, nit-ac, **Op**, ph-ac, phos, psor, *Rhus-t*, sec, *Sin-n*, stram, stroph-h, sul-ac, sul-h, sulph, tab, upa, verat, vip
mit tiefem Rasseln: (Pennekamp)	**Ant-t**, *Arn*, bell, **Camph**, carb-v, chin, **Cupr**, cupr-ar, **Laur**, Op, **Tarent**, upa
(3-wertige Mittel sind fett gedruckt.)	

Dosierung
– 1 Gabe C 30, ggf. 1 Gabe C 200

Die wichtigsten Mittel

In meiner Praxis haben sich folgende Mittel besonders bewährt:

Aconitum

Typische Symptome:
- **häufigstes Mittel**
- plötzlich, heftig
- Geburtsschock
- **Unterkühlung**, Isolation (von der Mutter)
- Apgar 7–10
- Anpassungsprobleme nach plötzlicher Geburt (schnelle Geburt, primäre Sectio)

- Atemprobleme, atmet angestrengt und unregelmäßig
- sieht **erschreckt** und **panisch** aus
- schreit panisch, durch nichts zu beruhigen
- Zyanose
- alle Akutsituationen, **Schreck, Panik, Schock**
- Folgen von diesen Situationen
- **Schock**symptomatik
- **Verschlechterung** durch grelles Licht, Ängstlichkeit der Umherstehenden (überträgt sich)
- **Folgemittel**: Arnika, Belladonna, Lachesis (wenn Aconitum ausgewirkt hat und noch Symptome bleiben)

Fallbeispiel 1

Spontangeburt eines gesunden Jungen in der 40. SSW., schnelle Geburt. Sofort nach der Geburt schreit der Kleine durchdringend, die Augen sind aufgerissen, voller Panik. Auch auf der Brust der Mutter beruhigt er sich nicht. Ein warmes Bad bringt ebenfalls keinen Erfolg. (Die unterstrichenen Symptome führten zur Mittelwahl.)

Therapie:
Der Junge bekommt 1 Globulus **Aconitum C 30** in die Wangentasche. Schon nach 10 Minuten ist er ruhig und liegt in den nächsten 2 Stunden bei seiner Mutter und sieht sich mit offenen Augen interessiert und aufmerksam die Umgebung an.

Fallbeispiel 2

Spontanpartus eines lebensfrischen Mädchens am Termin. Nach der Geburt hat das Baby Anpassungsschwierigkeiten und knorkst ein wenig, ist sonst aber unauffällig. (Die unterstrichenen Symptome führten zur Mittelwahl.)

Therapie:
Da sich dies nach einer Beobachtungszeit nicht ändert, erhält es 1 Glob. **Aconitum C 30**. Nach einer Viertelstunde ist das Knorksen verschwunden.

Fallbeispiel 3

Kind nach elektiver Sectio, schreit anhaltend: wegen Geburtsschock erhält es 1 Glob. **Aconitum C 30** in die Wangentasche. Nach kurzer Zeit ist es zufrieden.

Antimonium tartaricum

Typische Symptome:
- Aspiration (Fruchtwasser, Mekonium)
- Lungen **rasseln**, sind voll Flüssigkeit
- Kind atmet oberflächlich und erstickend
- Hautfarbe bass-grau
- vollkommen relaxiert, hypoton
- drohende **Erstickung** an Schleim, kann lebensbedrohlich werden
- kaltschweißig
- **Verschlechterung** durch flaches Liegen
- **Folgemittel**: Camphora, Arsenicum

Fallbeispiel

Frau P. wird mit dem Rettungswagen eingeliefert und entbindet noch im Krankenhausflur ihr 4. Kind. Das Mädchen hat deutliche Anzeichen einer Frühgeburt, ca. 34. SSW. In den ersten Minuten ist es fit, dann wird es jedoch zunehmend schlapp und zyanotisch. Die Atmung ist laut rasselnd, auch ohne Auskultation zu hören und beim Handauflegen deutlich zu fühlen. (Die unterstrichenen Symptome führten zur Mittelwahl.)

Therapie:
Neben den nötigen Notfallmaßnahmen bekommt das Baby zusätzlich 1 Glob. **Antimonium tartaricum C 200**. Es stabilisiert sich und benötigt kurze Zeit später keine zusätzlichen O_2-Gaben mehr. Auch in der Kinderklinik, in die das Kind verlegt wird, entwickelt es sich ohne weitere Probleme.

Arnica

Typische Symptome:
- nach **traumatischen** Geburten, insbesondere Forzeps, VE, Kephalhämatom
- **Verletzungen, Hämatome**
- Kind nach der Geburt rosig, dann rotes, heißes Gesicht und kalter Körper mit Zittern
- Atmung wird ruckartig, kurzatmig
- stöhnende oder gedrückte Atmung
- Gehirnblutung
- Gefäßverletzungen
- Atemprobleme durch erhöhten Hirndruck
- Gehirnerschütterung, Kopfverletzungen, Hirnblutung
- **Verschlechterung** durch Bewegung und Berührung

> Arnika und Aconitum sind bei den meisten Kindern angezeigt!

Arsenicum

Typische Symptome
- große Schwäche
- **SGA** bei **Plazentainsuffizienz** nach Vergiftung
- Haut trocken, wie vertrocknet
- Temperatur erhöht
- Unruhe, verstärkt nachts
- kann nur kleinste Mengen trinken
- Atmung sehr oberflächlich
- stöhnende Atmung
- Atemstillstand
- Zyanose
- Kreislaufkollaps
- Ödeme
- Schwellung um die Augen,
- **Verschlechterung** im Liegen, **nachts**, zwischen 13–14 Uhr

Belladonna

Typische Symptome:
- Starke Wirkung auf den **Sympathikus**
- bei Infektionen (z. B. **Amnioninfektionssyndrom**)
- heftiger Krankheitsverlauf
- Symptome erscheinen plötzlich
- Berührung wird nicht vertragen, z. B. Zusammenzucken bei Berührung
- Fieber
- Stöhnen, angestrengte Atmung
- Pupillen erweitert
- keine Pupillenreflexe
- „Scheintod"
- Haut heiß
- Gesicht „leuchtend" rot
- **Kopf heiß, Füße kalt**
- Kind ist überempfindlich gegen jeden Schmerz und Berührung
- Zittern
- Opisthotonus
- drohende Krampfanfälle
- verursacht auch durch Kompression der Nabelschnur (NS-Vorfall, NSU).
- **Verschlechterung** durch Berührung, Erschütterung
- Häufiges **Folgemittel** von Aconitum.
- Folgemittel von Belladonna: oft Lachesis.

Camphora

Typische Symptome:
- **Apgar 0-4**
- **nur bei niedrigen Apgar- und pH-Werten!**
- Schock, Schreck
- Atemstillstand
- Hypotonie, Atonie (keinerlei Reaktionen)
- Bewusstlosigkeit, Koma
- Areflexie
- Puls und Atmung schwach und langsam
- Herzstillstand
- Farbe blass-grau
- Eiseskälte, erträgt aber keine Wärme!
- blass, kalt, wie tot
- **kalt, auch durch Reanimationsmaßnahmen**
- **todesnahes** Mittel!
- **Verschlechterung** durch **Zudecken**
- **Folgemittel** von Antimonium tartaricum.

Carbo vegetabilis

Typische Symptome:
- typisch bei künstlich **beatmeten** Kindern
- nach Reanimation
- Infektion
- **hoher CO_2-Wert bei MBU, niedriger arterieller O_2-Wert**

- blass, schwach
- kaum Reaktionen
- aufgeblähter Bauch
- kalt
- **Verschlechterung** durch flaches Liegen
- **Folgemittel** von Arsen.

China

Typische Symptome:
- Asphyxie
- Dyspnoe
- Folge von **Flüssigkeitsverlusten** jeglicher Art (**Blutungen**, Blasensprung, Diarrhoe, Blutung aus Nabel)
- kindliche Anämie
- intrauterine Hämolyse, ABO-Inkompatibilität, feto-fetales Transfusionssyndrom → Ödeme
- Leber-Milz-Schwellung mit aufgetriebenem Bauch
- Gesicht blass, anämisch, spitz
- alle Funktionen schwach, müde, träge (Graf)
- nachts unruhig
- Atemnotsituation entwickelt sich langsam
- berührungsempfindlich
- **Besserung** durch Druck
- **Verschlechterung** durch Kälte

Cuprum metallicum

Typische Symptome:
- Instabilität der Körpertemperatur und der Atmung,
- wechselnder Muskeltonus
- Unterkühlung → Blässe
- zyanotisches Munddreieck
- **Krämpfe** (beginnend in der Peripherie)
- typisch: **nach innen geschlagener Daumen**

Lachesis

Typische Symptome:
- Atemstörungen bei Infektionen
- **Amnioninfektionssyndrom**
- Fruchtwasser erbsbreiartig, unangenehmer Geruch
- drohende oder bestehende Sepsis

- Folge von Strangulation (**Nabelschnurumschlingung**, „im Geburtskanal stecken bleiben")
- Stauungszeichen (livide)
- **Folgemittel** von Belladonna.

Laurocerasus

Typische Symptome:
- erstickende Atmung (**Apgar häufig 4–7**)
- allmählich auftretende Dyspnoe
- Atmung keuchend mit Aussetzern (vergleiche Opium)
- Kältestimulation ohne Wirkung
- Farbe **blau-weiß-gefleckt**, entweder blass mit blauen Flecken oder zyanotische Färbung mit hellgrauen Flecken
- Schnappatmung
- Zyanose und Atemnot, schlimmer durch Aufrechtsitzen
- muskuläre Hypertonie geht über in Hypotonie
- reagiert nicht auf äußere Reize, insbesondere Kälte
- **nachlassende Herzkraft**
- bei Neugeborenen mit chronischem Herzfehler

Opium

Typische Symptome:
- Übererregung, geht über in schläfrige Lähmung
- Schockzustände mit zerebraler Beeinträchtigung, z. B. **Hirnblutungen**
- tiefe, schnarchende Atmung
- Cheyne-Stokes-Atmung
- **hypoton, schlaff**
- **keine Reaktion auf Reize**
- Mund und Augen (!) im Schlaf offen
- Atemdepression durch Opiatgabe in Schwangerschaft und Geburt (vergleiche Nux vomica)
- rotes Gesicht, enge Pupillen
- gespannte Fontanelle
- Kopf hochrot, heiß, Schwitzen
- geräuschempfindlich
- **Folgemittel** z.B. von Belladonna, Aconitum (Opium = chronisches Aconitum)
- **Folgemittel** von Arnika bei Hirnblutung

Tab. 9-2: Ergänzende homöopathische Therapie bei Notfallsituationen im Neugeborenenalter – die wichtigsten Mittel im Überblick

Mittel (Abkürzung)	Atmung	Puls/Herz	Gesicht Aussehen/Farbe	Farbe des Körpers	Körper	Auge/Pupillen	Apgar	Ursachen
Aconitum (Acon)	angestrengt, unregelmäßig		panisch	blau, Hypoxie			7–10	Schock
Antimonium tartaricum (Ant-t)	oberflächlich, erstickend, rasselnd	schwach, tachykard	blass-grau, livide		kritischer Zustand, vollkommen relaxiert, schläfrig, Hepatomegalie, Brechwürgen, Untertemperatur			Fruchtwasser- oder Mekoniumaspiration, Vaguslähmung
Arnika (Arn)	wechselnd, stöhnend, gedrückt		tiefrot, heiß		kalt, Extremitäten zittern			Blutung, Trauma
Belladonna (Bell)	spastisch, stöhnend		intensiv rot, Blutandrang		berührungsempfindlich, Krämpfe, Opisthotonus	Augen stehen vor, gerötet, Pupillen weit		Amnioninfektionssyndrom, Nabelschnurkompression
Camphora (Camph)	**Stillstand** oder kaum vorhanden, schnappend	schwach, bradykard	blass-grau	blass-grau, eiskalt	Koma, Atonie, Areflexie, Schock	starr, verdreht	0–4	plötzliche Kälteeinwirkung, Asphyxie Folgemittel von Ant-t, wenn dieses versagt
China (Chin)			anämisch, blass		schwach, Hepatosplenomegalie			Flüssigkeitsverlust, **Blutverlust**, nach Nabelschlurumschlingung mit Erstickungsgefahr

Tab. 9-2: Fortsetzung

Mittel (Abkürzung)	Atmung	Puls/Herz	Gesicht Aussehen/Farbe	Farbe des Körper	Körper	Auge/Pupillen	Apgar	Ursachen
Cuprum (Cupr)	instabil, zeitweise Apnoe		Blässe, zyanotisches Munddreieck		Tonus instabil, Krämpfe beginnen in der Peripherie, Daumen eingeschlagen			
Lachesis (Lach)			blau, **blau-rot**, gestautes Gesicht	blau, blau-rot				**Steckenbleiben** im Geburtskanal, **Nabelschnurumschlingung**, drohende Sepsis, nach vorzeitigem Blasensprung, Amnioninfektionssyndrom, erbsbreiartigem Fruchtwasser
Laurocerasus (Laur)	allmähliche Dyspnoe, keuchend, Atemaussetzer	Herzfehler (Mitralinsuffizienz, Pulmonalstenose), Herzschwäche	blau-grau gefleckt, wie nach Fingerdruck, Körper kalt, nicht warm zu kriegen		Reaktionsmangel, Vitalitätsmangel		4–7	akute **schwere Asphyxie**, Herzfehler
Opium (Op)	stöhnend, tief, schnarchend, Cheyne-Stokes-Atmung, muss geweckt werden um nicht zu ersticken (Graf)		rot gedunsen, Fontanelle gespannt, sieht alt und faltig aus		Reaktionsmangel	eng		Gehirnblutung, Opiate sub partu, folgt gut auf Aconitum

9.7 Trinkschwierigkeiten

In der Literatur empfohlene Mittel	
Neugeborenes schläfrig, trinkt schlecht:	Carb-v, chin, *Chlol*, *Hell*, *Lyc*, nux-m, **Op**
wenig/kein Appetit bei Säuglingen:	*Abrot*, ant-c, ars, aven, calc, calc-p, carb-v, chlol, *Cina*, hell, lach, *Lyc*, merc, op, rheum, *Sil*, stann, stram, tarax
– trinken wenige Schlucke und hören dann auf (Pennekamp):	*Ars*, carb-v, chlol, cina, hell, *Lyc*, merc, *Op*, sil, tarax
Muttermilch verschlechtert/ Durchfall nach Stillmahlzeit:	acet-ac, aeth, *Ant-c*, arg-n, *Borx*, *Calc*, **Calc-p**, *Cina*, *Crot-t*, lach, lac-c, mag-c, mag-m, *Merc*, *Nat-c*, *Nux-v*, *Ph-ac*, rheum, *Sanic*, *Sep*, **Sil**, stann, sulph, **Valer**
erbricht Muttermilch:	acet-ac, *Aeth*, *Ant-c*, ant-t, ars, bry, *Calc*, *Calc-p*, cina, coch, ferr, iod, *Ip*, lyc, *Nat-c*, nux-v, *Ph-ac*, puls, *Sanic*, **Sil**, sulph, *Valer*
Abneigung gegen Muttermilch:	*Acet-ac*, aeth, *Ant-c*, ant-t, *Borx*, bry, *Calc*, **Calc-p**, *Calc-sil*, cham, *Cina*, *Ferr-sil*, jal, *Kali-sil*, *Lac-d*, lach, mag-c, *Mag-sil*, *Mang-sil*, *Merc*, nat-c, nat-m, *Nat-sil*, *Ph-ac*, *Rheum*, sabal, **Sil**, *Sil-met*, *Stann*, stram, sulph, verat
Kind verweigert Muttermilch:	*Acet-ac*, aeth, *Ant-c*, ant-t, apis, *Borx*, bry, *Calc*, **Calc-p**, cham, *Cina*, kali-c, *Lac-d*, lach, lyc, *Mag-c*, *Merc*, nat-c, nat-m, *Ph-ac*, *Rheum*, sabal, sec, **Sil**, *Stann*, stram, sulph, verat

(3-wertige Mittel sind fett gedruckt.)

> **Dosierung**
> – einmalig 1 Globulus C 30, ggf. wiederholen

Die wichtigsten Mittel

In meiner Praxis haben sich folgende Mittel besonders bewährt:

Borax

Typische Symptome:
- lehnt Brust/Flasche ab wegen Aphthen
- weint beim Stillen wegen Schmerzen
- Angst bei **Abwärtsbewegung**, Kind klammert sich fest oder wirft die Arme hoch (wie Moro-Reflex)
- schreit schon, wenn man die Beine beim Wickeln anhebt
- erschreckt leicht
- Durchfall durch Muttermilch
- blass, schwach
- **Verschlechterung** nach 23.00 Uhr

Calcium carbonicum

Typische Symptome
- Kind eher dick, mit großem Kopf, rund
- zufrieden, „gemütlich", trinkfaul (Trinken ist zu **anstrengend**)
- Baby schläft an der Brust ein; wenn man es von der Brust nehmen will, ist es sofort wieder wach und trinkt weiter
- wird gerne geschaukelt, schnell und heftig
- Mammakind
- Säugling erbricht Muttermilch, will gleich wieder trinken
- saures Erbrechen
- Erbrechen während der Zahnung
- spuckt nach jeder Mahlzeit, „Speihkinder sind Gedeihkinder"
- Obstipation, „fröhlich bei Verstopfung"
- schwitzt verstärkt am Kopf, insbesondere nachts und beim Stillen
- „Schnullerkind"
- kalt, friert leicht
- Füße kaltschweißig

Calcium phosphoricum

Typische Symptome:
- Folgen einer für das Kind traumatischen Geburt
- eher mager (Gegensatz zu Calcium carbonicum)
- unruhig, lebhaft
- schwacher Saugreflex
- trinkt nicht an der Brust
- trinkt gut, gedeiht aber schlecht
- will ständig gestillt werden
- Erbrechen durch Muttermilch
- „Nuckelkind"
- reichlich stinkende Blähungen bei gestilltem Kind
- Kraniotabes (Erweichung des Hinterhaupts)

China

Typische Symptome:
- trinkt schlecht durch Schwäche nach Säfteverlust (z. B. Blutverlust durch großes Hämatom)
- schwach, müde, schlapp
- schnell erschöpft, Trinken ist zu anstrengend
- blass

> **Fallbeispiel**
>
> Thomas, 4 Tage alt, hat Probleme beim Stillen. Er trinkt kurz und schläft dann wieder ein, ist insgesamt schlapp. Bisher hat er nur an Gewicht abgenommen. Außerdem wird er zunehmend ikterisch. Die Mutter berichtet, dass sich nach dem Abnabeln die Nabelklemme gelöst hat und es aus dem Nabel „stark geblutet hat". (Die unterstrichenen Symptome führten zur Mittelwahl.)
>
> Therapie:
> Thomas bekommt 1 Glob. **China C 200**. Danach bessert sich sein Verhalten in kurzer Zeit, er trinkt, nimmt gut zu und der Bilirubinwert sinkt.

Lycopodium

Typische Symptome:
- großer Hunger und nach wenigen Schlucken satt
- will ständig gestillt werden, ist nur an der Brust ruhig
- SGA, Frühchen, sieht „alt" aus
- schwacher Saugreflex
- oder „Piranha" (saugt extrem stark)
- reichlich Blähungen, insbesondere zwischen 16–20 Uhr
- sehr empfindlich auf viele Nahrungsmittel (blähende Speisen, Milch, Möhren)
- ernster, mürrischer Gesichtsausdruck, Stirnrunzeln
- weint viel
- will getragen werden
- braucht Ruhe
- gereizt

Opium

Typische Symptome:
- nach Opiatgabe unter der Geburt
- Folge von **Schreck**, Schock
- schwach, schlapp, schläfrig, „wie betäubt"

Silicea

Typische Symptome:
- **Frühgeborene/SGA**
- Stillprobleme von Anfang an
- verweigert Muttermilch
- erbricht Muttermilch
- Durchfall durch Muttermilch
- gedeiht schlecht
- gutmütig, lächelt immer, zaghaft
- eigensinnig
- kalt, friert leicht

Fallbeispiel

Sabine ist 4 Tage alt, Geburtsgewicht am Termin 2230 g, sie sieht zart, „zerbrechlich" aus.
Die Mutter, auch Hebamme, kommt ganz aufgelöst zu uns, weil ihr Baby überhaupt nicht trinkt.
„Eigentlich halte ich ja nichts von Homöopathie, aber ich weiß keinen Rat mehr." (Die unterstrichenen Symptome führten zur Mittelwahl.)

Therapie:
Sabine bekommt 1 Glob. **Silicea C 30**. Am nächsten Tag berichtet die Mutter freudestrahlend, dass die Kleine 3 Stunden nach der Mittelgabe angefangen hat, gut an der Brust zu trinken. Sie meldet sich jetzt alle 3 Stunden zur Mahlzeit. Die Mutter ist überglücklich und sehr angetan von der Wirkung der „Zauberkügelchen".

Tab. 9-3: Trinkprobleme beim Neugeborenen – die wichtigsten Mittel im Überblick

Mittel (Abkürzung)	Leitsymptome	Trinkprobleme	Sonstiges	Besserung durch	Verschlechterung durch
Borax (Borx)	Aphthen, weint bei Abwärtsbewegung	trinkt nicht wegen Aphthen, Durchfall durch Muttermilch, Abneigung gegen Muttermilch, Kind verweigert Brust	erschreckt leicht, weint schon, wenn man die Beine beim Wickeln anhebt, weint, wenn man es ins Bett legt (= Abwärtsbewegung), blass, schwach		Abwärtsbewegung, Aufwärtsbewegung, nach 23 Uhr
Calcium carbonicum (Calc)	dick, großer Kopf, „Buddah", schwammig, Adipositas, „dick und gemütlich", schwitzt leicht, besonders am Kopf, Obstipation, Entwicklungsverzögerung	großes Saugbedürfnis, trinkt viel oder trinkfaul (Trinken ist zu anstrengend), schläft an der Brust ein, wenn man es von der Brust nimmt, ist es gleich wieder wach und will trinken, erbricht Muttermilch, hat danach sofort wieder Hunger, verweigert Brust, spuckt nach jeder Mahlzeit	ist gerne auf dem Arm, wird gerne geschaukelt, kalt, friert leicht, kaltschweißige Füße, „pflegeleicht", erschreckt vor lauten Stimmen		Kälte, Anstrengung, Durchnässung
Calcium phosphoricum (Calc-p)	lebhaft, aktiv, unruhig, eher mager, schlaff, reizbar, quengelig	will ständig an die Brust oder **verweigert** sie, schwacher Saugreflex, trinkt gut, gedeiht schlecht, Muttermilcherbrechen, **Durchfall** nach Stillen, Nuckelkind	Folgen einer für das Kind traumatischen Geburt, reichlich stinkende Blähungen, Kraniotabes	Wärme, Ruhe	Berührung, Anstrengung

Tab. 9-3: Fortsetzung

Mittel (Abkürzung)	Leitsymptome	Trinkprobleme	Sonstiges	Besserung durch	Verschlechterung durch
China (Chin)	Schwäche, Beschwerden durch **Blutverlust**, Diarrhoe, (Flüssigkeitsverlust allgemein), empfindlich gegen Berührung	Trinkschwäche nach Säfteverlust (Diarrhoe, Blutung, großes Hämatom), Trinken ist zu anstrengend	schnell erschöpft, blass, schwach, müde, schlapp, **schläfrig**	Wärme	Berührung, Bewegung
Lycopodium (Lyc)	**Meteorismus**, ernstes Gesicht, **Stirnrunzeln**, Schreikind, Frühgeburt, SGA, schwächlich	großer Hunger, nach wenigen Schlucken satt, will ständig gestillt werden, nur an Brust ruhig, „Piranha", schwacher Saugreflex, schläfrig, trinkt schlecht, wenig Appetit, erbricht Muttermilch, verweigert Brust	ein Fuß warm, der andere kalt, unzufrieden will nicht angefasst werden, will getragen werden, Blähungen bei vielen Nahrungsmitteln, braucht Ruhe, gereizt	Liegen, frische Luft, Bewegung	abends, nachts, 16–20 Uhr
Opium (Op)	nach Opiatgabe unter der Geburt, Folge von Schreck, Schock	**Trinkschwäche** infolge Opiatgabe, trinkt ein paar Schlucke und hört dann auf, kein Appetit	schwach, schlapp, **schläfrig**, wie betäubt		
Silicea (Sil)	Frühchen, **SGA**, klein, dünn, zart, gutmütig, eigensinnig	Trinkprobleme von Anfang an, **verweigern** Brust, Abneigung gegen Muttermilch, Erbrechen der Muttermilch, Durchfall durch Muttermilch, gedeiht schlecht, wenig Appetit, trinkt wenige Schlucke und hört auf	Blähbauch, Konjunktivitis, Tränenkanalstenose	Wärme, Ruhe	Kälte, nachts, Bewegung

10 Bewährte Indikationen beim Säugling

Ingrid Revers-Schmitz

10.1 Blähungen/Koliken	(s. S. 138)
10.2 Nabelprobleme	(s. S. 152)
10.3 Stomatitis, Mundsoor	(s. S. 155)
10.4 Windeldermatitis	(s. S. 158)

10.1 Blähungen/Koliken

In der Literatur empfohlene Mittel bei	
Blähbauch:	**Bar-c**, bell, **Calc**, calc-p, *Carb-v*, **Caust**, cham, *Cina*, cupr, ferr, graph, kali-c, **Lyc**, nat-c, nat-s, sil,
Koliken Säuglinge:	aeth, agar, all-c, alum, asaf, *Anis,* **Arg-n**, asaf, asim, bar-c, *Bell*, bism, *Borx*, bov, bry, **Calc**, calc-p, *Carb-v*, carc, *Catar*, caust, **Cham**, **Chin**, *Cina,*coff, **Coloc**, **Cupr**, **Cupr-act**, cypr, *Dios*, dulc, grat, hep, *Ign,* ip, *Jal*, kali-br, kali-n, **Lyc**, *Mag-c*, *Mag-m*, *Mag-p*, *Med*, menth, merc, nat-c, nat-m, nat-p, *Nat-s,* **Nux-m**, **Nux-v**, op, podo, psor, *Puls*, rheum, senn, sep, sil, *Stann* , **Staph**,sulph, syph, thuf, tub, valer, verat
Verschlechterung durch	
– Fett:	ant-c, ars, *Calc*, **Carb-v**, *Chin*, **Cycl**, **Ferr**, **Graph**, *Ip*, kali-m, *Lyc*, nat-p, nit-ac, petr, **Puls**, sang, sep, **Tarax**, **Tarent**
– Kaffee:	aeth, ars, bell, canth, *Caust,* **Cham**, coloc, **Ign**, merc, nat-m, **Nux-v**, *Puls*
– Kohl:	**Bry**, carb-v, *Chin,* **Kali-c**, **Lyc**, mag-c, **Petr**, *Puls*, rob,
– Hülsenfrüchte:	aloe, ars, **Bry**, *Calc*, carb-v, chin, *Coloc*, cupr, erig, hell, kali-c, **Lyc**, nat-m, *Petr*, phos, pin-con, puls, sep, sil, sulph, verat
– Möhren:	calc, lach, *Lyc*, phos
– Milch:	*Aeth*, ant-c, bell, bry, bufo, calc, carb-v, con, cupr, *Lac-d*, mag-c, mag-s, *Nat-c*, nat-m, raph, sep, sil, sul-ac, **Sulph**, **Tub**
– Zucker:	arg-n, ign, **Kali-c**, lyc, ox-ac, **Sulph**, *Tub*
– im Liegen:	apis, bar-c, *Bell,* coloc, dios, mag-m, nat-m, *Phos*, **Puls**, *Spig*, tetox
Besserung durch	
– nach vorne Beugen/ Zusammenkrümmen:	Acon, am-c, bell, borx, carb-v, carc, *Caust,* **Cham**, *Chin*, coff, **Colch**, **Coloc**, croc, dios, granit-m, *Kali-c,* *Lach,* mag-c, *Mag-p*, mill, orot-ac, petr, phos, *Plb*, podo, prun, *Puls*, rheum; *Rhus-t,* sars, senec, *Sep,* **Stann**, stram, urol-h, zinc, zinc-p
– Geradestrecken oder nach hinten Überstrecken:	*Alet,* **Bell**, *Bism,* cham, **Dios**, *Lac-c*, nux-v, onos, plb
– im Liegen:	am-c, bry, canth, cupr, dios, ferr, gran, merc, nux-v, phys
– in Bauchlage:	aloe, am-c, arg-n, **Bell**, *Bry,* chinin-ar, chion, *Cina,* **Coloc**, der, ind, med, phos, plb, podo, rauw, rhus-t, stann

In der Literatur empfohlene Mittel bei

Besserung durch

– Druck:	am-c, brom, **Bry**, cassia-s, chinin-ar, cina, **Coloc**, irid-met, *Mag-p*, mang, nux-v, *Plb*, *Podo*, **Stann**
– festen Druck:	achy, am-c, arn, ars, atra-r, *Bell*, brom, bry, chion, *Chin*, **Coloc**, culx, ign, lach, mag-m, *Mag-p*, malar, mang, phos, plb, rauw, *Podo*, sep, *Stann*
– Wärme:	acon, alum, am-c, **Ars**, cham, *Coloc*, cupr-s, gink-b, mag-p, nux-v, rhus-t, sil, staph, *Verat*
– warme Anwendungen/ Umschläge:	**Ars**, *Cham*, **Coloc**, *Mag-p*, *Nux-m*, nux-v, *Podo*, *Puls*, *Rhus-t*, sabin, sep, *Sil*
– Bewegung:	*All-c*, bov, chin, coloc, cub, *Cycl*, elaps, ferr, *Gels*, par, puls, rhust-t, *Sulph*
Besserung durch	
– Blähungsabgang:	*Acon*, all-c, *Am-c*, *Bac*, but-ac, *Carb-v*, caust, *Chin*, cimx, cit-ac, *Coloc*, *Con*, dulc, *Echi*, euph, *Graph*, grat, *Hydr*, iber, irid-met, kali-c, *Lyc*, mag-c, *Mag-m*, meny, merc, merc-c, *Mill*, moni, nat-ar, nat-c, *Nat-m*, *Nat-s*, nux-m, nux-v, ol-an, plat, podo, psor, rumx, sil, spig, spong, squil, *Sulph*, **Verat**
– Aufstoßen:	ambr, *Carb-v*, dios, irid-met, kali-c, sep, *Sulph*, verat
Verschlechterung durch Erregung des Gemütes (Aufregung, Ärger, Zorn, Kränkung), auch der stillenden Mutter:	acon, aids, bell, *Arg-n*, bry, **Cham**, **Coloc**, cupr, *Ign*, *Nux-v*, scroph-n, **Staph**, *Sulph*

(3-wertige Mittel sind fett gedruckt.)

> **Dosierung**
>
> – einmalig 1 Gabe C 30

Anmerkung zu den Fallbeispielen:
Es ist selbstverständlich, dass eine ausgiebige allgemeine Beratung und eine gründliche Stillberatung der Gabe des homöopathischen Arzneimittels vorausgehen müssen. Wenn z.B. durch eine Umstellung der Ernährung Koliken verhindert werden können, benötigen wir kein homöopathisches Mittel.

Grundsätzlich ist es so, dass bei Beschwerden des Säuglings in der Regel **die stillende Mutter** behandelt wird, da Mutter und Kind eine Symbiose bilden. Viele Probleme entstehen ja auch über die Mutter, z.B. Koliken wegen „Ernährungsfehlern" oder durch Aufregung bei der Mutter.

Die wichtigsten Mittel

In meiner Praxis haben sich folgende Mittel besonders bewährt:

Argentum nitricum

Typische Symptome:
- explosives Aufstoßen
- Blähbauch, Blähungskoliken
- keine Besserung durch Blähungsabgang oder Aufstoßen
- berührungsempfindlich
- Diarrhoe durch Aufregung, Schreck
- Diarrhoe bei Babys, wenn die stillende Mutter **Süßes** isst
- Durchfall sieht aus wie Spinat
- gerne an der frischen Luft
- SGA, Kind sieht alt und runzelig aus
- nach unerwünschter Schwangerschaft
- Urangst
- **Besserung** nach Stuhlgang, durch frische Luft
- **Verschlechterung** morgens, durch Süßigkeiten, Kleiderdruck, Wärme

Belladonna

Typische Symptome:
- Schmerzen kommen und gehen **plötzlich**
- **roter** Kopf
- Vorwölbung des Darmes im Kolonbereich
- erschöpft
- **überempfindlich** auf äußere Reize (Licht, Geräusche, Berührung)
- zwischen den Krämpfen keine Schmerzen
- **Besserung** durch festen Druck (kann aber auch schlimmer durch Druck sein), **Zusammenkrümmen** oder nach hinten **Überstrecken**, Bauchlage (meistens), aufrechte Haltung, Wärme
- **Verschlechterung** durch Lagewechsel, Berührung, zwischen 15 und 24 Uhr, **Erschütterung**

Fallbeispiel

Jonas, 14 Tage alt, (4320 g, Kopfumfang 37,5 cm) leidet unter Bauchbeschwerden. Er fängt plötzlich an zu schreien, wird krebsrot im Gesicht, überstreckt sich nach hinten, jede leichte Berührung des Bauches scheint seinen Schmerz zu verstärken. Genau so plötzlich wie es begonnen hat, ist er auch wieder ruhig und entspannt. Kurze Zeit später beginnt die nächste Attacke. Die Mutter erzählt, dass dies immer der gleiche Ablauf ist: die Schmerzen beginnen plötzlich und hören genau so schnell wieder auf. Meistens überstreckt er sich, manchmal krümmt er sich auch zusammen. Hin und wieder beruhigt er sich, wenn er in Bauchlage auf einem warmen! (nicht: heißen!) Kirschkernsäckchen liegt. Außerhalb dieser Attacken ist er ein zufriedenes pflegeleichtes Kind. (Die unterstrichenen Symptome führten zur Mittelwahl.)

Therapie:
*Ich lasse der Mutter wenige Globuli **Belladonna C 6** da, die sie ihm bei der nächsten Kolik geben soll. Wie sie mir beim nächsten Besuch berichtet, kam es nach 1 Glob. Belladonna C 6 zu einer schnellen Besserung für den Rest des Tages und die Nacht. Nachdem die Mutter Jonas 3 Tage lang jeweils 1× Belladonna C 6 gegeben hat, bekam er 1 Glob. Belladonna **C 30**, woraufhin er 2 Wochen keine Koliken mehr hatte.*

*Danach erfolgte eine Konstitutionsbehandlung mit **Calcium carbonicum**, weitere Koliken traten nicht auf.*

Bryonia

Typische Symptome:
- durch **Ärger**, Aufregung, Sorgen
- Kind will seine Ruhe haben
- will nicht getragen werden
- gereizt
- **trockene** Lippen/Schleimhäute
- großer Durst
- Obstipation
- Schmerzen, wenn das Kind zuviel getrunken hat
- eher kühl, aber Verschlechterung durch Hitze, Wärme
- **Besserung** durch festen Druck, Ruhe, Bauchlage, Aufstoßen
- **Verschlechterung** durch blähende Speisen, Kohlsorten, Hülsenfrüchte, Berührung, jede Bewegung, Lagewechsel, um 9 Uhr und um 21 Uhr, Wärme allgemein

Calcium carbonicum

Typische Symptome:
- dicker Bauch
- Blähbauch
- **saurer** Geruch
- druckempfindlich, verstärkt durch Druck der Kleidung
- saures Erbrechen
- dicke Kinder mit großem Kopf
- schlaff
- gemütlich
- Entwicklungsverzögerung
- Babys schlafen beim Stillen ein, wenn man sie von der Brust nehmen will, sind sie sofort wieder wach und wollen weiter trinken
- werden gern geschaukelt, schnell und heftig
- Nuckelkinder
- „Mammakinder"
- **Besserung** durch Wärme, Obstipation
- **Verschlechterung** durch Anstrengung

Chamomilla

Typische Symptome:
- schlaflos, unruhig, strampelt
- schreit schrill, **zornig, schlecht gelaunt** (wirkt ansteckend)
- Koliken bei Stillkindern nach **Ärger/Zorn der Mutter**
- will getragen werden
- Zusammenkrümmen und Ausstrecken abwechselnd
- Schmerz durch zu reichliche Mahlzeit
- eine Wange rot und heiß, die andere kühl und blass
- Diarrhoe beim Zahnen
- Diarrhoe grün, schleimig, wie Spinat
- Diarrhoe wie gehackte Eier
- riecht nach faulen Eiern oder riecht sauer
- **Verschlechterung** durch **Kränkung, Zorn, Ärger, Aufstoßen**, Kamillentee, Kaffee
- **Besserung** durch Blähungsabgang, warme Getränke, warme Umschläge, Fasten

> **Fallbeispiel**
>
> Miriam, 16 Tage alt, leidet seit einigen Tagen unter Blähungen und Koliken. Sie ist extrem schlecht gelaunt, lässt sich nur auf dem Arm beruhigen und auch dort nicht wirklich. Sie schreit laut und zornig, strampelt mit den Beinen. Wenn Blähungen abgehen, ist sie für kurze Zeit ruhiger, schreit aber bald wieder. Ihre Stimmung ist so schlecht, dass es schon fast ansteckend wirkt. (Die unterstrichenen Symptome führten zur Mittelwahl.)
>
> **Therapie:**
> Nach einer Gabe **Chamomilla C 30** beruhigt sich Miriam schnell und ist ausgeglichen und zufrieden. Als der gleiche Zustand nach einer Woche erneut auftritt, wird Chamomilla C 30 noch einmal wiederholt.
> Im späteren Verlauf der Säuglingszeit reagiert Miriam bei Zahnungsbeschwerden genauso unruhig und zornig. Oft ist eine Wange heiß und rot, die andere eher kühl und blass. Eine Gabe Chamomilla C 30 hilft bei ihr zuverlässig.

Carbo vegetabilis (Holzkohle)

Typische Symptome:
- Beschwerden entstehen langsam
- Blähungen
- Kolik
- lautes Aufstoßen bei der Mahlzeit
- Blähungen gehen nicht ab
- Haut: eiskalt, aber Verschlechterung durch Zudecken
- **Haut marmoriert, bläulich**
- kaltschweißig
- **Besserung** durch Aufstoßen
- **Verschlechterung** durch flache Lage, fettes Essen, Zudecken, während der Mahlzeit

> **Fallbeispiel**
>
> Die Mutter von Andrea, 6 Wochen alt, erzählt mir nach der Rückbildungsgymnastik von den Blähungsproblemen ihrer kleinen Tochter, die mit einem Herzfehler geboren wurde, der nach der Säuglingszeit eventuell operiert werden muss.
> Andrea leidet ständig unter einem geblähten Bauch, es gehen aber kaum Blähungen ab. Im ganzen Bauch rumort es laut. Beim nächsten Kursabend bringt sie das Baby mit. Es sieht blass aus, mit schmalem Gesichtchen, dünn, die Haut ist marmoriert, bläulich. Der Bauch ist aufgebläht, sie mag keine enge Kleidung am Bauch (Gummizug von Hose oder Pucksack). Insgesamt ist sie schnell kühl. (Die unterstrichenen Symptome führten zur Mittelwahl.)
>
> **Therapie:**
> Nach 1 Gabe **Carbo vegetabilis C 30** geht es Andrea schnell und anhaltend besser.

Colocynthis (Bittergurke)

Typische Symptome:
- starke Krämpfe durch **Ärger, Wut, Kränkung, Entrüstung** (→ Schneider Böck bei W. Busch)
- auch bei gestillten Kindern nach entsprechender Gemütserregung der Mutter
- wellenförmig, Schmerz schwillt an und ab
- Kolik durch Trinken nach Überhitzung
- unruhig
- schaumiger gelber Stuhl, riecht sauer
- Diarrhoe durch Ärger

- zwischen den Krämpfen keine Beschwerden
- **Besserung** durch harten Druck (z.B. wenn man das Kind über der harten Schulter trägt), **Zusammenkrümmen, Wärme, Beine anziehen,** Abgang von Blähungen, nach Stuhlgang, Bewegung, **Bauchlage**/Fliegergriff
- **Verschlechterung** durch Lagewechsel (keine Lage ist ihm angenehm), Obst, Kartoffeln

> **Fallbeispiel**
>
> Joshua, 14 Tage alt, leidet akut unter heftigsten Bauchkrämpfen. Er krümmt sich zusammen, die Massage des Bauches mit festem Druck bringt ihm etwas Erleichterung, ebenso ein warmes Kirschkernsäckchen. Bei genauerem Nachfragen stellt sich heraus, dass die stillende Mutter eine heftige Auseinandersetzung mit ihrem Ehemann hatte. Selbst bei der Schilderung der Situation wird sie noch wütend. Dass dies auch ein Auslöser für die Koliken Joshuas sein könnte, ist für sie nur schwer denkbar. (Die unterstrichenen Symptome führten zur Mittelwahl.)
>
> **Therapie:**
> Joshua bekommt 1 Glob. **Colocynthis C 30**, was innerhalb von einer halben Stunde eine wesentliche Besserung bringt. Ich lasse der Mutter eine weitere Gabe zum Verkleppern da (in Wasser, geschüttelt, bei Bedarf 1 Schluck trinken lassen), da zu vermuten ist, dass ihre Aufregung sich noch nicht so schnell legen wird und eventuell weitere Koliken auftreten. Ein Besuch nach 3 Tagen ergibt, dass keine weitere Gabe nötig war. Auch die Meinungsverschiedenheiten mit dem Ehemann sind inzwischen aus der Welt geschafft.

Cuprum metallicum

Typische Symptome:
- Krämpfe, Zuckungen
- Kind verkrampft sich komplett
- **eingeschlagener Daumen**
- schrilles Schreien
- schläft zuwenig
- Körper kalt
- Kind braucht Wärme, physisch und psychisch (!) und Nähe („Liebesmetall", Graf)
- die Koliken **verschlechtern** sich durch Kälte, Berührung, Druck

Dioscorea villosa (Yamswurzel)

Typische Symptome:
- Ursachen wie Colocynthis (Zorn, Wut, Entrüstung, Ärger der stillenden Mutter)
- die Kinder **überstrecken** sich dabei (wie Belladonna: plus Berührungsempfindlichkeit und rotes Gesicht)
- Bewegung verschlimmert zuerst, bevor sie bessert
- müde, erschöpft
- Schmerzen **anhaltend** mit zusätzlichen Krämpfen (Gegensatz zu Bell, Coloc: in den Pausen keine Schmerzen)
- **Besserung** durch aufrechte Haltung (wie Belladonna), Aufstoßen, Rückenmassage
- **Verschlechterung** durch Hinlegen

Lycopodium

Typische Symptome:
- reichlich Blähungen, vor allem zwischen **16–20 Uhr**
- sehr empfindlich auf viele Nahrungsmittel (blähende Speisen, Milch, Möhren)
- ernster, mürrischer Gesichtsausdruck, **Stirnrunzeln,** Nasenflügeln
- Koliken mit Ziegelmehlsediment im Urin
- schreit, **streckt** sich
- Aufstoßen und Blähungsabgang bessern nur kurzzeitig
- Blähungen gehen nicht ab
- Bauch empfindlich gegen **Druck, Kleidung** zu eng
- großer Hunger und nach wenigen Schlucken satt
- will ständig gestillt werden, ist nur an der Brust ruhig
- weint viel, Schreikind,
- nur auf dem Arm ruhig, will getragen werden
- braucht Ruhe
- gereizt
- kalte Füße
- SGA, Frühchen, sieht „alt" aus (wie bei Nux vomica)
- bevorzugt rechte Seitenlage
- Lebermittel

- **Besserung** durch warme Anwendungen, (Umschläge, Bad), heftiges Schaukeln
- **Verschlechterung** zwischen 16–20 Uhr, durch Milch, Karotten, Kohl, Hülsenfrüchte, Zwiebel, Schokolade

Fallbeispiel

Jonas, 9 Tage alt, hat seit 5 Tagen jeden Nachmittag Bauchschmerzen. Die Mutter erzählt, dass die Schmerzen immer gegen 16–17 Uhr beginnen, ab ca. 20 Uhr schläft Jonas dann meist. Der Bauch ist aufgebläht, es gehen viele Blähungen ab. Nach Blähungsabgang geht es ihm für kurze Zeit besser. Außerdem sind warme Anwendungen hilfreich. Hosen mit Gummizug kann Jonas nicht ertragen. Jonas hat „immer Hunger", alle 2 Stunden bekommt er eine Mahlzeit, bei der er auch reichlich trinkt. Nach jedem Stillen hat er einen heftigen Schluckauf. Er sieht ein bisschen mager aus, „wie ein kleiner alter Mann". Auffällig ist, dass er die Stirn häufig runzelt. (Die unterstrichenen Symptome führten zur Mittelwahl.)

Therapie:
Jonas bekommt 1 Glob. **Lycopodium C 30**, was seine Beschwerden sehr schnell bessert.

Magnesium carbonicum
(Magnesiumkarbonat, Magnesit, Bitterspat)

Typische Symptome:
- Menschen, die viele **Sorgen** haben
- Mutter-Kind-Beziehung gestört, Mutter hat wenig Zeit für das Baby
- Verlassenheitsgefühl
- Stuhl sieht aus wie **Froschlaich, gelatineähnlich** mit Bläschen und Krümeln, grün, schaumig
- Blähungen besser durch leichten Druck
- **Muttermilchunverträglichkeit** (Silicea)
- Stimmung **sauer**
- Ausscheidungen riechen **sauer**
- Cardiainsuffizienz
- Unruhe nachts
- überreizt, nervös
- nach zuviel Magnesiumgabe in der Schwangerschaft (im Sinne einer Arzneimittelprüfung, die das Baby durchmacht)

- **Besserung** im Freien, in der Sonne, nach 15 Uhr, durch lokale Wärme, nach Stuhlgang, durch **Zusammenkrümmen**, leichten Druck
- **Verschlechterung** in Ruhe, zwischen 3–4 Uhr, nachts, durch Bettwärme, Milch, Massage, Berührung

Magnesium muriaticum
(Magnesiumchlorid)

Typische Symptome:
- trockener als für Magnesium carbonicum typisch
- sehr empfindlich
- Tragen auf dem Arm beruhigt, nach dem Hinlegen panische Reaktion
- Koliken, wenn Eltern sich streiten
- Obstipation
- schläft schlecht
- Lebermittel
- Folgen von Todesnähe bei der Geburt (Bad Boll)
- **Besserung** durch Massage, festen Druck
- **Verschlechterung** durch Milch, Muttermilch, Berührung, zwischen 3 und 15 Uhr

Magnesium phosphoricum

Typische Symptome:
- ähnlich wie Magnesium carbonicum
- Stress, Überarbeitung Krämpfe beginnen **plötzlich**
- **Besserung** durch Wärme, warme Umschläge, leichten Druck, Massage, Zusammenkrümmen, zwischen 15 und 3 Uhr
- **Verschlechterung** durch Kälte, Bewegung, nachts, zwischen 3 und 15 Uhr

Nux vomica

Typische Symptome:
- Säuglingskoliken, krampfhaft, mit Verstopfung
- Obstipation
- **vergeblicher Stuhldrang**
- Koliken $\frac{1}{2}$ Stunde nach der Mahlzeit
- Schreikind, schreit wütend
- überstreckt sich dabei
- ruhelos, gestresst, nervös

- kein Rhythmus
- friert extrem
- kalte Hände und Füße
- gegenläufige Peristaltik (Peristaltik scheint in die falsche Richtung zu gehen: von distal nach proximal)
- **Besserung** durch **Wärme**, warme Getränke, **Ruhe**, Zusammenkrümmen, nach Stuhlgang
- **Verschlechterung** durch **Kälte**, Bewegung, morgens, zwischen 3–5 Uhr, durch enge Kleidung, **Ärger, Stress**, Medikamente, Kaffee, Nikotin

Pulsatilla

Typische Symptome:
- Säuglingskolik, Kind ist mürrisch, unmutig, frostig, jammert
- krümmt sich zusammen
- Säuglingsdiarrhoe schleimig, wässrig, mit Schmerzen,
- oder grünlich gelblich, schleimig
- Stuhlgang **wechselnd**, mal Diarrhoe, mal Obstipation,
- jeder Stuhl ist anders
- viele Darmgeräusche
- eher blass
- Säuglingt schläft nur ein, wenn er gestillt bzw. **getragen** wird
- sensibel, **schmusebedürftig**
- **Besserung** durch Trost (getragen werden), bei **frischer** Luft
- **Verschlechterung abends**, nachts, ganz früh am Morgen, durch Wärme, Fett, Obst, Eiscreme, Brot

> **Fallbeispiel**
>
> Die kleine Maria, 3 Wochen alt, leidet unter Blähungskoliken. Sie ist missmutig, <u>weint herzzerreißend</u>, will <u>nur auf den Arm. Sie schläft nur ein, wenn sie getragen</u> wird. Schlimmer sind die Schmerzen <u>nachts</u>, lokale Wärme hilft ihr etwas. Wenn der Vater mit ihr noch „<u>eine Runde an der frischen Luft</u>" dreht, ist die Kleine ruhiger. Die Mutter fragt mich, ob Blähungen auch durch <u>Fett</u> (Buttercreme-Torte) verursacht sein können, was ich bejahe. (Die unterstrichenen Symptome führten zur Mittelwahl.)

> **Therapie:**
> Maria bekommt 1 Glob. **Pulsatilla C 6**, danach sind die Beschwerden wesentlich verbessert. Die Mutter gibt ihr noch an 3 weiteren Tagen je 1 Glob. Pulsatilla C 6, da die Blähungskoliken wieder auftraten. Danach waren weitere Gaben nicht notwendig.
> Später konnte Pulsatilla Marias Beschwerden in der Zahnungsphase sowie bei einer Erkältung schnell lindern.

Staphisagria

Typische Symptome:
- Koliken nach Bauchoperation
- Koliken nach **Zorn, Ärger, Entrüstung**
- Blähungen, stinkend
- sensibel
- schlecht gelaunt,
- ruhelos, nervös
- nächtliche Unruhe
- **Besserung** durch Abgang von Blähungen, Wärme, Ruhe
- **Verschlechterung** durch Druck, Milch, Tabak

Sulphur

Typische Symptome:
- **Antibiotika** in der Anamnese
- Frühchen, SGA, sieht alt aus (wie bei Lycopodium)
- Blähbauch
- viele Blähungen gehen ab
- laute Darmgeräusche
- Stuhl riecht sauer
- gute Wärmeregulation, hat meist warme Hände und Füße
- schmust gerne, aber nur, wenn es selbst will
- braucht wenig Schlaf, ruhelos
- unruhige Nächte, will oft gestillt werden
- will nicht gewaschen werden
- **rote** Körperöffnungen (Lippen, After etc.)
- Haut sieht schmutzig aus
- Lebermittel
- **Besserung** durch **Abgang von Blähungen**, Bewegung
- **Verschlechterung** durch Hitze, Druck, nachts, Milch, Zucker, Alkohol, Baden, Waschen, Ruhe

Blähungen/Koliken 145

Tab. 10-1: „Koliken" und Blähungen im Säuglingsalter – die wichtigsten Mittel im Überblick

Mittel	Leitsymptom	Koliken	Stuhlgang	Unverträglichkeit	Besserung durch	Verschlechterung durch	Zeitpunkt
Argentum nitricum (arg-n)	Urangst, berührungsempfindlich, SGA, Kind sieht alt aus, gerne an der frischen Luft	explosives Aufstoßen, Koliken, nicht besser durch Aufstoßen oder Blähungsabgang	Durchfall wie Spinat, Durchfall durch Aufregung	Süßes	Stuhlgang, Bauchlage	Kleiderdruck, Aufregung, Ärger, Zorn	morgens
Belladonna (bell)	**plötzlich heftiger** Krankheitsverlauf, Hitze, Röte, Brennen, Neigung zum Beißen, Schreien im Schlaf, heißes Gesicht, kalte Hände und Füße, **überempfindlich** auf äußere Reize	krampfhaft, kolikartig **Schmerzen kommen und gehen plötzlich**, **Vorwölbung** des Darmes im Kolonbereich, Opisthotonus, mit rotem Gesicht, Blähbauch, Blähungen, oft geruchlos, keine Schmerzen in Krampfpause	Obstipation, Diarrhoe beim Zahnen	Kaffee, Milch	fester Druck, aufrechte Haltung, **Rückwärtsstrecken**, Zusammenkrümmen, Liegen auf dem **Bauch**, Wärme, warmes Zimmer, Ruhe, kalte Umschläge	Aufregung, Ärger, Zorn, geringsten Druck, **Erschütterung**, **Berührung**, Druck der Bettwäsche (aber evtl. besser durch festen Druck), Liegen, Licht, Lärm, Haare waschen, Lagewechsel	15 – 24 Uhr, abends
Bryonia (bry)	trockene Schleimhäute, Abneigung gegen Bewegung, Beschwerden entwickeln sich langsam, Mangel an Lebenswärme, aber Wärme verschlechtert, viel Durst	Blähungen, Oberbauch berührungsempfindlich, Schmerzen, wenn das Kind zu viel getrunken hat, Kind will seine Ruhe haben, wird nicht gerne getragen, gereizt	Obstipation	**Hülsenfrüchte, Kohl**, Schwarzbrot, Milch, Obst	lokale Wärme, fester Druck, Bauchlage, Liegen, Aufstoßen, **Ruhe**	**Ärger**, Aufregung, Zorn, Schreck, Bewegung, leichten Druck, Berührung, Wärme, Lagewechsel	9.00 Uhr, 21.00 Uhr, nachmittags

Tab. 10-1: Fortsetzung

Mittel	Leitsymptom	Koliken	Stuhlgang	Unverträglichkeit	Besserung durch	Verschlechterung durch	Zeitpunkt
Calcium carbonicum (calc)	dickes Kind, großer Kopf, Adipositas, schlaffes Gewebe, schwitzt leicht, besonders am Kopf, Entwicklungsverzögerung (z. B. BEL), erschreckt vor lauten Stimmen, schläft an Brust ein; wenn man es abnehmen will, ist es sofort wieder wach und will trinken, wird gerne geschaukelt, riecht sauer, starkes Saugbedürfnis	saures Aufstoßen, erbricht Milch, sauer, hat sofort wieder Hunger, chronisches Erbrechen, Blähbauch, Koliken schlimmer durch Bewegung	Diarrhoe, sauer, wund machend, Obstipation, „fröhlich bei Verstopfung"	Kuhmilch, Fett, Hülsenfrüchte, Möhren	Wärme, Obstipation	Milch, Anstrengung, Kälte, Bewegung (Koliken), Druck	
Carbo vegetabilis (carb-v)	Atemnot durch aufgeblähten Bauch, Beschwerden entstehen langsam, Haut marmoriert, bläulich, kalt, kalte Beine, Frischluftverlangen, Kollaps, Schwäche, Erschöpfung, reizbar	Blähungen, gehen nicht ab, evtl. durch Aufstoßen gebessert (vergleiche China, Lyc), lautes Aufstoßen, Blähungskolik	Diarrhoe, riecht faulig	Fett, Hülsenfrüchte, Milch	Aufstoßen, Blähungsabgang, aufrechte Haltung (auf Arm), Zufächeln von frischer Luft, Zusammenkrümmen	Zudecken, flaches Liegen, **nach** zu reichlicher Mahlzeit, **bei** der Mahlzeit, Fett (vergleiche Pulsatilla), nachts	nachts

Blähungen/Koliken **147**

Tab. 10-1: Fortsetzung

Mittel	Leitsymptom	Koliken	Stuhlgang	Unverträglichkeit	Besserung durch	Verschlechterung durch	Zeitpunkt
Chamomilla (cham)	Überempfindlichkeit aller Nervenfasern, Schmerz unerträglich, Laune unerträglich, **zornig**, 1 Wange blass, 1 rot, schreit schrill, nervig, unausstehlich, ruhelos, schlaflos	Blähbauch, Koliken, krümmt sich, schreit, abwechselnd Zusammenkrümmen und Strecken, sauer riechend, will nicht angefasst, aber geschaukelt werden, nur zu beruhigen durch ständiges Tragen, was aber auch nicht gefällt, macht sich steif und biegt sich zurück, Koliken nach Zorn/Ärger der Mutter	Diarrhoe, schleimig oder wässrig, grün, spinatartig, wie gehackte Eier, riecht sauer oder nach faulen Eiern	**Kaffee**, Kamillentee	Getragenwerden, Wärme, warme Getränke, warme Umschläge, feuchtes Wetter, Abgang von Blähungen, Zusammenkrümmen, Geradestrecken, Fasten	Zorn, Ärger, Kälte, Wind, Zugluft, **Aufstoßen**, Narkotika, zu reichliche Mahlzeit, Anfassen	abends, nachts (vor Mitternacht)
China (chin)	Schwäche, Beschwerden durch Blutverlust, Diarrhoe (Flüssigkeitsverlust allgemein), empfindlich gegen Berührung	Blähungen nicht besser durch Aufstoßen	Diarrhoe	Obst, Sauerkraut, Kohl, Hülsenfrüchte, Fisch, Fett	fester Druck, Zusammenkrümmen, Blähungsabgang, Bewegung	Kleiderdruck, Berührung, Zugluft	nachts

Tab. 10-1: Fortsetzung

Mittel	Leitsymptom	Koliken	Stuhlgang	Unverträglichkeit	Besserung durch	Verschlechterung durch	Zeitpunkt
Colocynthis (coloc)	**Ärger, Wut, Entrüstung** (auch der stillenden Mutter), Beispiel: „Schneider Böck", unruhig, jede Lage ist unangenehm	wellenförmiger Schmerz, Koliken bei Kindern bessern sich in Bauchlage, keine Beschwerden in Pause zwischen den Krämpfen	schaumig gelb, saurer Geruch	Obst, Kartoffel, Hülsenfrüchte, Kaffee	harter Druck, Liegen über harter Schulter, **Zusammenkrümmen**, Wärme, **warme Anwendungen**, Beine anziehen, Bauchlage, Fliegergriff, Blähungsabgang, Stuhlgang, Bewegung	Lagewechsel, Liegen, Zorn, Ärger, nach Mahlzeit, nach Überhitzung, nach Kälte	abends
Cuprum metallicum (cupr)	Schreien, Brüllen, durchdringend, schrill, eisige Kälte des Körpers, Krämpfe, Zuckungen – mit **eingeschlagenem Daumen,** – mit bläulichem Gesicht, Schlafmangel	Krämpfe, Koliken, Blähbauch, Kind verkrampft sich komplett, Koliken kommen und gehen plötzlich, heftig		Hülsenfrüchte, Milch	Wärme, Nähe	Kälte, Berührung, Druck, Aufregung, Ärger, Zorn	0.00 bis 3.00 Uhr
Dioscorea villosa (dios)	Typisch: Hyperästhesie des Solarplexus „Magen-/Darm-Neurose" (Clarke), Ärger, Zorn	Koliken **mit Überstrecken nach hinten, anhaltend** starke Schmerzen mit zusätzlichen schmerzhaften Koliken (Gegensatz zu Coloc, Bell), müde, erschöpft		Tee	nach hinten Überstrecken, aufrechte Haltung, Aufstoßen, Rückenmassage, Bewegung, Liegen	Hinlegen, Liegen, zu Beginn der Bewegung, beim Erwachen	ab 2.00 Uhr

Blähungen/Koliken

Tab. 10-1: Fortsetzung

Mittel	Leitsymptom	Koliken	Stuhlgang	Unverträglichkeit	Besserung durch	Verschlechterung durch	Zeitpunkt
Lycopodium (lyc)	will alle 2 Stunden reichlich trinken, „Piranhas", nachts Hunger, viel Hunger, aber nach wenigen Schlucken satt, ein Fuß warm, der andere kalt oder beide Füße kalt, SGA, Frühchen, zartes Kind, Stirnrunzeln, ernstes Gesicht, gereizt, Schreikind, braucht Ruhe, Ziegelmehlsediment, liegt gerne auf rechter Seite	Aufstoßen, **Blähbauch**, Trommelbauch, viele laute Darmgeräusche, Aufstoßen und Blähungsabgang bessern nur kurzzeitig, Blähungen sitzen fest, Bauch empfindlich gegen Druck, Koliken, streckt sich schreiend, will getragen werden, nur an der Brust oder auf dem Arm ruhig	Obstipation, besonders bei zu früher Beikostgabe	**Kohl, Hülsenfrüchte**, Schokolade, Zucker, Vollkornbrot, Karotten, Fett, Milch, Zwiebel	Bewegung, frische Luft, warme Anwendungen, heftiges Schaukeln, Getragenwerden, Abgang von Blähungen, rechte Seitenlage, warme Getränke	Wärme, beginnende Bewegung, Liegen, enge Kleidung, Druck, Vollmond, Ruhe	abends, **16–20 Uhr**, nachts, 4.00–8.00 Uhr
Magnesium carbonicum (mag-c)	Eltern haben viele Sorgen, Mutter hat wenig Zeit für Baby, Cardiainsuffizienz, zu viel Magnesium in Schwangerschaft, überreizt, nervös, sauer	Koliken besser nach Stuhlgang	sauer, Diarrhoe, grün, schaumig, wie Froschlaich	Milch, Muttermilch, Kohl	Zusammenkrümmen, Stuhlgang, Blähungsabgang, leichter Druck, lokale Wärme, nach 15.00 Uhr, Sonne, frische Luft	Bettwärme, Ruhe, Massage, Dunkelheit	nach 3–4 Uhr, nachts
Magnesium muriaticum (mag-m)	ähnlich wie Mag-c, trockener, Folge von Todesnähe bei Geburt (Bad Boll)	Koliken, wenn Eltern sich streiten, sehr empfindlich, besser auf dem Arm, wird nach dem Hinlegen panisch, schläft schlecht	Obstipation	Milch, Muttermilch	Blähungsabgang, Massage, fester Druck, Getragenwerden	Liegen, Berührung	3–15 Uhr

Tab. 10-1: Fortsetzung

Mittel	Leitsymptom	Koliken	Stuhlgang	Unverträglichkeit	Besserung durch	Verschlechterung durch	Zeitpunkt
Magnesium phosphoricum (mag-p)	ähnlich wie mag-c, Stress, Überarbeitung	plötzlich beginnende Koliken			Wärme, warme Umschläge, Druck, Massage, fester Druck, Zusammenkrümmen, 15–3 Uhr	Kälte, Bewegung, nachts, Berührung	3–15 Uhr
Nux vomica (nux-v)	Folge von Missbrauch von Medikamenten/Genussmitteln, krampfartige Schmerzen, Stress, gereizt, nervös, wütend	Schreikind, kein Rhythmus, überstreckt sich, friert, Stuhldrang vergeblich, strengt sich vergebens an, Koliken 1 Stunde nach Mahlzeit, gegenläufige Peristaltik	Obstipation mit vergeblichem Stuhldrang	Kaffee, Alkohol, Medikamente, Nikotin	Wärme, warme Umschläge, warme Getränke, Druck, nach Stuhlgang, Zusammenkrümmen, Ruhe, Liegen, Blähungsabgang, abends	Ärger, Stress, Aufregung, Zorn enge Kleidung, Bewegung, Kälte, nach Mahlzeit, im Freien, morgens	morgens 3.00 – 5.00
Pulsatilla (puls)	friert, Wärme verschlimmert, durstlos, Symptome und Launen wechseln, weinerlich, sensibel, mürrisch, unmutig, schmusebedürftig, besser durch Trost, möchte frische Luft	Koliken mit Zusammenkrümmen, viele Darmgeräusche, Kind will auf den Arm, schläft nur ein, wenn es **getragen** wird, eher blass	**wechselnd**, mal Diarrhoe, mal Obstipation, schleimig, wässrig, grünlich, gelblich	**Fett**, Eiscreme, Obst, Brot, Kaffee, Hülsenfrüchte, Kohl	**frische** Luft, Bewegung, Gehen, Getragenwerden, Trost, Zusammenkrümmen, warme Anwendungen, Geradestrecken	**Wärme**, Liegen, 1 Stunde nach der Mahlzeit	**abends**, nachts, morgens früh

Tab. 10-1: Fortsetzung

Mittel	Leitsymptom	Koliken	Stuhlgang	Unverträglichkeit	Besserung durch	Verschlechterung durch	Zeitpunkt
Staphisagria (staph)	Operation, Zorn, Ärger, Entrüstung, schlecht gelaunt, ruhelos, nervös, sensibel	Koliken nach Zorn etc., stinkende Blähungen		Milch	Wärme, Blähungsabgang	Druck, **Aufregung**, Ärger, Zorn, **Entrüstung**	nachts
Sulphur (sulph)	**Antibiotika** in Anamnese, Frühchen, SGA, altes Aussehen, gute Wärmeregulation, meist warme Hände und Füße, Haut sieht schmutzig aus, will nicht gewaschen werden, braucht wenig Schlaf, unruhige Nächte, will oft gestillt werden, rote Körperöffnungen	Blähbauch, reichlicher Blähungsabgang, laute Darmgeräusche, Koliken verstärkt nachts, Koliken besser nach Blähungsabgang	saurer Geruch	Milch, Zucker, Hülsenfrüchte, Alkohol	Blähungsabgang, Aufstoßen, Bewegung	Aufregung, Ärger, nachts, Hitze, Druck, Baden, Waschen, Ruhe	nachts

10.2 Nabelprobleme

in der Literatur empfohlene Mittel bei	
Absonderung aus dem Nabel:	*Abrot,* aids, ambro, *Calc,* **Calc-p***,* jac-c, *Kali-c,* lach, **Lyc***,* marb-w, med, moni, *Nat-m,* nux-m, *Sil, Stann*
– auch blutig:	*Abrot, Calc, Calc-p,* dol, hyos, *Kali-c,* lac-c, lach, lyc, med, **Nat-m***, Nux-m,* phos, sil, stann, tarent
Nabelbluten:	*Abrot,* calc, *Calc-p,* crot-h, dol, hyos, *Kali-c,* lac-c, *Lach,* lyc, med, **Nat-m***, Nux-m,* phos, sil, stann, tarent
Nabelgranulom/wildes Fleisch:	**Calc***, Kali-c, Nat-m,* morg-p, **Sil, Thuj**
Hautausschlag um Nabel:	dros, *Kali-br, Kali-i,* marb-w, phos, scroph-n, *Sulph,* symph
– geschwürig:	*Aesc, Apis, Ars,* ars-s-f, **Calc, Calc-p***,* lach, lyc, *Nux-m, Petr, Rhus-t,* sep, sil, sulph, tarent, thuj
Nabelbruch/Vorwölbung beim Schreien:	amph, *Aur,* cham, *Calc,* calc-p cham, cocc, con, dulc, gran, *Lach,* lyc, *M-arct,* nat-m, *Nux-m,* **Nux-v***, Op,* plb rhus-t, sul-ac, *Sulph,* **Thuj***,* verat
(3-wertige Mittel sind fett gedruckt.)	

> **Dosierung**
> – einmalig 1 Gabe C 30
> – **oder** 1-mal täglich 1 Gabe C 6

Die wichtigsten Mittel

In meiner Praxis haben sich folgende Mittel besonders bewährt:

Abrotanum

Typische Symptome:
- Abmagerung trotz Heißhunger, von unten nach oben
- Schwäche
- Absonderung aus dem Nabel, blutig, feucht
- Nabelblutung
- Pickel um den Nabel herum
- Geschwüre
- **Besserung** durch Bewegung möglich
- **Verschlechterung** durch Bewegung, Berührung

Calcium carbonicum

Typische Symptome:
- feuchte Wucherung am Nabel, wildes Fleisch
- Nabel wund
- Nabel blutet
- Nabelgranulom, nässend, blutig, serös
- Nabelbruch
- dicke Kinder, großer Kopf, großer Bauch
- großes Saugbedürfnis
- trinken viel
- gerne auf dem Arm, gerne geschaukelt
- ängstlich
- erschrecken vor lauten Stimmen
- „pflegeleicht"

Calcium phosphoricum

Typische Symptome:
- Nabel wie Calcium carbonicum
- Kinder lebhaft, aktiv, unruhig
- eher mager, schlaff
- reizbar, quengelig, jammern
- wollen permanent an die Brust oder verweigern sie

Lycopodium

Typische Symptome:
- Nabel „suppt"
- ernstes, grimmiges Gesicht schon bei Säuglingen
- Stirnrunzeln
- Blähungen, Koliken, verstärkt zwischen 16– 20 Uhr,
- Schreikind
- Frühgeburt, SGA, mager, altes Aussehen (siehe auch Nux vomica)
- schwächlich
- will nicht angefasst werden (Angst)

Natrium muriaticum

Typische Symptome:
- Folgen einer Verätzung mit Höllensteinstift

Nux moschata

Typische Symptome:
- Nabelbruch
- Nabelgranulom
- Nabelbluten
- Neigung zu Obstipation und Blähungen seit der Geburt, Kind reagiert auf alle Nahrungsmittel mit Blähungen
- Verstopfung, auch weicher Stuhl macht Probleme
- Leistenbruch
- trockener Mund, wenig Durst

Nux vomica

Typische Symptome:
- Nabelbruch bei Schreikindern
- überempfindlich,
- nervös, gereizt
- **gestresst**
- braucht Ruhe
- Leistenbruch durch Schreien

Silicea

Typische Symptome:
- Nabelblutung/Nabelgranulom
- kann bei allen Heilungsstörungen des Nabels eingesetzt werden (Graf)
- Kinder klein, dünn, zart, Frühchen, SGA
- Stillprobleme
- aufgeblähter Bauch
- Konjunktivitis, Tränenkanalstenose

Thuja occindentalis
(Lebensbaum, Sumpfzeder)

Typische Symptome:
- Folgemittel von Silicea
- Nabel wund, gerötet, riecht unangenehm
- Nabelgranulom
- Nabelbruch
- Leistenbruch, insbesondere links
- Hämangiome, Pigmentnävi der Haut
- Blähungen, explosionsartig
- Schlaflosigkeit
- **Besserung** durch Bewegung
- **Verschlechterung** in Ruhe, um 3 Uhr, um 15 Uhr, durch Wärme

Tab. 10-2: Nabelprobleme – die wichtigsten Mittel im Überblick

Mittel Abkürzungen	Leitsymptome	Nabel	Sonstiges	Besserung durch	Verschlechterung durch
Abrotanum (Abrot)	Abmagerung trotz Heißhunger	**blutet** oder blutig-feuchte **Absonderung**, Pickel um den Nabel herum, Geschwüre		Bewegung	Bewegung, Berührung
Calcium carbonicum (Calc)	dick, großer Kopf, schwammig, Adipositas, „Buddah", „dick und gemütlich", schwitzt leicht, besonders am Kopf und beim Stillen, Obstipation, Entwicklungsverzögerung	blutet, wund, feuchte Wucherung, wildes Fleisch, **Nabelgranulom**, nässend, blutig, serös, Hautausschlag um Nabel, geschwürig, Nabelbruch	gerne auf Arm, wird gerne geschaukelt, kalt, friert leicht, kaltschweißige Füße, „pflegeleicht", erschreckt vor lauten Stimmen, Hydrozele		Kälte, Anstrengung, Durchnässung
Calcium phosphoricum (Calc-p)	lebhaft, aktiv, unruhig, eher mager, schlaff, reizbar, quengelig	Nabelbluten, **Absonderungen**, Hautausschlag um Nabel, geschwürig, Nabelbruch	Folgen einer für das Kind traumatischen Geburt, reichlich stinkende Blähungen, Kraniotabes	Wärme, Ruhe	Berührung
Lycopodium (Lyc)	Meteorismus, ernstes Gesicht, **Stirnrunzeln**, Schreikind, Frühgeburt, SGA, schwächlich	**Absonderungen**, Nabelbluten, Nabelbruch	ein Fuß warm, der andere kalt, unzufrieden, gereizt will nicht angefasst werden, will getragen werden, Blähungen bei vielen Nahrungsmitteln, braucht Ruhe	Liegen, frische Luft, Bewegung	abends, nachts, 16–20 Uhr, auf rechter Seite
Natrium muriaticum (Nat-m)	Abmagerung trotz Hunger, großer Durst, Kummer	Folgen einer Verätzung mit **Höllensteinstift** (D6 od. C 6), **Nabelbluten**, Nabelgranulom, Nabelbruch	will seine Ruhe haben		Hitze, Sonne, Kummer
Nux vomica (Nux-v)	Folge von Genussmittelabusus, nervös, gereizt, gestresst, überempfindlich	Nabelbruch bei Schreikindern	Neigung zu krampfartigen Schmerzen, Leistenbruch durch Schreien, braucht Ruhe	Ruhe	morgens

Mittel Abkürzungen	Leitsymptome	Nabel	Sonstiges	Besserung durch	Verschlechterung durch
Nux moschata (Nux-m)	Neigung zu Blähungen und Obstipation von Geburt an	Nabelbluten, Nabelgranulom, Hautausschlag um Nabel, geschwürig, Nabelbruch	Kind reagiert auf alle Nahrungsmittel mit Blähungen, Verstopfung, auch weicher Stuhl macht Probleme	Wärme	Berührung
Silicea (Sil)	Frühchen, **SGA**, klein, dünn, zart, gutmütig, eigensinnig	Nabelblutung, Absonderungen, auch blutig, Nabelgranulom, Hautausschlag um Nabel, geschwürig, Nabelbruch, **bei allen Heilungsstörungen des Nabels**	Blähbauch, Konjunktivitis, Tränenkanalstenose	Wärme, Ruhe	Kälte, nachts, Bewegung, linksseitig, Feuchtigkeit
Thuja (Thuj)	weint viel, Abneigung gegen Berührung, Warzen, Polypen	wund, gerötet, riecht unangenehm, Nabelgranulom, Hautausschlag um Nabel herum, geschwürig, Nabelbruch	Folgemittel von Silicea, Hämangiome, Naevi, Schlaflosigkeit, Leistenbruch links, Impffolgen, Hydrozele	Bewegung	gegen 3.00 oder 15.00 Uhr, Feuchtigkeit, Wärme

Tab. 10-2: Fortsetzung

10.3 Stomatitis/Mundsoor

In der Literatur empfohlene Mittel bei Entzündungen im Mundbereich	
allgemein:	agav-a, allox, *Alum*, arg-n, *Ars*, arum-t, *Arund*, *Asar*, **Astac**, *Bapt*, berb-a, bism, **Borx**, bry, *Calc*, calc-s, *Canth*, *Caps*, carb-ac, *Carb-v*, chin, *Chlol*, Cit-p, corn, *Crot-h*, cund, dig, *Dulc*, *Ferr*, gamb, **Hell**, hep, hydr, hydrin-m, hyos, iod, iris-t, Kali-bi, kali-c, *Kali-chl*, kali-chr, **Kali-i**, *Kali-m*, kali-p, kali-perm, kreos, lac-ac, lac-c, *Lach*, manc, med, *Melal-alt-ol*, **Merc**, *Merc-c*, merc-cy, mez, mill, moni, mur-ac, myric, nast-o, nat-hchls, **Nat-m**, nit-ac, **Nux-v**, oena, *Olnd*, ph-ac, *Podo*, psor, ran-s, rhus-g, sal-ac, sang, semp, *Sep, Sil, Staph*, **Sul-ac**, *Sulo-ac*, **Sulph**, syph, thuj, tril-p, uran-n, vinc
bei Säuglingen/ Kleinkindern:	allox, ars, **Borx**, *Bry*, calc, carb-v, cham, *Corn*, cupr-cy, **Hell**, kali-m, **Merc**, merc-s, *Mur-ac*, nat-c, nat-hchls, *Nat-m, Nux-m, Nux-v*, plan, **Phos**, phyt, prot, sacc, sil, *Staph*, **Sul-ac**, *Sulph*, thal
Soor:	aeth, allox, anan, *Ant-t, Ars, Bapt*, **Borx**, *Bry*, but-ac, calc, carb-ac, *Carb-v, Caul*, caust, cham, chlorpr., cit-p, cupr-cy, *Eup-a*, hep, *Hydr*, iod, kali-br, **Kali-chl**, kali-i, *Kali-m*, kali-s, lyc, **Merc, Merc-c**, merc-s, *Mur-ac*, nat-c, **Nat-m**, nat-hchls, *Nit-ac, Nux-v, Olnd*, phos, phyt, prot, psor, *Rhus-g, Rhus-t*, **Sars, Semp,** *taph*, **Sul-ac**, sulo-ac, **Sulph**, thal, thuj, urin,
(3-wertige Mittel sind fett gedruckt.)	

> **Dosierung**
> – 1- bis 2-mal täglich 1 Gabe C 6.

Die wichtigsten Mittel

In meiner Praxis haben sich folgende Mittel bei Stomatitis (Entzündung der Mundschleimhaut) und Soor im Säuglingsalter besonders bewährt:

Borax

Typische Symptome:
- weißliche Beläge mit rotem Hof
- Mundschleimhaut wund, blutet leicht
- Aphthen
- Soor
- Mund trocken und heiß
- weint/schreit beim Trinken, lässt die Brustwarze **sofort wieder los**
- wird häufig wach
- Urin riecht scharf
- Diarrhoe, grün mit Schleimhautfetzen
- Kind ist unruhig, ängstlich,
- weint bei Aufwärts- oder **Abwärtsbewegung**,
  dabei reicht es schon, wenn man die Beine beim Wickeln anhebt
- klammert sich bei Abwärtsbewegung (z. B. bei Moro-Reflex) fest
- **sehr schreckhaft**
- geräuschempfindlich

> Borax erst **ab D 12/C 6** geben (keine niedrigeren Potenzen!) und auch nur, wenn alle Symptome passen!

Calcium carbonicum

Typische Symptome:
- Soor
- Aphthen
- rezidivierende Mundinfektionen
- übelriechender Mundgeruch
- eher dicker Säugling mit großem Kopf
- hypoton
- guter Appetit
- Entwicklungsverzögerung
- wird gerne getragen
- gerne an der Brust
- saurer Geruch

Chamomilla

Typische Symptome:
- Aphthen
- Mundgeruch
- schmerzempfindlich
- unruhig, missmutig, schlecht gelaunt, **zornig**
- schreit, mit nichts kann man das Kind beruhigen
- eine Wange blass, eine gerötet
- will die ganze Zeit getragen werden

Kalium chloricum (Kaliumchlorat)

Typische Symptome:
- übler Mundgeruch
- akute Stomatitis
- rote, geschwollene Schleimhaut
- Geschwüre mit weiß-grauem Grund
- eventuell wenig Schmerzen
- Durst

Mercurius solubilis

Typische Symptome:
- gesamte Mundhöhle entzündet
- Aphthen, Geschwüre
- Soor
- Belag schmutzig, schmierig
- viel Speichelfluss (bei älteren Säuglingen)
- Mundgeruch, sehr übel und faulig riechend
- Lymphknotenschwellungen
- verbunden mit Darmbeschwerden
- Stuhl grün
- **Verschlechterung** nachts

Muriaticum acidum (Salzsäure)

Typische Symptome:
- Stomatitis
- Aphthen mit grauweißen Belägen, können sehr tief sein
- Zunge wund

- Schmerzen beim Trinken
- unangenehmer Mundgeruch
- Kind schlaff, schwach

Sulphur

Typische Symptome:
- schlechter Mundgeruch
- Mundschleimhaut wund, empfindlich
- Aphthen
- Soor
- Kind erwacht häufig
- unruhig
- viel Durst
- Neigung zu Wundheit, insbesondere am Übergang von Haut zu Schleimhaut
- Körperöffnungen gerötet
- Anus wund
- Abneigung gegen Wasser/Bad/Waschen
- rezidivierende Symptome

Sulphuricum acidum (Schwefelsäure)

Typische Symptome:
- unruhig, nervös
- gereizt, gestresst
- Aphthen
- übler Mundgeruch
- Mundgeschwüre, gelblich, weiß
- Geschwüre breiten sich aus
- durstig
- zittrig
- schwach
- empfindlich auf Kälte
- saurer Geruch
- Hämatome

10.4 Windeldermatitis

In der Literatur empfohlene Mittel	
Anus und Umgebung rot:	aloe, ars, bac, cham, *Med*, *Merc-c,* nat-m, ozone, *Paeon,* **Petr,** rheum, **Sulph,** tub, valer, **Zinc,** *Zing*
Analfissur (Pennekamp):	acon-l, A*esc, Agn,* aids, *All-c,* aloe, *Alum,* anac, androc, ant-c, arb-met, *Ars,* ars-s-f, arum-t, bell, berb, calc, calc-f, *Calc-p,* caps, carb-an, carc, *Caust,* **Cham,** colch, coll, *Cund,* cur, *Fl-ac,* **Graph,** grat, *Hydr, Ign,* iris, kali-i, kali-br, *Kali-c, Lach,* led, med, *Merc,* merc-i-r, mez, morg-g morg-p, **Mur-ac, Nat-m,** **Nit-ac,** *Nux-v, Paeon, Petr, Phos, Phyt,* pip-n, plat, *Plb,* plut-n, *Podo,* **Rat,** rhus-t, sed-ac, *Sep,* **Sil,** *Staph,* stront-c, suis-chord-umb, sul-ac, *Sulph,* syph, tax, **Thuj,** v-a-b
Hautausschläge um Anus:	*Agar,* am-c, am-m, ant-c, anthraco, ars, berb, *Calc, Canth,* carb-an, carb-v, carbn-s, *Caust,* chel, *Crot-t,* euph, glycyr-g, *Graph, Hep,* ign, ip, *Jug-c,* kali-c, *Led,* lyc, med, merc, moni, mur-ac, **Nat-m, Nat-s,** **Nit-ac,** *Petr,* psor, puls, *Rhus-t,* sars, *Sep,* stann, *Staph, Sulph,* thuj, tub, xero
– feuerrot, bei Neugeborenen (Pennekamp).	kreos, *Med,* puls
Windeldermatitis allgemein:	ant-c, *Ars, Bapt,* bar-c, bell, *berb,* **Borx,** bry, **Calc,** **Calc-ar,** canth, carb-v, carc, *Cham, Chin, Clem,* crot-t, euph, *Graph, Hep,* ign, *Kali-chl, Kreos,* lach, *Lyc,* **Med,** *Merc, Merc-c, Mez, Mur-ac, Nit-ac,* petr, puls, *Rhus-t,* ruta, scil, *Sep,* sil, **Sul-ac,** *Sulph, Thuj,* urea, urt-u
– mit Bläschen:	*Canth,* crot-t, cub, *Kreos, Med, Merc*
– mit Pickeln:	*Agar,* ant-c, ars-h, bar-c, berb, brom, calc, canth, carb-v, chel, *Cinnb,* cob, graph, ham, hura, kali-c, kali-i, kali-n, lyc, mag-c, mang, meph, merc, mez, nat-p, nit-ac, nux-v, *Petr,* plan, rhus-t, sel, staph, sulph, Rhuj, *Til*
– scharf abgegrenzte Rötung (Pennekamp):	calc *Euph,* **Med**
Wund in Gesäßfurche zwischen den Pobacken:	arg-met, ars-s-f, arum-t, *Berb,* bufo, calc, carbn-s, caust, **Graph,** *Kreos,* **Med,** nat-m, **Nit-ac,** puls, *Sep,* sulph
Stuhl macht wund:	acon, allox, **Aloe,** alum, am-c, ang, *Ant-c,* **Apis,** *Arn,* **Ars,** ars-i, ars-s-f, arum-t, **Bapt,** bar-c, bros-gau, bry, calc, cann-s, cann-xyz, canth, caps, carb-an, carb-v, carbn-s, caust, *Cham, Chin,* choc, colch, *Coloc,* colos, *Dulc, Ferr,* ferr-ar, ferr-p, *Gamb,* gard-j, *Graph,* hell, *Hep, Hydr,* ign, **Iris,** kali-ar, kali-c, kali-m, kali-n, kali-p, kali-s, *Kreos, Lach,* lavand-a, lept, lyc, m-ambo, mag-c, mag-s, **Merc,** *Merc-c, Merc-d, Merc-sul, Mur-ac,* nat-c, **Nat-m, Nit-ac,** nux-m, *Nux-v,* petr, ph-ac, *Phos,* plan, podo, psil, **Puls,** rheum, ribo, sabin, sang, *Sanic,* sars, sel, sep, spong, stann, *Staph,* suis-em, sul-ac, *Sulph,* syc, syph, tab, *Tub,* **Verat,** zinc
Urin macht wund, bei Neugeborenen:	ant-t, apis, arn, benz-ac, *Borx,* calc, canth, carb-v, *Clem, Hep, Laur, Lyc,* **Med,** *Merc,* merc-c, *Puls,* sars,*Sulph,* thuj, urt-u, zinc

(3-wertige Mittel sind fett gedruckt.)

> **Dosierung**
>
> - einmalig 1 Gabe C 30, ggf. 1-mal wiederholen
> - 1- bis 2-mal täglich 1 Gabe (1 Globulus) C 6

Lokale Therapie und Prophylaxe

- Den Windelbereich trocken halten, Po häufiger mal „lüften"
- Rotlicht
- Muttermilch auf die entzündeten Stellen auftragen
- verdünnte Calendula-Lösung
- keine unterdrückenden Cremes oder Salben verwenden, wie z. B. Zinksalbe oder zinkhaltige Cremes
- bei Soor mit verdünnter Calendula-Lösung oder Essigwasser abtupfen
- Heilwolle auflegen, besonders in die Körperfalten

Die wichtigsten Mittel

In meiner Praxis haben sich folgende Mittel zusätzlich zu den prophylaktischen Maßnahmen und der lokalen Therapie besonders bewährt:

Calcium carbonicum

Typische Symptome:
- Neigung zu Candidainfektionen,
- leuchtend rote, scharf begrenzte Flächen
- Windeldermatitis
- Haut flächenhaft gerötet
- wund zwischen den Oberschenkeln
- wund während der Zahnung
- wund durch Durchfall
- Stuhl sauer, wund machend
- scharfer Urin
- dicke gemütliche Kinder, mit dickem Kopf
- kalte Hände und Füße, kaltschweißig
- Kinder frieren leicht
- Obstipation

Calendula

Typische Symptome:
- Wundsein
- Wunden

Chamomilla

Typische Symptome:
- wund zwischen den Beinen
- wund durch scharfen Stuhl
- Stuhl grün wie Spinat oder schleimig
- Stuhl riecht nach faulen Eiern
- saurer Geruch des Stuhls
- Kind gereizt, **zornig**, schreit viel
- schläft wenig
- überempfindlich
- will getragen werden
- eine Wange blass, die andere rot

Lycopodium

Typische Symptome:
- Windeldermatitis
- Soor
- Haut rot, wund, glänzend, feucht
- Neigung zu Blähungen
- Stirnrunzeln
- unzufrieden
- will seine Ruhe haben
- **Verschlechterung** zwischen 16–20 Uhr

Medorrhinum (Gonorrhoe-Nosode)

Typische Symptome:
- Windelausschlag, **feuerrot**, brennend, **geschwollen**
- Haut entzündet, knallrot
- kann feucht und juckend sein
- in der Regel keine Hautulzerationen
- „Pavian-Po",,
- Neigung zu Blähungen/Koliken, insbesondere tagsüber
- Durchfall gelb-grün, scharf
- wund durch Stuhl/Diarrhoe
- Säuglinge weinen viel
- Kinder lebhaft, ruhelos, sehr aktiv, „**Energie ohne Ende**"
- Wutanfälle
- Kinder schlafen schlecht ein

Natrium muriaticum

Typische Symptome:
- kleine Analfissuren
- Anus und Umgebung wund
- Gesäßfurche wund
- Kinder wollen ihre Ruhe haben
- **Verschlechterung** durch Hitze

Nitricum acidum

Typische Symptome:
- tiefe Analfissuren
- Anus wund
- nach Stuhlgang anhaltende Schmerzen, die Kinder halten den Stuhl zurück, aus Angst vor den Schmerzen
- weinen schnell
- ungehalten, mürrisch
- geräuschempfindlich
- berührungsempfindlich

Sulphur

Typische Symptome:
- Windeldermatitis
- Gesäßfalte wund, gerötet, nässt, schmerzt
- Haut **nässt**
- Körperöffnungen **rot**
- Stuhlgang schmerzhaft
- Staphylokokkeninfektion im Windelbereich
- brennende Schmerzen
- lebhaftes aufgewecktes Kind
- benötigt wenig Schlaf
- **Verschlechterung** durch Baden/Waschen, Hitze, nachts, nach Stuhlgang

Tab. 10-3: Windeldermatitis – die wichtigsten Mittel im Überblick

Mittel (Abkürzung)	Leitsymptome	Wundsein	Sonstiges	Besserung durch	Verschlechterung durch
Calcium carbonicum (Calc)	dick, großer Kopf, „Buddah", „dick und gemütlich", schwitzt leicht, besonders am Kopf, Obstipation, schwammig, Adipositas, Entwicklungsverzögerung	Neigung zu Candidainfektionen, Windeldermatitis, Pickel, Po flächenhaft leuchtend rot, Hautausschlag um den Anus, scharf begrenzt, erythematös, wund zwischen Oberschenkeln, wund während Zahnung, wund durch Durchfall, Stuhl sauer, wund machend, scharfer Urin, Analfissur	wird gerne getragen und geschaukelt, kalt, friert leicht, kaltschweißige Füße, „pflegeleicht", erschreckt vor lauten Stimmen		Kälte, Anstrengung, Durchnässung
Calendula (Calen)	Wunden	wund			

Tab. 10-3: Fortsetzung

Mittel (Abkürzung)	Leitsymptome	Wundsein	Sonstiges	Besserung durch	Verschlechterung durch
Chamomilla (Cham)	Überempfindlichkeit aller Nervenfasern, Schmerz **unerträglich**, Laune unerträglich, 1 Wange blass, 1 rot	wund zwischen Beinen, Anus und Umgebung gerötet, durch scharfen Stuhl, der wie Spinat aussieht, Stuhl riecht sauer, Stuhl riecht nach faulen Eiern, Analfissur, Windelausschlag	schlaflos, überempfindlich, will getragen werden, schreit **zornig**		Kälte, abends, nachts, Aufregung, Ärger, Zorn
Lycopodium (Lyc)	**Meteorismus**, ernstes Gesicht, **Stirnrunzeln**, Schreikind, Frühgeburt, SGA, schwächlich	Windeldermatitis, Soor, Pickel, Haut rot, wund, glänzend, feucht, Hautausschlag um Anus, Stuhl macht wund, Urin macht wund	ein Fuß warm, der andere kalt, unzufrieden, will nicht angefasst werden, will getragen werden, Blähungen bei vielen Nahrungsmitteln, braucht Ruhe, gereizt	Liegen, frische Luft, Bewegung	abends, nachts, 16–20 Uhr, rechts
Medorrhinum (Med)	Nachtmensch, lebhaft, ruhelos, „Energie ohne Ende", Wutanfälle	**Windeldermatitis, Windelausschlag feuerrot**, brennend, geschwollen, scharf abgegrenzt, **erythematös,** Haut entzündet, knallrot, „Pavian-Po", feucht, Bläschen, juckend, meist keine offenen Hautstellen, wund durch **Urin**, Durchfall gelb-grün, scharf, Anus rot, **wund in Furche** zwischen Pobacken, Analfissur	Neigung zu Blähungen, Koliken, Einschlafschwierigkeiten		tagsüber

Tab. 10-3: Fortsetzung

Mittel (Abkürzung)	Leitsymptome	Wundsein	Sonstiges	Besserung durch	Verschlechterung durch
Natrium muriaticum (Nat-m)	Abmagerung trotz Hunger, großer Durst, Kummer	kleine **Analfissuren**, Gegend um den Anus ist wund, **Hautausschlag** um den Anus herum, Gesäßfurche wund, Windelausschlag	will seine Ruhe haben		Hitze, Sonne, Kummer
Nitricum acidum (Nit-ac)	ungehalten, schlecht gelaunt, weint schnell	wund, schmerzhafter Stuhlgang, tiefe Analfissuren	geräuschempfindlich		Berührung
Sulphur (Sulph)	Hautbezug, Röte aller Körperöffnungen, mag nicht gewaschen oder gebadet werden	Windeldermatitis, Windelausschlag, Hautausschlag um Anus, Pickel, Gesäßfalte wund, gerötet, nässt, schmerzt, Stuhlgang schmerzt, macht wund, Urin macht wund, **Anus und Umgebung rot**, Analfissur, Staphylokokkeninfektion im Windelbereich	lebhaft, neugierig, benötigt wenig Schlaf		Hitze, Waschen, nachts

11 Bewährte Indikationen im Wochenbett

Ingrid Revers-Schmitz

11.2	Haarausfall	(s. S. 163)
11.2	Lochien	(s. S. 165)
11.3	Nachwehen	(s. S. 169)
11.4	Psychische Veränderungen	(s. S. 172)
11.5	Schwäche	(s. S. 177)
11.6	Subinvolutio/Puerperalfieber	(s. S. 179)

11.1 Haarausfall

In der Literatur empfohlene Mittel bei Haarausfall nach der Entbindung:

Bell, Calc, Canth Carb-v, Chin, hep, **Lyc**, *Nat-m, Nit-ac,* **Plat**, *Puls, Sep,* sil, **Sulph**, vat, zinc
(3-wertige Mittel sind fett gedruckt)

Dosierung
– 1- bis 2-mal täglich 1 Gabe C 6
– **oder** 1 Gabe C 30

Die wichtigsten Mittel

In meiner Praxis haben sich folgende Mittel besonders bewährt:

China

Typische Symptome:
- schwach, müde, total erschöpft
- Konflikt zwischen „ich kann nicht mehr" und „ich muss aber"
- kleine Störungen nerven massiv (z. B. Fliegen)
- genervt, z. B. vom Stillen, „ich muss aber"
- Grundbedürfnisse werden nicht gestillt (auch Grundbedürfnisse der Mutter)
- Überempfindlichkeit der Sinne, besonders Haut und Haare
- überempfindlich gegen Berührung, Geräusche, z. B. auch das Geschrei der Kinder
- Folgen von „**Flüssigkeitsverlust**" (Blut, Schweiß, Muttermilch, Diarrhoe etc.), bei 90 % aller stillenden Frauen in den ersten 3 Monaten p. p.
- Gesicht eingefallen, blass
- kraftlos, schwach, nachts schlaflos
- Ohnmacht, Ohrensausen
- völlige Erschöpfung, mit Schweißausbrüchen

Lycopodium

Typische Symptome:
- Heißhunger, aber nach wenigen Bissen satt
- blähende Speisen unverträglich
- unsicher, wenig Selbstbewusstsein
- mürrischer Gesichtsausdruck, häufig mit steiler Falte auf der Stirn
- Furcht vor Verantwortung
- **Minderwertigkeitskomplex**
- Unsicherheit, Furcht Fehler zu machen
- Frauen eher sanft, mild, überfordern sich leicht
- haben Angst, den Anforderungen nicht gewachsen zu sein
- Angst/Furcht ausgelacht zu werden,
- Furcht vor dem, was andere über sie denken
- misstrauisch
- herrisch
- pedantisch, perfektionistisch,
- erträgt keinen Widerspruch
- schimpft, streitsüchtig, flucht

Natrium muriaticum

Typische Symptome:
- Urtikaria nach Anstrengung, Erhitzung
- trockene Schleimhäute
- sachlich, vernünftig, ernst, konservativ
- zurückhaltend, introvertiert, ist gerne alleine
- perfektionistisch, will auf keinen Fall Fehler machen
- hat Angst, ausgelacht zu werden
- kann nicht weinen oder ist zu Tränen geneigt
- Beschwerden seit Kummer, Trauer
- **Besserung** durch kaltes Bad
- **Verschlechterung** durch Sonne, Wärme, Erregung, Trost/Mitgefühl

Sepia

Typische Symptome:
- versucht Ärger und Streit zu vermeiden, unterdrückt ihren Zorn
- ist gern allein
- braucht zwischendurch Zeit für sich, um Kräfte zu sammeln
- gereizt, unzufrieden, schnell wütend
- Schwäche, Übermüdung, Erschöpfung
- Abneigung gegen Partner und Familie
- will alles unter Kontrolle haben
- konstitutionelle Bindegewebsschwäche
- Leeregefühl im Bauch
- Pigmentstörungen, Sepiasattel (verstärkte Pigmentierung im Bereich von Stirn und Nase)
- reagiert empfindlich auf Geräusche, Gerüche, Kritik, Schmerzen
- isst gerne Saures, Salatsoßen

Silicea

Typische Symptome:
- schüchtern, zaghaft, unentschlossen
- friert leicht, braucht immer warme Kleidung, Essen und Getränke müssen jedoch kalt sein
- verlangt nach frischer Luft, ist aber sehr zugluftempfindlich
- Nachgiebigkeit infolge von Schwäche
- Mangel an Energie, müde
- eigensinnig, starrköpfig, beharrlich
- geräuschempfindlich, schmerzempfindlich
- Furcht vor Nadeln
- berührungsempfindlich, dadurch kitzelig
- mag keine extreme Hitze

Sulphur

Typische Symptome:
- **Lebenskünstler**, Optimist
- kann gut improvisieren
- sehr kreativ, plant vieles
- aufbrausend, explosiv, beruhigt sich aber schnell wieder,
- nicht nachtragend
- will die Kontrolle behalten
- **Abneigung gegen Baden und Waschen**
- überempfindlich gegen unangenehme, eklige Gerüche
- erträgt ihren eigenen Geruch nicht
- nicht sehr ordentlich, **schmuddelig**
- körperlich warm, auch wenn andere frieren
- warme Füße, streckt die Füße aus dem Bett
- hitzig, meist Verschlimmerung durch Hitze
- möchte frische Luft
- Hunger um 11 Uhr vormittags, Schwäche durch Hunger
- Nachtmensch, wird leicht wach
- Morgenmuffel

11.2 Lochien

In der Literatur empfohlene Mittel bei	
Störung des Lochialflusses:	Bell, brom, bry, calc, Carb-an, coloc, con croc, hep, hyos, nux-v, Plat, Puls, Rhus-t, **Sec**, verat, zinc
stärker beim Stillen:	**Sil**
zu lange blutig:	acon, arn, bell, bry, calc, Caul, Cham, chin, cinnm, chr-ac, crot-h, Erig, ham, ip, kreos, nit-ac, pyrog, rhus-t, sabin, Sec, sep, sil, stram, Tril-p, ust
zu blutig:	acon, Arn, bell, bry, calc, caul, Cham, Chin, chr-ac, crot-h, erig, ham, ip, kreos, nit-ac, pyrog, rhus-t, Sec, sep, sil, Tril-p, Ust
wieder blutig, nachdem sie schon hell waren:	Calc, **Erig, Kreos**, Rhus-t, sep, **Sil**
Farbe	
– braun:	Carb-v, Kreos, pyrog, Sec
– dunkel:	caul, caust, Cham, Chin, Croc, **Kreos**, nit-ac, Plat, pyrog, **Sec,** ust
– sieht milchig aus:	Calc, nat-m, Puls, Sep, sulph
– rot:	acon, bry, calc, chin, psor, **Sil,** sulph
– weißlich:	Nat-m, Puls, Sep, sulph
Lochien dünn:	bell, Carb-an, cimic, lach, Pyrog, Rhus-t, Sec, Ust
eitrig:	Chin, Lach, merc, sep, sulph
geronnen:	Chin, cimic, **Kreos**, Ust
teils geronnen, teils flüssig:	Ust
heiß:	bell
fließt mit Unterbrechungen:	Calc, con, Kreos, Plat, pyrog, rhus-t, sulph
beginnt wieder, nachdem Wochenfluss schon **aufgehört** hatte:	acon, Calc, erig, helon, Kreos, Psor, Puls, Rhus-t, senec, sulph
Lochien zu lange anhaltend:	bapt, bell, bell-p, Benz-ac, buni-o, Calc, **Carb-ac, Carb-an**, Caul, Chin, Croc, cycl, erig, helon, hep, ip, kali-c, **Kreos,** lil-t, merc, mill, **Nat-m**, Plat, Rhus-t, sabin, **Sec, Senec**, Sep, sulph, tril-p, ust, xan
Lochien zu stark:	abrot, acon, art-v. benz-ac, brom, bry, buni-o, calc, carb-an, Cham, chin, Coff, Con, Croc, erig, hep, lil-t, mill, Nat-c, nat-m, oci-sa, Plat, puls, Rhus-t, Sec, senec, sep, **Sil,** sulph, tril-p, Ust, **Xan**
zu wenig:	acon, **Bell**, bry, cham, coloc, dulc, guare, mill, Nux-v, plat, **Puls,** Pyrog, **Sec,** stram, Sulph
Lochien unterdrückt:	Acon, alet, aral, art-v, bapt, Bell, **Bry**, Camph, Carb-ac, caul, Cham, Chin, Cimic, coff, coloc, Dulc, echi, Hep, Hyos, kali-c, leon, lyss, merc, mill, mur-ac, Nux-v, Op, par, phyt, plat, psor, **Puls, Pyrog**, ruta, Sec, senec, Sil, Stram, **Sulph, Ter**, Verat, Verat-v, zinc
– durch Ärger:	acon, cham, coloc
– durch Aufregung:	Cimic, Ign
– durch Feuchtigkeit/ Durchnässung:	Dulc

In der Literatur empfohlene Mittel bei	
Lochien unterdrückt – durch Kälte/Erkältung: – durch Kummer: – durch Schreck/Schock:	*Acon, Bry, Cham, Cimic, Dulc, Puls,* **Pyrog**, *Sulph* ign *Acon,* ign, *Op*
Lochien scharf, wund machend:	*Bapt, Carb-an,* con, *Croc,* **Kreos**, *Lil-t, Merc, Nit-ac,* plat, *Pyrog,* rhus-t, **Sec**,
Lochien übelriechend:	acon, *Ars, Bapt, Bell, Bry,* carb-ac, **Carb-an**, *Carb-v, Chin,* chinin-ar, **Chr-ac**, *Crot-h,* crot-t, *Echi,* erig, kali-chl, **Kali-p, Kreos**, *Lach,* lil-t, merc, nit-ac, nux-v, oci-sa, petr, plat, *Pyrog, Rhus-t, Sal-ac,* **Sec**, *Sep, Sil,* stram, sulph
fauliger Geruch:	*Ars, Bapt, Bell,* carb-ac, **Carb-an**, *Echi,* kali-chl, kali-p, *Kreos,* lach, pyrog, rhus-t, *Sec*
(3-wertige Mittel sind fett gedruckt.)	

> **Dosierung**
> – einmalig 1 Gabe C 30
> – **oder** 1- bis 2-mal täglich 1 Gabe C 6

Die wichtigsten Mittel

In meiner Praxis haben sich folgende Mittel besonders bewährt:

Belladonna

Typische Symptome:
- Lochien schwach, heiß
- **plötzliche** Schmerzen
- **Fieber** im Wochenbett
- Entzündung mit klopfenden Schmerzen
- starke Berührungsempfindlichkeit
- Subinvolutio
- **Besserung** durch Wärme, Druck, Ruhe
- **Verschlechterung** durch Berührung/Erschütterung, Lärm

Bryonia

Typische Symptome:
- Lochien unterdrückt, durch **Ärger**
- sehr stark
- übelriechend
- Lochialstau mit extremen Kopfschmerzen
- Kindbettfieber
- mit stechenden Schmerzen
- **trockene** Lippen und starker Durst
- will ihre **Ruhe** haben
- mürrisch, gereizt
- **Besserung** durch festen Druck
- **Verschlechterung** durch Berührung, leichten Druck, Hitze, Wärme, **jede Bewegung**

Caulophyllum

Typische Symptome:
- Rückbildungsstörung aus **Schwäche, Erschöpfung**, z. B. nach protrahierter Geburt
- nervös, unruhig

Chamomilla

Typische Symptome:
- Lochien zu reichlich
  - dunkel
  - klumpig
- unterdrückte Lochien durch **Zorn, Wut**
- Kindbettfieber
- extrem **schmerzempfindlich**
- Nachwehen unerträglich
  - werden noch schlimmer beim Stillen
- **übel gelaunt, reizbar, schnippisch**
- unzufrieden mit allem
- **überempfindlich** gegen alle Eindrücke von außen

- **Besserung** durch Bewegung
- **Verschlechterung** bei Berührung, Ruhe, nachts

Kreosotum

Typische Symptome:
- Lochien wie Menstruation
- ätzend **scharf**
- **wund** machend
- schwärzlich
- geronnen
- **stärker im Liegen**
- stagniert bei Bewegung
- stinkend
- mit Jucken und Brennen
- alle Sekrete/Ausscheidungen scharf, ätzend

Lilium tigrinum

Typische Symptome:
- Lochien dauern zu lange
  - wund machend
  - zu stark
- **verzögerte Rückbildung**
- herabdrängende Schmerzen, muss die Hände vor die Vulva halten oder Beine kreuzen, „damit nichts heraus fällt"
- Schwäche nach der Geburt
- langsame Erholung
- körperliche und psychische Symptome abwechselnd
- eilig, unruhig
- durstig
- **Besserung** im Freien, durch Bewegung
- Beschwerden der Gebärmutter verstärken sich durch Bewegung
- **Verschlechterung** durch Trost, nachts

Nitricum acidum
(Salpetersäure)

Typische Symptome:
- Lochien
  - blutig
  - ätzend
  - kaffeesatzartig
- Obstipation nach Antibiotikatherapie

- pessimistisch, verzweifelt
- eigensinnig
- gereizt, mürrisch
- rachsüchtig
- überempfindlich gegen Sinneseindrücke (Schmerzen, Lärm, Gerüche, Berührung)
- wünscht sich die Zeit vor der Geburt/ Schwangerschaft zurück
- schwach, erschöpft
- **Besserung** durch Fahren
- **Verschlechterung** durch Berührung, Anstrengung, Stillen

Pulsatilla

Typische Symptome:
- Fluor während Lochien, sieht milchig aus
- Lochien hell, milchig
- intermittierende Lochien
- Unterdrückung der Lochien durch Kummer, Krankheit etc.
- Kindbettfieber
- Wochenbettdepression
- sanfte, **weinerliche** Frau
- **nachgiebig**
- schüchtern
- **wechselhafte** Symptome
- **durstlos**
- **Frischluftverlangen**
- friert leicht, aber **Verschlechterung** durch Wärme, Hitze
- **Besserung** durch Bewegung

Secale

Typische Symptome:
- Lochien zu lang blutig bleibend oder Lochien zu spärlich und übel riechend, dunkel
- mit Druckgefühl nach unten
- Lochialstau → Fieber, Endometritis
- ausgezehrte, **kachektische** Frauen
- Sensibilitätsstörungen
- **eiskalte** Haut mit innerem Brennen, kann aber **keine Wärme/Decke** ertragen
- **Besserung** durch Kälte
- **Verschlechterung** durch Berührung, Decke

Sepia

Typische Symptome:
- Lochien übel riechend
  - lang anhaltend
  - wund machend
  - übel riechend
- mit **stechenden Schmerzen** im Bereich der **Zervix**
- Subinvolutio
- **Senkung**, Hämorrhoiden, Prolaps
- „Hängebauch"
- Pigmentstörungen, **Sepiasattel** (Hyperpigmentierung am Nasenrücken und im Stirnbereich)
- weint leicht
- frostig
- **Besserung** durch Wärme, heftige Bewegung, Ablenkung, Stimulantien
- **Verschlechterung** beim Stillen, durch Trost

11.3 Nachwehen

In der Literatur empfohlene Mittel bei Nachwehen

schmerzhaft:	acon, aml-ns, aq-mar, **Arn**, asaf, *Atro*, *Aur*, **Bell**, borx, *Bry*, *Calc*, carb-an, carb-v, *Caul*, **Cham**, chin, cic, **Cimic**, cina, cinnb, cinnm, cocc, *Coff*, *Coloc*, *Con*, croc, **Cupr**, cupr-ar, cycl, **Dios**, *Ferr*, *Gels*, *Graph*, hyos, **Hyper**, *Ign*, iod, ip, **Kali-c**, kreos, *Lac-c*, lach, lil-t, lyc, *Mill*, nat-c, *Nat-m*, nux-m, *Nux-v*, **Op**, **Par**, *Phos*, plat, *Podo*, **Puls**, pyrog, **Rhus-t**, *Ruta*, **Sabin**, **Sec**, *Sep*, sil, stram, sul-ac, *Sulph*, ter, ust, *Vib*, *Vib-p*, vinc, *Xan*, zinc
unerträglich, quälend:	acon, arn, calc, *Cham*, cimic, coff, **Cupr**, gels, sec vib,
verstärkt bei der leichtesten Bewegung:	*Bry*
verstärkt während Stillen:	*Arn*, *Cham*, con, *Puls*, **Sec**, **Sil**
schwach:	arn, *Caul*, **Par**, puls
verlängert:	*Acon*, arn, calc, *Cham*, *Coff*, *Gels*, nux-v, *Puls*, **Rhus-t**, **Sec**, ust, xan
nach **Forceps/VE**:	*Arn*, **Bell-p**, calend, *Hyper*, *Rhus-t*
empfindliche Frauen:	cimic, cupr, ign, *Gels*, *Nux-v*, *Op*
(3-wertige Mittel sind fett gedruckt.)	

Dosierung

– 1 Gabe C 30, ggf. wiederholen
– **oder** 1- bis 2-mal täglich 1 Gabe C 6

Die wichtigsten Mittel

In meiner Praxis haben sich folgende Mittel besonders bewährt:

Arnika

Typische Symptome:
- Nachwehen schmerzhaft, lange anhaltend
- Gefühl wie wund, fühlt sich zerschlagen
- nach traumatischer Geburt
- aufrecht gehen fällt ihr sehr schwer
- Kopf heiß, Körper kalt
- **Verschlechterung** durch Bewegung, beim Stillen

Bellis perennis

Typische Symptome:
- wie Arnika, nur lokalisierter
- Gefühl wie wund, zerschlagen

Fallbeispiel

Frau R. hatte eine normale Geburt ihres zweiten Sohnes. Außer einem kleinen Dammriss gab es keine Verletzungen. Sie klagt am zweiten Wochenbetttag über heftige Nachwehen. Sie fühle sich wie zerschlagen und die Gebärmutter sei wie wund. (Die unterstrichenen Symptome führten zur Mittelwahl.)

Therapie:
Nach Gabe von **Bellis perennis D 6**, *anfangs stündlich, später allmählich seltener, sind die Schmerzen rückläufig.*

Caulophyllum

Typische Symptome:
- nach protrahierter Geburt

- Nachwehen strahlen in Leisten aus
- Nachwehen mit Rücken- /Brustschmerzen
- schlapp, müde, erschöpft

Chamomilla

Typische Symptome:
- quälend schmerzhafte Nachwehen, unerträglich
- unleidlich, unzufrieden, gereizt, schimpft über alles
- überempfindlich gegen alle äußeren Eindrücke
- **Verschlechterung** nachts, beim Stillen, durch Zorn

Coffea

Typische Symptome:
- sehr schmerzempfindlich
- übererregt, überreizt
- überwach durch Aufregung, auch durch Freude
- geräuschempfindlich

Cuprum metallicum

Typische Symptome:
- krampfartige Schmerzen
- quälend schmerzhafte Nachwehen, strahlen aus bis in Unterschenkel
- oft verbunden mit Krämpfen der Finger und Zehen
- allgemeine Überempfindlichkeit
- **Besserung** durch das Trinken von kalten Getränken
- **Verschlechterung** durch Hitze, Druck

Hypericum

Typische Symptome:
- schmerzhafte Nachwehen in Kreuz-/Steißbeinbereich und Hüften
- insbesondere nach instrumenteller Entbindung
- Steißbeinschmerzen nach der Geburt
- Verletzungen von Nerven

Kalium carbonicum

Typische Symptome:
- stechende, schießende Schmerzen
- strahlen in Hüfte, Po, Oberschenkel aus
- Subinvolutio
- ausgelaugt, erschöpft
- Rückenschmerzen
- Ödemneigung
- Wassersäckchen am inneren Oberlid
- **Besserung** durch Druck, Massage, Wärme
- **Verschlechterung** durch Kälte, Zugluft

Nux vomica

Typische Symptome:
- Stuhldrang bei Nachwehen
- schmerzhafte Nachwehen, lange anhaltend
- Ohnmacht bei Nachwehen
- Lochialstau
- vergeblicher Stuhldrang
- friert leicht, braucht Wärme!
- gereizt
- gestresst
- müde, erschöpft
- **Besserung** durch Wärme, Ruhe abends
- **Verschlechterung** durch kalte Füße

Pulsatilla

Typische Symptome:
- heftige Nachwehen, lang anhaltend
- zu schwache Nachwehen
- Lochialstau
- Subinvolutio
- sanfte Frauen, die „nah am Wasser gebaut" haben, weinen leicht
- wechselhafte Symptome/Stimmungen
- durstlos
- **Besserung** im Freien, durch Bewegung, Kälte
- **Verschlechterung** durch Hitze, Wärme, abends

Secale

Typische Symptome:
- kachektische, ausgelaugte Frauen
- Nachwehen schmerzhaft, lang anhaltend
- Wochenfluss meist dunkel, schwärzlich

- Lochialstau
- eiskalte Haut, fühlt sich innerlich heiß
- **Besserung** im Freien, durch Kälte
- **Verschlechterung** nachts, durch **Decken**, **Wärme**

Sepia

Typische Symptome:
- bei Nachwehen Druckgefühl nach unten
- Rückenschmerzen durch Nachwehen
- stechende Schmerzen in der Scheide
- Subinvolutio
- Prolaps
- Hängebauch
- Gefühl einer Kugel im Unterleib, mit Druck nach unten
- muss die Beine kreuzen
- Sepiasattel (verstärkte Pigmentierung über Nasenrücken und im Stirnbereich), Pigmentstörungen
- Wochenbettdepression
- müde, schwach, erschöpft
- psychische Symptome besser durch Anstrengung
- **Besserung** durch Wärme, heftige Bewegung, Ablenkung
- **Verschlechterung** durch Kälte, Lärm, wenn Männer in der Nähe sind

11.4 Psychische Veränderungen

In der Literatur empfohlene Mittel bei	
Traurigkeit/Schwermut/Gemütssymptomen während der Schwangerschaft:	acon, aur, *Bell*, chin, cimic, cupr, helon, hyos, lach, lil-t, merc, **Nat-m**, nux-m, *Plat*, **Puls**, sanic, **Sep**, *Stram*, verat
Psychose in der Schwangerschaft:	*Bell*, chin, cimic, con, hyos, ign, lyss, nat-m, nux-m, puls *Stram*
Traurigkeit/Schwermut während Geburt:	cimic, *Ign*, lach, nat-m, puls, rhus-t, sulph, *Verat*, zinc
Traurigkeit/Schwermut/Gemütssymptome im Wochenbett:	acon, agn, *Anac*, arg-n, aur, *Aur-m*, bell, chin, *Cimic*, *Con*, foll, ign, *Kali-br*, kali-c, *Lach*, *Lil-t*, nat-m, plat, *Psor*, **Puls**, sec, **Sep**, stram, **Sulph**, thuj, *Tub*, *Verat*, *Verat-v*, zinc
Psychose im Wochenbett:	agn, *Aur*, bar-c, *Bell*, bry, *Camph*, *Cann-i*, cann-xyz, cann-s, canth, *Chlol*, Cic, **Cimic**, crot-h, *Cupr*, *Cupr-act*, ferr-p, *Hyos*, *Kali-bi*, *Kali-br*, kali-c, kali-p, lil-t, *Lyc*, merc, nat-m, *Nux-v*, *Petr*, phos, **Plat**, *Puls*, *Sec*, senec, *Stram*, *Sulph*, thyr, *Verat*, verat-v, zinc

(3-wertige Mittel sind fett gedruckt)

Bei **Gemütssymptomen** in der Schwangerschaft und im Wochenbett müssen die Frauen intensiv betreut werden und sollten gegebenenfalls zusätzlich psychotherapeutische Hilfe in Anspruch nehmen.

Bei der Gabe von homöopathischen Mitteln ist die Möglichkeit der **Erstverschlimmerung** zu berücksichtigen! In extremen Situationen sollte die homöopathische Therapie nie ohne zusätzliche therapeutische Unterstützung erfolgen, sondern nur als begleitende Maßnahme.

Dosierung

In „leichteren" Fällen:
- eine Gabe C 30,
- eventuell zusätzlich noch einmal 1 Gabe in 1 Glas Wasser verkleppern und 4- bis 5-mal 1 Teelöffel davon über den Tag verteilt einnehmen (bei Besserung absetzen.)

Bei stark depressiver Stimmung:
- 1 Gabe C 30 verkleppert in 1 Glas Wasser, davon alle ½ Stunde 1 Teelöffel einnehmen, bis Besserung eintritt (maximal 6-mal)
- LM 3; 5 Trpf. in einem Glas Wasser verkleppern, davon 1 Teelöffel einnehmen, alle 1–2 Tage wiederholen.
  Diese kleinen Gaben verringern oder vermeiden Erstreaktionen.

Nach der Mittelgabe ist es unerlässlich, die Frauen intensiv weiter zu betreuen, um eventuelle Erstreaktionen abfangen zu können (die unter Umständen erst nach ein paar Tagen auftreten).

Die wichtigsten Mittel

In meiner Praxis haben sich folgende Mittel besonders bewährt:

Aurum (Gold)

Typische Symptome:
- Zwischenmittel zu Argentum nitricum
- Suizidgedanken, -gefahr
  - keine Lust mehr zu leben
  - will aus dem Fenster springen
  - in der Schwangerschaft/bei der Geburt
- ohne Freude
- Depression
- hoffnungslos
- gewissenhaft
- überfordert sich, workaholic
- sehr selbstkritisch
- Beschwerden durch Geldverlust
- stiller Kummer (vergleiche Natrium muriaticum)
- Schuldgefühl
- impulsiv, heftig, gereizt
- Hypertonie
- Ödeme
- Bezug zu Leber und Herz
- **Verschlechterung** nachts (Sonnenuntergang bis Sonnenaufgang) (Gegensatz zu Nat-m), durch zusätzlichen Kummer

Cimicifuga

Typische Symptome:
- hysterisch, theatralisch, zickig
- aufgeregt, unruhig, nervös, ängstlich
- wechselhafte Stimmung
- überschießend, sprunghaft
- Schwarzsehen
- das Gefühl, schwarze Wolken hüllen den Kopf ein, so dass alles dunkel ist
- „Hellt die Seele auf" (Roy)
- Gefühl des Eingesperrtseins, wie „gefangen im Käfig", hat den Eindruck, sie müsse etwas tun, was sie eigentlich nicht will
- depressive Grundstimmung
- Neigung zum Seufzen
- redselig
- misstrauisch

- Furcht vor dem Tod
- körperliche und psychische Symptome wechseln ab

> **Fallbeispiel**
>
> Frau B., 39 Jahre, bekommt ihr drittes Kind. Bisher hat sie jede Ultraschalluntersuchung und jedes CTG abgelehnt. Schwangerenvorsorge bei einem Gynäkologen hat sie abgebrochen und kommt statt dessen zu mir zur Vorsorge. Seit Schwangerschaftsbeginn hat Frau H. immer wieder Probleme mit Übelkeit. Von der Familie (Eltern, Schwiegereltern) wird die Schwangerschaft nicht begrüßt. „Wie kann man in dem Alter noch ein Kind kriegen?". Nur von ihrem Mann hat sie die volle Unterstützung.
> Mit ihren beiden großen Kindern (3 und 7 Jahre) wirkt sie manchmal etwas überfordert, zumal der ältere Sohn körperbehindert ist und viele Therapien benötigt. Sie ist insgesamt eher ein _pessimistischer Typ_, die _Stimmung kann wechseln_.
> In der 38. SSW kommt sie zur Vorsorge und ist ganz _aufgelöst_. Sie fürchtet, dass _das Kind doch krank ist, dass bei der Geburt etwas passiert_ etc. Sie ist nicht nur schwarz gekleidet, sondern auch ihre Stimmung ist „schwarz". Die dunkle Stimmung überträgt sich sogar auf mich – und das will etwas heißen. (Die unterstrichenen Symptome führten zur Mittelwahl.)
>
> **Therapie:**
> Sie bekommt 3 Globuli **Cimicifuga C 30** sofort und 2 weitere Gaben mit nach Hause, die sie aber nur nach telefonischer Rücksprache mit mir nehmen soll.
> Am Nachmittag ruft sie mich an und erkundigt sich nach den „Zauberkügelchen", die ihre Stimmung drastisch gebessert haben. Weitere Gaben sind nicht erforderlich.

Kalium bromatum

Typische Symptome:
- Die Themen Schuld und/oder Sex spielen eine Rolle
- nach Affären mit anderen Partnern
- starke Schuldgefühle

- **unruhige Hände**, Finger sind ständig in Bewegung
- schlaflos
- schüchtern
- will „nicht drüber reden"
- geht Auseinandersetzungen aus dem Weg
- Folge von Beruhigungsmittelgebrauch (Diazepam etc.)
- Folge von Kummer
- **Besserung** durch Beschäftigung

Lachesis

Typische Symptome:
- Lochialstau; Sepsis
- übelriechende Lochien
- Thema: Konkurrenz, Wettbewerb
- Machtverlust
- Logorrhoe
- sehr eifersüchtig
- neidisch
- argwöhnisch, misstrauisch, aggressiv
- Beschwerden durch unterdrückte Sexualität
- Abneigung gegen Hitze/Wärme
- kann nichts Enges am Hals vertragen
- Herzsymptome
- **Verschlechterung** nach Schlaf

Natrium muriaticum

Typische Symptome:
- Beschwerden seit Kummer, Enttäuschung, Kränkung
- Traurigkeit, **Kummer**
- stiller Kummer, zieht sich zurück
- kann nicht weinen oder weinerliche Stimmung
- macht sich über alles Gedanken, grübelt
- kapselt sich ab
- sieht einen nicht richtig an
- verschlossen, introvertiert
- will nicht verletzt werden
- will nicht angesprochen werden
- regt sich über Kleinigkeiten auf
- **nachtragend**, kann nicht vergessen
- gerne alleine
- kann gut zuhören
- ist immer für andere da
- perfektionistisch, will keinerlei Fehler machen
- **Verschlechterung** durch **Trost/Mitgefühl**

> ### Fallbeispiel
>
> Frau A., 34 Jahre, II/I, kommt mit Amenorrhoe in die gynäkologische Praxis. Dort wird eine Schwangerschaft in der 5. Woche festgestellt. Darauf bricht die Patientin in Tränen aus und sagt, sie könne das Kind nicht behalten.
>
> In einem ausführlichen Gespräch erzählt sie mir, dass sie ihre erste Schwangerschaft sehr genossen habe, und auch bei der Geburt, die zwar sehr schwierig und erschöpfend war, hätte sie sich trotzdem noch sehr wohl gefühlt. Nach ein paar Tagen aber, als sie schon zu Hause war, sei es ihr zunehmend schlechter gegangen. Sie hätte nur noch geheult, zu ihrem Kind kein Gefühl entwickelt, sich emotional leer gefühlt. Beim Arzt wurde die Diagnose Wochenbettdepression gestellt. Trotz einer medikamentösen Behandlung entwickelte sie Selbstmordgedanken, so dass eine Einweisung in die Psychiatrie erfolgte. Nach einem vierwöchigen Aufenthalt ging es ihr besser und sie konnte entlassen werden.
>
> Die jetzige Schwangerschaft ist ungeplant. Ihr Mann hatte sich zwischenzeitlich von ihr getrennt; Frau A. hat nun eine neue Beziehung und nicht verhütet. Sie ist jetzt in Panik, dass sie wieder in eine Depression fällt und will deshalb das Kind nicht. Andererseits möchte sie das Kind und fände eine Abtreibung furchtbar. Während der Erzählung fängt sie immer wieder an zu weinen.
>
> Körperlich ist Frau A. schlank, fast zierlich, blond mit blauen Augen. An den Unterschenkeln fallen kleine Varizen auf. Sie leidet unter Heuschnupfen im Frühjahr. Sie hat ein schuppendes, juckendes und gerötetes Ekzem hinter den Ohren, an den Ellenbeugen und an den Knien. Die Regel kam früher nicht regelmäßig, sondern oft erst nach 5–6 Wochen. Als Kind hatte sie oft Mandel- und Mittelohrentzündungen.
>
> Sie friert schnell, trotzdem mag sie es lieber kühl, braucht frische Luft. Sie verabscheut fettes Essen, besonders fettes Fleisch. Gerne isst sie viel Obst und Gemüse, aber auch Süßes. Sie sagt, sie trinke normal viel, auf genaues Befragen sind es aber nicht mehr als 1–1,5 Liter am Tag.
> (Die unterstrichenen Symptome führten zur Mittelwahl.)

> **Therapie:**
> Frau A. bekommt **Pulsatilla C 200**. 5 Tage später ist sie total verheult in meiner Praxis und sagt, es ginge ihr furchtbar. Die Panik vor Angstzuständen würden in ihr Angstzustände hervorrufen. Sie lässt sich aber gut beruhigen. Ich gebe ihr **Hypericum 800** (phytotherapeutisches Antidepressivum).
> Sie kommt in der Schwangerschaft noch häufig mit wechselnden Problemen, wird aber zunehmend ruhiger und blüht richtig auf. Einmal bedankt sie sich, dass sie froh sei, sich für das Kind entschieden zu haben. Pulsatilla hat sie nicht mehr gebraucht.

Platinum

Typische Symptome:
- Psychische Veränderungen im Wochenbett
- Depression im Wochenbett, Psychose
- Puerperalpsychose
- Puerperalmanie durch unterdrückte Lochien
- Beschwerden durch Enttäuschung, Schock, Demütigung
- arrogant, stolz
- feine, edle Ausstrahlung
- empfindsam, verletzlich
- Furcht, es könnte sich etwas ereignen bei Blutung aus dem Uterus
- psychische Symptome wechseln mit körperlichen Symptomen
- Gemütssymptome verschlechtern sich in der Schwangerschaft
- seufzt häufig
- das Gefühl, nicht richtig durchatmen zu können
- Stolz, Selbstüberschätzung
- verachtet alles andere
- sexuelles Verlangen in Schwangerschaft und Wochenbett
- kann nicht haben, wenn sich die Beine berühren
- **Verschlechterung** wenn Lochien nicht fließen, in der Schwangerschaft

Pulsatilla

Typische Symptome:
- weinerlich, unsicher
- Heultag
- Übergang in Depression
- Eifersucht auf das Baby, das jetzt die Hauptperson ist
- braucht jemand, der sich um sie kümmert
- **wechselhafte, veränderliche** Symptome/Stimmungen
- friert immer, verträgt aber keine Wärme
- **durstlos**
- wird gern getröstet, tröstet gern
- **Besserung** durch **frische Luft**, langsame Bewegung
- **Verschlechterung** durch Hitze, Wärme, abends

Sepia

Typische Symptome:
- Beschwerden durch verletzte Würde
- braucht Freiheit, Unabhängigkeit
- versucht, allen gerecht zu werden, überfordert sich dabei
- Schwäche, Erschöpfung
- Wahnidee, Kind/Familie würde verhungern
- total entkräftet, ausgelaugt
- schnell gereizt
- unterdrückt Gefühlsäußerungen
- Abneigung gegen Partner/Familie
- **Besserung** der psychischen Symptome durch körperliche Anstrengung
- **Besserung** durch Ablenkung, Wärme
- **Verschlechterung** in Gesellschaft

Staphisagria

Typische Symptome:
- **unterdrückte** Wut
- Schuldgefühle
- fühlt sich ungerecht behandelt
- will niemandem zur Last fallen
- unterdrückt jede Aggression, entwickelt Aggression gegen sich selbst
- Beschwerden durch **Entrüstung**, Enttäuschung
- nach Vergewaltigung
- nach Operationen, Schnittverletzungen

> **Fallbeispiel**
>
> *Frau St. hat ihr erstes Kind bei BEL per <u>Sectio caesarea</u> entbunden. Im weiteren Verlauf kommt es zu einer <u>Wundheilungsstörung</u> mit Rötung und Eiterung. Insgesamt wirkt Frau St. erschöpft, äußert sich aber von sich aus wenig über ihre Beschwerden. Auf Befragen in einem ruhigen Gespräch sagt sie, dass sie den <u>Kaiserschnitt eigentlich nicht gewollt</u> habe, aber von ihrem Arzt und ihrem Mann dazu überredet worden sei wegen der Risiken bei BEL. Sie fühlt sich durch den Kaiserschnitt <u>wie vergewaltigt</u>. (Die unterstrichenen Symptome führten zur Mittelwahl.)*
>
> **Therapie:**
> *Sie bekommt einmal **Staphisagria C 200** gegeben. Zwei Tage Weinen folgt, was ihr nach eigenen Worten aber gut tut. Die Wunde heilte nach 2 Wochen zu, danach verliert sich der Kontakt.*

Stramonium
(Datura stramonium, Stechapfel)

Typische Symptome:
- **heftig**
- **gewalttätig** (verteidigt sich)
- evtl. Vorgeschichte /Familiengeschichte von **Aggression, Gewalt**
- kann verschiedene Phasen haben:
  - kann sich zurückziehen und völlig unauffällig sein
  - „Ritzen"
  - „Piercing etc."
  - „experimentierfreudig" (Drogen, Sexualität etc.)
- Angst durch Geräusch von **fließendem Wasser**
- Angst im **Tunnel**
- **Beten**
- Mordlust
- beißt, schlägt
- **Gewalt** oder Furcht vor Gewalt
- nach Gewalterfahrung: tritt weg und sagt gar nichts mehr
- **introvertiert**
- Autismus
- kann auch vollkommen ohne Aggression sein, aber mit großer Furcht und großen Ängsten
- Delirium
- Manie mit rotem Gesicht und weiten Pupillen
- plötzlich kommt Unbewusstes hoch (z. B. Vergewaltigung)
- Symptome im Schlaf! (z. B. „Nachtangst")
- **Hydrophobie**, Angst, wenn Wasser über den Kopf läuft (Dusche)
- Furcht vor **Dunkelheit**
- Verlangen nach Licht, aber Abneigung gegen sehr helles Licht
- zerreißt Gegenstände
- Beschwerden durch **Schreck/Panik**
- **Zerstörungssucht**
- **Panikattacken nachts**
- Panik steht ihr ins Gesicht geschrieben
- Gefühl lebendig begraben zu sein
- widerspenstig
- fühlt sich wahnsinnig einsam
- Beginn oft nach Schreck, Unfällen, neurologischen Erkrankungen, Impfungen
- Gemütssymptome **verschlechtern** sich in der Schwangerschaft

Veratrum album
(weißer Germer, weißer Nieswurz)

Typische Symptome:
- manische Psychose im Wochenbett
- heftig, hitzig
- Zerstörungswut
- zerreißt oder zerschneidet Gegenstände
- beißt
- religiöser Wahn
- unruhig, erregt
- geschwätzig, schimpft, flucht
- schamlos
- vegetative Dystonie, Kollaps
- **Kälte**
- starke Schwäche, Erschöpfung
- Durchfall mit Ohnmacht
- Erbrechen und Diarrhoe gleichzeitig
- Ohnmacht beim Aufrichten
- trinkt gerne eiskaltes Wasser
- **Verschlechterung** nach Geburt

11.5 Schwäche

In der Literatur empfohlene Mittel bei	
Schwächezuständen nach der Geburt:	Alet, *Arn*, ars, asaf, **Bell**, borx, bry, **Calc**, camph, carb-an, carb-v, **Caul**, caust, *Cham, Chin*, cimic, cocc, coff, *Con*, ferr, gels, **Helon, Kali-c, Kali-p**, kreos, lyc, mag-c, mag-m, merc, mosch, nat-c, *Nat-m*, nux-m, *Nux-v*, **Op**, ph-ac, phos, plat, **Puls**, rhus-t, ruta, sabad, samb, **Sec, Sep**, stann, sul-ac, **Sulph**, thuj, verat, zinc
bei Stillenden:	*Calc, Calc-p, Carb-an*, **Carb-v, Chin**, chin-s, kali-c, lyc, olnd, **Ph-ac,**, *Phos, Phyt*, sep, *Sil, Sulph*

(3-wertige Mittel sind fett gedruckt.)

> **Dosierung**
> - In der Regel einmalig 1 Gabe C 30
> - oder 1- bis 2-mal täglich 1 Gabe C 6

Die wichtigsten Mittel

In meiner Praxis haben sich folgende Mittel besonders bewährt:

China

Typische Symptome:
- Schwäche nach „Säfteverlust" (nach starker Blutung, Durchfall, langem Stillen etc.)
- tagsüber müde, erschöpft, nachts kann sie nicht schlafen
- sehr empfindlich gegen Berührung
- luftzugempfindlich
- blass, erschöpft
- **Verschlechterung** durch Feuchtigkeit

> **Fallbeispiel**
> Ich betreue Frau R. nach der Entlassung aus dem Krankenhaus am 10. Tag im Wochenbett. Sie ist *blass, schlapp und müde*. Für die Familie hat sie *keine Kraft* und sie ist *schnell genervt*. Beim *Aufstehen wird ihr sofort schwindlig*. Nachts schläft sie schlecht, was sie zusätzlich noch ermüdet. Postpartal kam es zu einer *atonischen Nachblutung*, der Hb lag bei der Entlassung bei 8,3 g/dl. (Die unterstrichenen Symptome führten zur Mittelwahl.)
>
> **Therapie:**
> Frau R. bekommt **China C 200**. In den nächsten Tagen erholt sie sich zusehends.

Phosphoricum acidum

Typische Symptome:
- erschöpft durch Stillen
- eher geistig als körperlich erschöpft
- Milchmangel
- Schwäche, Abmagerung
- Verlangen nach erfrischenden, saftigen Dingen
- Verlangen nach Cola
- gleichgültig, lustlos, vergesslich
- will ihre Ruhe haben
- sieht nicht unbedingt müde aus

Phosphorus

Typische Symptome:
- Schwäche durch Stillen
- großer Durst, trinkt viel, gerne **eiskaltes** Wasser
- Verlangen nach **Cola**
- empfindlich gegen **Gerüche** (Blumen, Parfum)
- Blutungsneigung

- viel Mitgefühl
- **Besserung** durch Massieren, Reiben, Streicheln
- **Verschlechterung** in der Dämmerung, nachts

Kalium carbonicum

Typische Symptome:
- schwach, schlaff, **ausgelaugt**, reizbar
- Rückenschmerzen
- schwitzt
- Atonie
- Subinvolutio
- Wochenbettdepression
- Ödemneigung
- Wassersäckchen am inneren Oberlid
- **Besserung** durch Druck, Massage
- Verschlechterung um 2–3 Uhr, durch **Luftzug**

Sepia

Typische Symptome:
- Schwäche, Ohnmachtsneigung
- Subinvolutio
- Pigmentierung, insbesondere im Gesicht
- „Hängebauch"
- schwere Wochenbettdepression
- müde, ausgelaugt
- keine Kraft mehr für Kind und/oder Partner
- **Besserung** durch heftige Bewegung, Ablenkung, Wärme

Silicea

Typische Symptome:
- schwach, träge
- friert leicht
- **kälteempfindlich**, braucht immer warme Kleidung
- empfindlich, überempfindlich
  - gegen Berührung
  - gegen **Geräusche**
  - gegen Schmerzen
- **Furcht vor Nadeln**
- eigensinnig
- schüchtern
- mutlos
- **Besserung** durch Ruhe, fortgesetzte Bewegung, Wärme
- **Verschlechterung** durch Zugluft, Bewegung, nachts, bei **Vollmond**

> ### Fallbeispiel
>
> Frau S. wird von mir im Wochenbett betreut. Sie ist müde und erschöpft. Das Stillen schmerzt bei jedem Anlegen. Auch die Nachwehen spürt sie beim Anlegen sehr deutlich. Die Milchmenge ist am 7. Tag immer noch nicht ganz ausreichend und sie muss das Baby häufig anlegen. Akupunktur lehnt sie ab; sie fürchtet sich sehr vor den Nadeln. Sie friert ständig und trägt auch jetzt im Juli ein Unterhemd und eine dicke Jacke. Auf Zugluft reagiert sie extrem empfindlich. Außerdem klagt sie über starkes Schwitzen. (Die unterstrichenen Symptome führten zur Diagnose.)
>
> **Therapie:**
> Frau S. erhält von mir **Silicea C 30** 3 Globuli. In den nächsten Tagen geht es ihr langsam besser, sie wird fitter, die Milchproduktion ist schon nach kurzer Zeit ausreichend.
> Da sich nach einiger Zeit der Zustand wieder verschlechtert, wird das Mittel noch einmal wiederholt. Weitere Gaben sind nicht mehr nötig.

11.6 Subinvolutio, Puerperalfieber

In der Literatur empfohlene Mittel bei	
Subinvolutio:	arn, aur-m-n, *Bell,* bry, *Calc, Carb-v, Caul,* chin, **Cimic,** crot-h, cycl, *Epiph,* ferr-i, frax, ham, helo, *Hydr, Kali-bi,* **Kali-br,** *Kali-c, kali-i, Lil-t,* mel-c-s, merc-c, mill, *Nat-hchls, Nat-m,* nat-s, *Op,* plat, podo, psor, **Puls,** *Sabin, Sec,* **Sep,** staph, **Sulph,** ter, *Ust,* visc
Entzündung des Uterus nach Geburt (Synthesis):	*Cham, Nux-v,* oci-sa, *Sabin, Sec,* til
Kindbettfieber:	*Acon,* ail, ant-c, *Apis, Arg-n, Arn,* **Ars,** *Bapt,* **Bell,** borx, **Bry,** *Calc,* camph, **Canth,** *Carb-ac,* carb-an, carb-v, **Carbn-s,** cham, chin, chinin-ar, chlol, cimic, cocc, coff, *Colch,* coloc, con, croc, **Crot-h,** dulc, **Echi,** *Ferr,* gels, *Hyos,* ign, ip, kali-br, *Kali-c,* kali-chl, kali-m, kali-p, kreos, **Lach,** lam, **Lyc,** med, merc, *Merc-c,* mill, *Mur-ac, Nux-v,* op, petr, *Ph-ac,* phos, *Phyt,* plat, **Puls, Pyrog,** raja-s, **Rhus-r, Rhus-t,** sabal, sabin, sal-ac, *Sec,* **Sep,** sil, spig, squil, staph, stram, streptoc, **Sulph,** ter, thyr, ust, verat, **Verat-v,** vip, zinc
– durch unterdrückte Lochien:	bry, *Lach, Lyc,* mill, puls, **Sulph**
Sepsis puerperalis:	*Acon,* ail, *Arn, Ars, Bapt, Bell,* bry, cald, canth, *Carb-ac,* carb-v, cham, chin, **Crot-h,** *Echi, Hydr-ac,* hyos, kali-c, kali-p, lach, *Lach,* lyc, *Merc-c,* merc-s, nux-v, *Op,* phos, **Puls, Pyrog, Rhus-t,** sal-ac, *Sec,* sep, **Sulph,** ter, *Verat-v*
septisches Fieber:	acet-ac, *Acon,* ail, am-c, **Anthraci,** *Apis, Arg-n,* **Arn, Ars, Bapt, Bell,** berb, **Bry,** bufo, *Cadm-s,* calc, canth, *Carb-ac, Carb-v,* carbn-s, chinin-ar, **Crot-c, Crot-h,** *Cur,* **Echi,** elaps, ferr, ferr-p, *Hydr-ac,* hyos, kali-bi, kali-c, **Kali-p,** kreos, **Lach, Lyc,** *Merc, Merc-c,* merc-s, merc-cy, **Mur-ac,** naja, nit-ac, nux-v, op, *Ph-ac,* **Phos,** *Puls,* **Pyrog,** *Rhus-t, Rhus-v, Sec,* sal-ac, sep, sul-ac, **Sulph,** tarent, **Tarent-c,** ter, verat, verat-v, vip

(3-wertige Mittel sind fett gedruckt)

> **Dosierung**
> - 1 Gabe C 30, ggf. zusätzlich 1 Gabe in 1 Glas Wasser verkleppern
> - oder 2-mal täglich 1 Gabe C 6

Die wichtigsten Mittel

In meiner Praxis haben sich folgende Mittel besonders bewährt:

Aconitum

Typische Symptome:
- Lochien unterdrückt
- **plötzliches hohes** Fieber
- erste Fieberphase
- Haut **trocken**, heiß
- Tachykardie
- enge Pupillen
- sehr unruhig
- ängstlich
- durstig
- kälteempfindlich

Arnika

Typische Symptome:
- hohes Fieber
- **Gesicht heiß, Füße kalt**
- friert, obwohl sie sich warm anfühlt
- friert schon, wenn man die Bettdecke etwas anhebt oder wenn sie nur die Hand aus dem Bett streckt
- **Zerschlagenheitsgefühl**
- Unruhe, weil ihr das Bett zu hart ist
- sehr berührungsempfindlich, Furcht vor Berührung
- Trauma, Wunden
- als Prophylaxe

Arsenicum

Typische Symptome:
- **viel Durst**, trinkt aber nur **kleine Schlucke**
- **friert** stark
- Kreislaufkollaps
- **bedrohliche** Situation
- friert, obwohl sie sich warm anfühlt, oder: ihr ist zu heiß, obwohl sie sich kühl anfühlt
- schwach, erschöpft
- **unruhig**
- sehr **ängstlich**
- kann nicht alleine sein
- perfektionistisch
- **brennende Schmerzen, bessern sich durch heiße Anwendungen**
- Zeichen von **Zersetzung** des Blutes
- Sepsis
- Ausscheidungen riechen wie Aas
- **Besserung** durch Wärme (außer Kopf)
- **Verschlechterung** nachts, gegen Mitternacht, durch Kälte

Belladonna

Typische Symptome:
- zu schwacher Wochenfluss
- Subinvolutio
- **plötzliches**, sehr **hohes** Fieber
- **remittierendes** Fieber, **keine Kontinua**
- Peritonitis
- **roter** Kopf, kalte Hände und Füße
- dampfige Hitze, bei Berührung „**verbrennt** man sich die Hand"
- meist kein Durst
- Delirium
- **klopfende** Schmerzen
- nach Unterdrückung der Milchproduktion
- kurzer, heftiger Krankheitsverlauf
- sehr berührungsempfindlich
- **Verschlechterung** bei Erschütterung des Bettes, Licht, Lärm, Berührung

> Schnell wirkendes Mittel, das häufig wiederholt werden muss.

Bryonia

Typische Symptome:
- unterdrückte Lochien (z. B. durch **Ärger**)
- Endometritis, drohende Peritonitis
- starker **Schüttelfrost**, wird auch in der Wärme nicht besser
- will keine Bettdecke
- **langsamer** Krankheitsbeginn
- rotes Gesicht
- **berstende Kopfschmerzen**
- aufgetriebener Bauch
- **starker Durst, trinkt viel auf einmal,** (kann aber auch mal durstlos sein)
- trockene Schleimhäute, fühlt sich „wie **ausgetrocknet**"
- „mürrisch und unfroh"
- will ihre Ruhe haben
- **Besserung** durch **Ruhe, festen Druck, Schwitzen**
- **Verschlechterung durch Bewegung** (schon Atembewegungen verursachen Schmerzen), Berührung, Hitze, **morgens** gegen 9 Uhr

Caulophyllum

Typische Symptome:
- Subinvolutio nach protrahierter Geburt
- große **Erschöpfung und Schwäche** nach der Geburt
- mit innerlichem Zittern
- mürrisch, reizbar, erschöpft
- ruhelos, nervös
- ähnlich Pulsatilla, aber dort **Verschlechterung** durch Wärme

Chamomilla

Typische Symptome:
- unruhig
- schmerzempfindlich
- **schlecht gelaunt, reizbar, unzufrieden,** man kann ihr nichts recht machen
- Kindbettfieber
- meist plötzlich hohes Fieber, Verschlechterung vor Mitternacht, Besserung durch Hitze
- heftiger Krankheitsverlauf
- Wangen eiskalt, Stirn glühend heiß oder Gesicht glühend heiß
- häufig **1 Wange rot, 1 Wange blass**
- eine Seite heiß, eine kalt
- viel Durst
- **Besserung** durch Hitze möglich
- **Verschlechterung** durch Zorn, Hitze, Kälte

Cimicifuga

Typische Symptome:
- Wochenfluss hört plötzlich auf
- Subinvolutio
- Ohnmacht
- Schüttelfrost/Frösteln
- hat Angst, nicht gesund zu werden
- das Gefühl, der Kopf sei von einer **schwarzen Wolke** umgeben
- depressive Stimmung
- **pessimistisch**
- Wochenbettpsychose
- körperliche und psychische Symptome wechseln sich ab

Colocynthis

Typische Symptome:
- Subinvolutio durch **Ärger, Empörung**
- Wochenflussstau durch Ärger, Empörung
- Kindbettfieber durch Ärger, Empörung
- Bauchkrämpfe, bessern sich durch festen Druck und Wärme
- Stirnkopfschmerz
- sehr gereizt
- leicht ärgerlich

Kalium carbonicum

Typische Symptome:
- Subinvolutio
- Kindbettfieber mit starkem Durst
- **niedrige** Temperatur
- **subnormale** Temperatur
- intermittierendes Fieber
- **Rückenschmerzen**, bessern sich durch Druck und Wärme
- **schwach, ausgelaugt**
- Ödemneigung
- **Wassersäckchen** am inneren oberen Augenlid
- will **Kontrolle** behalten
- erzählt nichts von ihrem psychischen Befinden
- **Beseserung** durch **Wärme, Druck**
- **Verschlechterung** durch Berührung, Kälte, Luftzug

> Nie ein Kalium-Salz bei Fieber geben (Allen)!

Lachesis

Typische Symptome:
- übelriechende Lochien, **dunkles klumpiges Blut**
- Lochialstau mit hochgradig empfindlichem Uterus
- Endometritis
- Peritonitis
- Fieber,
- friert, wird durch Wärme nicht warm
- langsam ansteigendes Fieber
- sehr berührungsempfindlich, reagiert schon auf den Druck der Kleidung
- kann keine Enge **am Hals** und am Bauch ertragen
- Zeichen von **Zersetzung** des Blutes
- Probleme nach **Narkose**
- Herzsymptome
- Haut **livide** verfärbt
- Globus hystericus (Kloßgefühl im Hals)
- redet viel
- eifersüchtig
- linksseitige Beschwerden
- **Besserung** durch Ausscheidung
- **Verschlechterung nach Schlaf, beim Erwachen, wenn Ausscheidungen nicht mehr fließen,** durch Hitze, Wärme, Berührung

Pulsatilla

Typische Symptome:
- Lochialstau
- Subinvolutio
- Wochenfluss **wechselt**, mal vorhanden, mal weg
- Wochenflussstau durch Kummer, Krankheit etc.
- Kindbettfieber
- Temperatur **schwankt**, unregelmäßig
- **weint** leicht, lässt sich gerne trösten
- unsicher,
- braucht jemanden, der sich um sie kümmert
- meist **durstlos**
- **Besserung** in frischer Luft, durch Kälte, Bewegung
- **Verschlechterung** durch Hitze

Fallbeispiel

Frau P. wird 5 Tage postpartal aus dem Krankenhaus entlassen. Bei der Nachsorge steht der Fundus 2 QF unter dem Nabel. Sie bekommt die üblichen Empfehlungen (Bauchlage, Massage, Frauenmanteltee etc.).

Nach weiteren 3 Tagen ist der Fundusstand 3 QF unter dem Nabel, der Uterus ist mäßig kontrahiert, der Wochenfluss reduziert. Die Patientin ist im Moment sehr weinerlich, aber ihre Stimmung schwankt stark. Zum Trinken muss sie sich zwingen. Sie geht gern mit dem Baby spazieren, denn an der frischen Luft fühlt sie sich wohler. (Die unterstrichenen Symptome führten zur Mittelwahl.)

Therapie:
*Sie bekommt 3 Globuli **Pulsatilla C 30**. Am nächsten Tag ist der Fundus bei 5 QF unter dem Nabel, der Wochenfluss wechselt und ist mal stärker, mal weniger stark. Frau P. fühlt sich insgesamt wohler.*
Eine Woche später wird das Mittel noch einmal wiederholt, da Frau P. wieder vermehrt psychische Probleme hat und der Wochenfluss aussetzt. In den nächsten Wochen war keine Mittelgabe mehr notwendig.

Pyrogenium (Nosode aus faulem Fleisch, künstliches Sepsin)

Typische Symptome:
- **septische** Zustände
- Wochenflussstau
- Wochenfluss unterdrückt
- Lochien scharf, wund machend, **fötid, stinkend**
- infizierte Wunden
- Wochenbettfieber
- **septisches Fieber**
- Fieber beginnt mit Frost zwischen den Schulterblättern und Gliederschmerzen, das Frostgefühl bessert sich durch Bewegung und im warmen Bett
- Fieber schnell ansteigend, hoch
- **extreme Tachykardie bei mäßig erhöhter Temperatur oder starke Bradykardie bei hohem Fieber**
- schwitzt stark, Schweiß riecht fötid
- Geruch wie Aas
- Gesicht fahl bis rot
- Zunge rot, glatt
- Bett ist zu hart, muss deshalb ständig die Lage wechseln (vergl. Arnika)
- **lebensbedrohliche** Situation
- **Besserung** durch Wärme, Bewegung

Secale

Typische Symptome:
- unterdrückter Wochenfluss
- übelriechender Wochenfluss
- Endometritis
- Kindbettfieber
- **Schüttelfrost**, erträgt aber keine Wärme, Besserung beim Entkleiden, Verschlechterung im warmen Raum
- **innere Hitze bei äußerer Kälte, Haut eiskalt, Wärme ist unerträglich**
- deckt sich ab
- **brennende** Hitze
- **langsam** ansteigendes Fieber
- heftige Entzündung
- kachektische ausgezehrte Frauen
- Gangrän
- **Besserung** durch Kälte
- **Verschlechterung** durch Wärme in jeder Form

> **Fallbeispiel**
>
> *Frau B. hat vor einer Woche ihr 4. Kind entbunden. Sie wirkt <u>müde</u> und <u>ausgezehrt</u>. Die <u>Uterusrückbildung ist verzögert</u>, der <u>Wochenfluss stinkt</u>. Frau B. hat <u>eiskalte</u> Hände und Beine, kann aber <u>keine Wärme</u> ertragen. Sie sagt: „Ich habe das Gefühl, auf mir kann man Spiegeleier backen, so heiß ist mir". (Die unterstrichenen Symptome führten zur Mittelwahl.)*
>
> **Therapie:**
> *Frau B. bekommt **Secale C 30** 3 Globuli. Am nächsten Tag hat sich die Situation wenig verbessert. Eine weitere Gabe Secale C 30 bekommt sie verkleppert in 1 Glas Wasser, davon soll sie an drei Tagen jeweils 1 Schluck trinken, vorher das Glas wieder auffüllen und verkleppern.*
> *Beim nächsten Besuch ein paar Tage später ist der Uterus gut zurückgebildet, der Wochenfluss normal und die innere Hitze hat nachgelassen.*

Sepia

Typische Symptome:
- Senkung, Hämorrhoiden, Prolaps
- „Hängebauch"
- Subinvolutio
- Wochenfluss riecht schlecht, hält lange an
- **müde, ausgelaugt, schwach**
- gereizt
- **Abneigung gegen Partner**
- **Ballgefühl** im Unterbauch
- **Sepiasattel** (Hyperpigmentierung im Bereich des Nasenrückens und der Stirn), Pigmentveränderungen
- **Besserung** durch heftige Bewegung/Tanzen, Ablenkung, Wärme
- **Verschlechterung** beim Stillen

Sulphur

Typische Symptome:
- unterdrückter Wochenfluss
- Lochien unterdrückt durch Erkältung
- Wochenfluss übelriechend, **wund machend**
- Endometritis, dampfig heiß
- Schüttelfrost
- Kindbettfieber, Sepsis
- Hitzegefühl
- Fieber mit Hitzewallungen von der Brust nach oben, wird ohnmächtig
- trockene Haut
- viel Durst
- rote Lippen
- Allergie gegen Antibiotika
- alle Sekrete brennen und machen wund
- Eiterungen
- Leeregefühl um 11 Uhr vormittags
- hitzig
- brennende Füße, streckt sie aus dem Bett
- Nachtmensch
- Verlangen nach frischer Luft
- **Verschlechterung** durch **Stehen**, Wärme, Hitze, Baden, **Waschen**

> Bei Fieber ist Sulphur häufig das Folgemittel von Aconitum.
> (Aconitum ist in der ersten Fieberphase nötig, danach folgt Sulphur).

Tab. 11-1: Rückbildungsstörungen – die wichtigsten Mittel im Überblick

Mittel (Abkürzung)	Leitsymptome	Ursachen	Uterus	Lochien	Sonstiges	Besserung durch	Verschlechterung durch
Aconitum (Acon)	plötzlich, Panik, qualvolle Angst, **Todesangst**, Folge von Schreck/Unfall	unruhig, ängstlich, Schreck, Panik, Zorn, Ärger	Kindbettfieber, Sepsis	blutig, rot, unterdrückt durch Ärger, unterdrückt durch Abkühlung, schlechter Geruch	plötzlich hohes Fieber, erste Fieberphase, Haut **trocken**, heiß, Tachykardie, Tachypnoe, enge Pupillen, durstig		Abkühlung
Arnika (Arn)	Trauma, Hämatom, Zerschlagenheitsgefühl, nach Überanstrengung Bett zu hart, Unruhe, Nervosität	**Verletzung**, Überanstrengung	Subinvolutio nach traumatischer Geburt oder nach Überanstrengung, Kindbettfieber, Sepsis	blutig	Prophylaxemittel, verhindert Blutung, hohes Fieber, Gesicht heiß, Füße kalt, friert schon, wenn man Bettdecke anhebt, Übelkeit		Berührung, Bewegung, Stillen
Belladonna (Bell)	plötzlich, **heftig**, heiß, rot, brennend, Hyperästhesie	Angst, Furcht, Schwäche oder Trägheit des Uterus	Subinvolutio, plötzliche Schmerzen, Entzündung mit klopfenden Schmerzen, nach Unterdrückung der Milchproduktion, Kindbettfieber, Peritonitis, Sepsis	heiß, blutig, schwach, dünn, lange anhaltend, schlechter Geruch, fötid, unterdrückt	plötzliches, hohes Fieber, roter Kopf und kalte Hände und Füße, remittierendes Fieber, meist kein Durst, empfindlich gegen Licht, Geräusche, überempfindlich gegen Berührung, Erschütterung, Krankheitsverlauf kurz und heftig	Ruhe, Wärme	Geräusche, Berührung, Erschütterung
Bryonia (Bry)	Trockenheit, will Ruhe, berührungsempfindlich, gereizt, nervös	Überanstrengung Überhitzung, Ärger	Subinvolutio, Schmerzen im Uterus wie wund, Kindbettfieber, drohende Peritonitis	blutig, rot, stark, unterdrückt durch Ärger, unterdrückt durch Erkältung, schwach, schlechter Geruch, Lochialstau mit heftigen Kopfschmerzen	Trockenheit, trockene Lippen, viel Durst, rotes Gesicht, will Ruhe haben, friert eher, Abneigung gegen Wärme, Fieber mit Schüttelfrost, langsame Krankheitsentwicklung	festen Druck, Ruhe, frische Luft	Bewegung, leichten Druck, Wärme, Aufregung, Ärger

Tab. 11-1: Fortsetzung

Mittel (Abkürzung)	Leitsymptome	Ursachen	Uterus	Lochien	Sonstiges	Besserung durch	Verschlechterung durch
Caulophyllum (Caul)	Erschöpfung, Schwäche, mit innerlichem Zittern, gereizt, mürrisch, Chloasma	**Schwäche oder Trägheit des Uterus,** Erschöpfung	Subinvolutio nach protrahierter Geburt	blutig, unterdrückt, dunkel, lange anhaltend	verzögerte Plazentalösung, große Schwäche, Erschöpfung, innerliches Zittern, Bindegewebsschwäche	Wärme, frische Luft	Kälte
Chamomilla (Cham)	Schmerz unerträglich, Laune unerträglich, unruhig, reizbar, meckert, schimpft, 1 Wange blass, 1 rot	Aufregung, Schock, Schreck, **Zorn, Ärger**	Kindbettfieber, unerträgliche Nachwehen	blutig, stark, unterdrückt durch Wut, Zorn, dunkel, schwach	sehr schmerzempfindlich, heftiger Krankheitsverlauf, hohes Fieber, Wangen eiskalt, Stirn glühend heiß oder Gesicht glühend heiß, durstig	Hitze, Bewegung	Kälte, Zorn, nachts, Berührung, Hitze
China (Chin)	sehr blass, schwach, erschöpft, Ohnmachtsneigung, überempfindlich gegen alle Sinneseindrücke, genervt, unzufrieden	**Blutverlust,** Flüssigkeitsverlust	Subinvolutio	blutig, rot, stark, unterdrückt, dunkel, eitrig, geronnen, lange anhaltend, schlechter Geruch	Erschöpfung, Kälte, Hypotonie, Ohrensausen, aufgetriebener Unterbauch	festen Druck, frische Luft, Wärme	Bewegung, Berührung
Cimicifuga (Cimic)	Angst, nicht gesund zu werden, depressiv, pessimistisch, das Gefühl, der Kopf sei von schwarzer Wolke umgeben		Subinvolutio	Wochenfluss hört plötzlich auf, unterdrückt durch Aufregung oder Kälte, dünn, geronnen	körperliche und psychische Symptome wechseln ab, Ohnmacht, Schüttelfrost, Frösteln	Wärme, frische Luft	Aufregung, Kälte, seit Geburt
Kreosotum (Kreos)	**ätzende,** wund machende Sekrete			Lochien wie Menstruation, ätzend, scharf, wund machend, schwärzlich, geronnen, **stärker im Liegen,** hören bei Bewegung auf, stinkend, juckend, brennend		Wärme, Bewegung	Ruhe, Kälte

Tab. 11-1: Fortsetzung

Mittel (Abkürzung)	Leitsymptome	Ursachen	Uterus	Lochien	Sonstiges	Besserung durch	Verschlechterung durch
Lachesis (Lach)	kann keine Enge an Hals und Bauch ertragen, Herzsymptome, Globus hystericus, Haut livide verfärbt, Logorrhoe (Redefluss)	Ausscheidungen fließen nicht	Lochialstau mit hochgradig empfindlichem Uterus, Endometritis, Peritonitis	dunkel, klumpig, dünn, eitrig, schlechter Geruch, fötid	Fieber, friert, wird durch Wärme nicht warm, langsam ansteigendes Fieber, Probleme nach Narkose		wenn Ausscheidungen nicht fließen, Berührung, morgens, nach Schlaf, Hitze, Wärme, auf linker Seite
Lilium trigrinum (Lil-t)	herabdrängende Schmerzen, körperliche und psychische Symptome abwechselnd		Subinvolutio	dauern zu lange, wund machend, zu stark, Wochenfluss läuft nur, wenn sie sich bewegt	muss Hände vor Vulva halten oder Beine kreuzen, „damit nichts herausfällt", Schwäche nach der Geburt, langsame Erholung, durstig, Beschwerden des Uterus verschlechtern sich durch Bewegung	im Freien, Bewegung (alle Beschwerden außer Uterussymptome)	nachts, Trost
Nitricum acidum (Nit-ac)	eigensinnig, gereizt, überempfindlich gegen Sinneseindrücke, wünscht sich die Zeit vor Geburt zurück			übelriechend, blutig, ätzend, kaffeesatzartig	gereizt, mürrisch, pessimistisch, verzweifelt, Obstipation nach Antibiotikagabe, schwach, erschöpft	Fahren	körperliche Überanstrengung, Stillen, Berührung
Pulsatilla (Puls)	durstlos, wechselhafte Zustände, **weinerlich**, sanft, mild, „himmelhoch jauchzend, zu Tode betrübt", unentschlossen	Schwäche oder Trägheit des Uterus, Kummer, Krankheit, Verletzung	**Subinvolutio**, Kindbettfieber	stark, **unterdrückt**, Lochialstau, Wochenfluss wechselt, mal vorhanden, mal weg, milchig-weiß, **schwach**	Temperatur schwankt, unregelmäßig, durstlos, friert, aber erträgt keine Wärme, Varikosis, Venenstauungen	Kälte, frische Luft, langsame Bewegung, Trost	Wärme, Hitze, abends

Tab. 11-1: Fortsetzung

Mittel (Abkürzung)	Leitsymptome	Ursachen	Uterus	Lochien	Sonstiges	Besserung durch	Verschlechterung durch
Pyrogenium (Pyrog)	septische Zustände, extreme Tachykardie bei mäßig erhöhter Temperatur oder starke Bradykardie bei hohem Fieber, Bett zu hart		Wochenbettfieber, Sepsis, septisches Fieber	Wochenfluss **unterdrückt durch Kälte, Erkältung,** Lochialstau, schwach, Lochien scharf, wund machend, fötid, stinkend, dunkel	Fieber beginnt mit Frost zwischen Schulterblättern und Gliederschmerzen, schnell ansteigend, hohes Fieber, infizierte Wunden, **lebensbedrohliche Situation!**	Wärme, Bewegung	
Secale (Sec)	inneres Brennen bei äußerer Kälte, Körper eiskalt, aber Verlangen nach Kälte, kachektisch, dünn, ausgelaugt, knochig, unruhig, reizbar, hibbelig	Überanstrengung, Heben, Schwäche, Trägheit des Uterus	Subinvolutio, Endometritis, heftige Entzündung	blutig, stark, braun, unterdrückt, **schwach, stinkend,** fötid, wie Jauche, **dunkel,** grünlich, **lange anhaltend**	**langsam ansteigendes** Fieber, brennende Hitze, Frost, aber besser durch Kälte, Gerinnungsstörungen, **Paraesthesien,** Taubheitsgefühl, innerliches Brennen	Kälte, frische Luft	Wärme, nachts, Bewegung
Sepia (Sep)	herabdrängendes Gefühl, **Ballgefühl** im Rektum, **Sepiasattel,** Abneigung gegen Partner/Familie, gereizt, unzufrieden	Schwäche, **Trägheit des Uterus**	**Subinvolutio,** Prolaps, „Hängebauch"	stark, übler Geruch, scharf, lange anhaltend, stark, milchig-weiß	Workaholic, überfordert sich, Schwäche, Übermüdung, Senkung, Hämorrhoiden	Sport, Bewegung, Ablenkung, Wärme, rechte Seitenlage	Stillen, Kälte
Sulphur (Sulph)	wund machende Sekrete, brennend, rote Lippen/Körperöffnungen, Allergien, Eiterungen, Nachtmensch, Leeregefühl im Magen gegen 11 Uhr, Stuhlgang treibt morgens aus dem Bett	Erkältung	Subinvolutio, Endometritis, dampfig heiß, Kindbettfieber, Sepsis	**unterdrückt** durch Erkältung, intermittierend, übelriechend, wund machend, eitrig, lange anhaltend, rot oder weißlich, stark, schwach	Hitzegefühl Fieber mit Hitzewallungen von der Brust nach oben, viel Durst, brennende Füße, streckt sie aus dem Bett, körperlich warm, auch wenn andere frieren, möchte frische Luft	frische Luft	Hitze, Baden, Waschen Stehen

12 Bewährte Indikationen in der Stillzeit

Ingrid Revers-Schmitz

12.1 Mamillenbeschwerden	(s. S. 188)
12.2 Milchstau, Mastitis und Laktationsprobleme	(s. S. 193)
12.3 Probleme mit Milchmenge/Milchfluss	(s. S. 200)
12.4 Abstillen	(s. S. 207)

12.1 Mamillenbeschwerden

In der Literatur empfohlene Mittel	
Mamillen wund:	alumn, anac, arg-n, **Arn, Bapt**, borx, *Calc*, *Calc-p*, calend, castor-eq, **Caust**, **Cham**, cist, colch, *Con*, **Crot-t**, dulc, eup-a, **Fl-ac**, *Graph*, *Ham*, *Hell*, helon, *Hep*, hydr, hyper, **Ign**, lac-c, **Lach**, *Lyc*, med, *Merc*, mill, *Nit-ac*, *Nux-v*, oci, orig, paraf, petr, *Phel*, phos, **Phyt, Puls**, pyrog, *Rat*, sang, seneg, *Sep*, *Sil*, **Sulph**, sul-ac, zinc
Risse in Mamille:	aesc, anan, *Arn*, ars, aur, aur-s, calc-sil, calc-ox, *Calend*, carb-an, *Caste*, **Castor-eq, Caust**, cham *Con*, *Cond*, collod, cur, *Crot-t*, cur, eup-a, *Fl-ac*, gali, ger, **Graph**, ham, hep, hipp, *Hydr*, *Lyc*, merc, *Merc-c*, *Mill*, nit-ac, *Paeon*, *Phel*, **Petr**, phos, **Phyt, Rat, Sars**, *Sep*, **Sil**, *Sulph*
tiefe Risse in Mamille:	*Castor-eq*
tiefer Riss am Grund der Mamille, sieht aus als würde die Mamille abfallen:	sulph
Mamillen schmerzhaft, wie wund:	*Alum*, ap-g, arg-n **Arn**, arund, **Bapt**, borx, calc, *Calc-p*, calend, cast-eq, **Caust**,*Cham*, colch, con, **Crot-t**, cur, dulc, *Eup-a*, falco-pe, ferr, ferr-i, **Fl-ac**, ger, galeoc-c-h, *Graph*, *Ham*, helo, *Helon*, hep, hydr, iod, kali-bi, kola, **Lac-c, Lach**, laps, *Lyc*, med, *Merc*, *Merc-c*, mill, musca-d, *Nit-ac*, nux-v, petr, *Phel*, phos, **Phyt**, pieri-b, rheum, rhus-t, sal-fr, sang, seneg, *Sep*, *Sil*, sulo-ac, sulph, thuj, zinc
schlimmer durch Berührung, Berührung durch Kleidung:	calc, cartls-s, **Castor-eq**, *Cham*, *Con*, **Crot-t**, *Helon*, irid-met, *Lac-c*, oci, petr, *Phyt*, zinc
Mamillen schmerzen, brennen:	**Agar, Apis**, *Arn*, arund, **Ars**, *Bell*, benz-ac, *Calc*, caste, *Cham*, cic, con, *Crot-t*, *Graph*, *Lach*, *Lyc*, *Merc*, nat-sil, *Nux-m*, *Nux-v*,onos, orig, petr, *Ph-ac*, *Phos*, psor, puls, sang, sep, *Sil*, **Sulph**, symph

In der Literatur empfohlene Mittel

Schmerzen beim Stillen:	*Calc,* **Crot-t**, *Merc-c, Nux-v,* phel, *Phyt,* **Sil**
– in den ersten Tagen:	Arn
– als ob Brustwarze an einer Schnur gezogen wird:	Crot-t
– entlang der Milchgänge:	phel
– Gefühl, als ob Mamillen abfallen:	sulph
Schmerzen ziehen von Mamille in Körper:	Phyt
Schmerzen ziehen bis in den Rücken:	crot-t
Schmerzen nach dem Stillen:	*Castor-eq,* graph, phyt, rat, sep
Mamille blutet (oberflächlich)	bufo, *Ham, Lyc,* med, *Merc, Merc-c, Sep,* sil, *Sulph*
Absonderung aus den Brustwarzen:	bell-p, *Graph,* ham *Lyc,* med, phel, phos, phyt, plb, sel, sep, **Sil**, *Sulph*
– Blut:	carc, ham, kali-cy, *Lyc,* phyt, sel, sep, sil, *Sulph*
– beim Stillen läuft nur Blut:	**Sil**
– blutig-wässrig:	kali-cy, *Lyc, Phyt,* sil
Entzündung der Brustwarzen:	acon, arn, *Bry, Cadm-s,* calc, cann-s, *Castor-eq, Cham,* helon, med, petr, *Phos, Phyt,* pic-ac, puls, *Sil,* sulph
Hautausschläge an Mamillen:	caust, falco-pe, *Graph,* lach, lyc, petr, psor, rhus-t, sep, sulph, tell
Jucken der Mamillen:	agar, anag, *Ars,* arund, caste, con, *Crot-t,* fl-ac, form, *Graph, Hep,* lyc, m-arct, m-aust, mang, onos, orig, *Petr,* psor, puls, rhus-t, ribo, sabad, sars, *Sep,* sil, stann, *Sulph,* tarant, verat, zinc
Hohl-/Schlupfwarzen:	apis, ars-i, aster, bell-p, cadm-met, carb-an, carc, **Con**, crot-t, cund, graph, hydr, lach, lap-a, nat-s, *Nux-m,* phyt, **Sars**, scir, *Sil, Sulph* thuj, tub

(3-wertige Mittel sind fett gedruckt.)

> **Dosierung**
> – einmalig 1 Gabe C 30
> – **oder** 1- bis 2-mal täglich 1 Gabe C 6

Die wichtigsten Mittel

In meiner Praxis haben sich folgende Mittel besonders bewährt:

Apis

Typische Symptome:
- Ödeme
- Rötung, heiß, brennend
- Schwellung, Schmerz, wie z. B. nach einem Bienenstich
- stechende Schmerzen
- Hohlwarzen
- **Besserung** durch kalte Umschläge
- **Verschlechterung** durch Wärme

Arnika

Typische Symptome:
- als Folge von **Überanstrengung**, Quetschung, Trauma
- Wundheits-/Zerschlagenheitsgefühl
- oft benötigt in den ersten Tagen, bis sich die Brustwarze an die Beanspruchung gewöhnt hat
- **Verschlechterung** durch Berühren

> **Fallbeispiel**
>
> Frau N. meldet sich bei mir am 2. Tag nach der Geburt mit sehr schmerzhaften Brustwarzen, so dass ihr das Stillen schon jetzt „einen Spaß mehr macht". Sie hat offensichtlich am 1. Tag ihr Baby andauernd und mit nicht optimaler Technik angelegt, weshalb die Mamillen jetzt wie gequetscht, blau-rot aussehen. Die Berührung ist ihr unangenehm, beim Gedanken an die nächste Stillmahlzeit graust ihr. (Die unterstrichenen Symptome führten zur Mittelwahl.)
>
> **Therapie:**
> Außer einer ausführlichen Stillberatung und Hilfestellung beim Anlegen, bekommt Frau N. **Arnika C 6**, heute 2-mal täglich 5 Globuli, für den folgenden Tag 1-mal täglich. Am nächsten Tag geht es ihr viel besser, die Brustwarzen sehen schon fast wieder normal aus. Deshalb ist keine weitere Behandlung mehr notwendig.

Castor equi
(„Horn" am Pferdefuß, Pferdezehe)

Typische Symptome:
- **Rhagaden**
- extrem empfindliche Brustwarzen
- schon die Berührung der Kleidung ist unerträglich
- rissig, wund
- ulzerierte Brustwarzen, „wenn die Brustwarzen nur noch **an dünnen Fäden** hängen" (Hering)
- roter Hof um Mamillen
- Brust juckt, wie bei Wunden, die heilen

> **Fallbeispiel**
>
> Bei meinem ersten Besuch am 6. Wochenbetttag klagt Frau T. über extrem wunde Brustwarzen. Im Krankenhaus hat sie schon abgepumpt, weil das Stillen mit Hütchen zu stark schmerzt. Die Mamillen sind tatsächlich extrem rissig und offen, man hat Angst, dass beim nächsten Pumpen die linke Mamille in der Milchpumpe landet. Die andere Seite ist nicht ganz so stark betroffen. Auffallend ist auch eine Rötung rund um den Warzenhof. Am liebsten würde Frau T. den ganzen Tag „oben ohne" herumlaufen, da ihr jede Berührung der Brustwarze durch die Kleidung sehr weh tut. (Die unterstrichenen Symptome führten zur Mittelwahl.)
>
> **Therapie:**
> Frau T. bekommt – neben einer ausführlichen Stillberatung – 3 Globuli **Castor equi C 30** sofort, zusätzlich für den folgenden Tag 1 Gabe verkleppert. Bei meinem Besuch 2 Tage später sehen die Mamillen schon besser aus. Auf Wunsch von Frau T. warten wir mit dem Anlegen noch zwei Tage. Danach ist die Heilung soweit fortgeschritten, dass sie ihr Baby ohne Hütchen stillen kann.

Chamomilla

Typische Symptome:
- Mamillen empfindlich, geschwollen, gereizt
- Schmerz unerträglich, insbesondere beim Stillen
- **gereizt**, mürrisch, **unleidlich**, unerträgliche Stimmung
- **zornig**, schimpft
- allgemein sehr empfindlich

Croton tiglium (Purgierkörner)

Typische Symptome:
- Mamillen wund
- Schmerzen in Brustwarzen beim Stillen
  - durch die Brust bis zum Rücken ausstrahlend
  - zieht zu **Schulterblättern**
- Schmerz
  - stechend
  - scharf
  - ziehend
- als ob die Mamillen **an einem Gummi nach hinten** gezogen werden
- **Verschlechterung** durch Druck der Kleidung

Graphites (Reißblei, Graphit)

- Typische Symptome:
- Hautausschlag um Warzenhof, Bläschen
- Mamillen wund
- **tiefe Risse, aus denen honigartiges Sekret austritt**

- Krustenbildung
- Rhagaden, Schrunden
- Hohlwarzen
- Jucken
- **Verschlechterung** durch Wärme

Lachesis

Typische Symptome:
- Mamillen extrem empfindlich
- Berührung der Kleidung ist sehr unangenehm
- juckender Hautausschlag auf und um Mamille
- Farbe rötlich-**bläulich**
- Symptome häufiger auf der linken Seite oder zuerst links, dann rechts
- **Verschlechterung** durch **Schlaf**, Berührung, Hitze, Wärme, auf rechter Seite

Lycopodium

Typische Symptome:
- wunde Brustwarzen
- rissig, schorfig
- stechen, brennen
- blutig
- sondern **blutig-wässrige** Flüssigkeit ab
- bluten beim Stillen; wenn das Kind spuckt, scheint die Milch nur aus Blut zu bestehen
- Neigung zu Blähungen
- friert eher, verträgt aber keine Wärme
- **Verschlechterung** zwischen 16–20 Uhr, durch Wärme, auf rechter Seite

Phellandrium aquaticum
(großer Wasserfenchel)

Typische Symptome:
- Mamillen rissig
- sondern Flüssigkeit ab
- bei und nach dem Stillen starke Schmerzen entlang der **Milchgänge**, auch wenn die Brustwarzen nicht wund sind
- Schmerzen halten nach dem Stillen an
- Schmerzen der Mammae, **ausstrahlend** in den Rücken/ zwischen die Schulterblätter
- stechende Schmerzen
- **Besserung** im Freien, bei Bewegung
- **Verschlechterung** im Liegen

> **Fallbeispiel**
>
> *Frau K. stillt ihr 8-Tage-altes Baby voll. Die Brust sieht unauffällig aus, aber Frau K. klagt über Schmerzen bei jedem Stillen, die von der Brustwarze an den Milchgängen entlang und bis zu den Schultern ziehen. Die Schmerzen halten auch nach dem Stillen noch einige Zeit an. (Die unterstrichenen Symptome führten zur Mittelwahl.)*
>
> **Therapie:**
> *Nach einer Gabe **Phellandrium C 30** geht es ihr bei meinem nächsten Besuch schon besser. Da nach ein paar Tagen die Schmerzen wieder langsam beginnen, bekommt sie eine weitere Gabe Phellandrium C 30. Danach kommt es zu einer anhaltenden Besserung.*

Phytolacca

Typische Symptome:
- **wunde** Brustwarzen
- Risse
- starke Schmerzen beim Anlegen, ziehen von der Brust in den **Körper**
- mit **Rücken**- und Gliederschmerzen
- blutig-wässrige Absonderungen
- Hohlwarzen

Pulsatilla

Typische Symptome:
- weint beim Anlegen
- wunde Brustwarzen
- wandernde Schmerzen beim Stillen
- sanfte, tränenreiche Frau
- durstlos
- **Besserung** durch Kälte
- **Verschlechterung** durch Wärme

Sepia

Typische Symptome:
- Stillprobleme, lehnt im Unterbewusstsein Stillen eigentlich ab
- Schmerzen der Brustwarzen beim Stillen
- Brustwarzen wund
- Risse **quer über die Mamillenspitze**

- Muttermilch blutig
- Jucken der Mamille

Silicea

Typische Symptome:
- Mamillen empfindlich
- wunde Brustwarzen
- in linker Mamma/Mamille stechender Schmerz
- Schmerzen beim Stillen, scharf, stechend
- Entzündung der Mamillen
- Lochien **vermehrt** beim Stillen
- **Hohlwarzen**
- häufiger auf der linken Seite

Sulphur

Typische Symptome:
- Brustwarzen wund, rissig
- geschwürig
- bluten
- Schmerzen **brennend**, beißend
- Mamillen brennen auch nach dem Stillen wie **Feuer**
- an der **Basis** der Mamille tiefe Risse
- blutige Muttermilch
- Mamillen jucken

12.2 Milchstau, Mastitis und Laktationsprobleme

In der Literatur empfohlene Mittel bei	
Problemen beim Milcheinschuss/Milchstau/Milcheinschuss/Milchstau:	phyt, sep, nux-v, cham, puls, bry
Angst, nicht genug Milch zu haben (Graf):	bry, ign, *Nat-m*, puls, *sep*, sil
Stillen verschlechtert Beschwerden:	abrot, acet-ac, acon, aeth, agn, *Ant-c*, ant-t, ars, *Bell, Borx*, **Bry, Calc**, *Calc-p*, carb-an, carb-v, carc, castor-eq, caust *Cham*, chel, *Chin*, chinin-ar, chion, *Cina, Cocc*, con, crot-h, crot-t, *Dulc*, ferr, graph, ign, iod, ip, kali-bi, *Kali-c*, lac-c, lach, lyc, mag-c, *Merc*, mill, *Nat-c*, nat-m, *Nit-ac*, nux-v, olnd, *Ph-ac*, phel, phos, **Phyt, Puls**, rheum, *Rhus-t*, samb, *Sanic*, sec, sel, **Sep, Sil**, spig, squil, stann, *Staph*, stram, **Sulph**, *Valer*, zinc
Milchstau, Milch fließt nicht:	acon, *Bell*, **Bry**, calc, cham, coff, *Dulc*, merc, **Puls**, rhus-t, sulph
Mastitis (allgemein):	*Acon*, acon-l, anan, *Apis*, arn, **Bell**, bell-p, **Bry**, bufo, *Cact*, calc, *Carb-an, Carb-v, Carbn-s*, carc, *Card-m, Cast-eq, Charm, Cist*, clem, *Con, Crot-t*, cur, dulc, ferr, **Hep, Lac-c**, *Lach*, laur, *Lyc*, Merc, naphthoq, phel, *Phos*, **Phyt**, plan, plb, *Puls*, pyrog, rhus-t, sabal, **Sil**, *Staph*, **Sulph**, ust, verat-v, x-ray
– rechts:	bell, phel,
– links:	cist, **Phyt**,
– Verschlechterung durch Bewegung:	bry
Hauptmittel bei Mastitis nach der Geburt:	*Acon*, anan, ant-t, *Apis*, arn, ars, **Bell, Bry**, bufo, *Cact*, calc, *Carb-an, Carb-v, Carbn-s, Card-m, Cham, Cist*, clem, *Con*, *Crot-t*, cur, ferr-p, galeg, graph, **Hep, Lac-c**, *Lach, Lyc*, graph, Merc, *Phel, Phos*, **Phyt**, plan, plb, *Puls*, rhus-t, sabad, **Sil**, staph, **Sulph**, ust, verat-v
Mastitis nach Aufregung/Stess:	phyt
– nach Ärger:	bry
– nach Prellungen:	*Arn*, bell-p, con, hep
Aussehen der Milch:	
– Milch sieht blutig aus:	*Bufo, Cham*, hep, *Lyc, Merc, Phyt, Sep, Sulph*
– Milch sieht dick aus und schmeckt schlecht:	*Borx, Kali-bi*, lyc, *Phyt*
– Milch sieht dünn aus:	alf, asaf, *Calc-p*, carb-an, cham *Con*, cycl, *Lach*, lec, lyc, merc, nux-v, ph-ac, sabal, sanic, *Sil*, sulph, *Tub*,
– dünn, bläuliche Farbe:	acet-ac, asaf, *Calc, Lach*, lyc, puls
– dünn und wässrig:	*Calc*, calc-p, *Con, Iod, Plb, Puls*, sanic, *Tub*
– dünn und salzig:	calc-p, carb-an
– gelbe Farbe:	phyt, rheum
– sieht käsig aus:	*Borx, Cham, Phyt*
Milch schmeckt bitter:	rheum

In der Literatur empfohlene Mittel bei	
Milch schlecht (Medikamenten- oder Umweltbelastung)	acet-ac, **Aeth**, asaf, bell, *Borx,* bufo, **Calc**, *Calc-p*, carb-an, **Cham**, cina, crot-t, ip, lach, lec, *Merc*, nat-m, nux-v, op, ph-ac, puls, rheum, samb, **Sil**, stann, sulph
Milch zieht Fäden, zäh:	borx, *Kali-bi*, *Kali-br*, kali-c, *Phyt*
Kind verweigert Muttermilch	*Acet-ac,* aeth, *Ant-c,* ant-t, apis, *Borx,* bry, *Calc,* **Calc-p**, cham, *Cina,* kali-c, *Lac-d,* lach, lyc, *Mag-c, Merc,* nat-c, nat-m, *Ph-ac, Rheum,* sabal, sec, *Sil, Stann,* stram, sulph, verat
Schmerz im Uterus beim Stillen:	*Arn,* bell-p, *Cham,* con, puls, **Sec, Sep, Sil**
(3-wertige Mittel sind fett gedruckt.)	

Dosierung

– einmalig 1 Gabe C 30, ggf. zusätzlich in akuten Fällen 1 Gabe in 1 Glas Wasser verkleppern und davon in kurzen Abständen 1 Teelöffel einnehmen bis Besserung eintritt
– **oder** 2- bis 3-mal täglich 1 Gabe C 6

Die wichtigsten Mittel

In meiner Praxis haben sich folgende Mittel besonders bewährt:

Arnika

Typische Symptome:
- wunde Brustwarzen, besonders zu Beginn der Stillzeit durch zu starke Beanspruchung
- Mastitis durch **Stoß, Quetschung, Verletzung**
- Milchproduktion geht zurück
- Mastitis mit Fieber, dabei Kopf heiß und Füße kalt
- **Zerschlagenheitsgefühl**
- **berührungsempfindlich**
- selbst weiche Matratze ist zu hart
- **Verschlechterung** durch Erschütterung, Berührung

Belladonna

Typische Symptome:
- Mastitis, Hauptmittel
- Brust hart, **heiß, rot**, empfindlich
- **plötzlicher** Beginn
- hohes Fieber, Kopf heiß, Hände und Füße kalt
- Fieber intermittierend, nie Kontinua
- **klopfende, brennende** Schmerzen
- sehr berührungsempfindlich
- Schmerz **verstärkt** sich durch Bewegung, muss die Brust deshalb festhalten
- häufiger rechte Seite betroffen
- **Verschlechterung** durch **Erschütterung**, schon wenn jemand ans Bett kommt, im Liegen

Fallbeispiel 1

Frau X. kommt mit einer heißen geröteten linken Brust *8 Wochen nach der Geburt. Die Brust ist be*rührungsempfindlich, *das Stillen bereitet große Schmerzen. Sie hat es zu Hause schon mit Quarkwickeln versucht, das habe aber nur vorübergehend geholfen. Jetzt hat sie* Fieber, *die andere Seite fängt auch schon an, am liebsten würde sie abstillen. Die Brust ist weich,* heiß, gerötet, *die Milch riecht beim Ausstreichen etwas faulig. Die Gegenseite ist nur gering gerötet. (Die unterstrichenen Symptome führten zur Mittelwahl.)*

Therapie:
Nach **Belladonna C 6** *mehrmals täglich verschwinden die Beschwerden innerhalb von 3 Tagen vollständig, Frau X. kann voll weiterstillen.*

Fallbeispiel 2

Frau Sp. ruft mich 4 Wochen nach der Geburt nachmittags an wegen Brustschmerzen und Fieber. Beim nachfolgenden Besuch sitzt Frau Sp. im

Bett, die rechte Brust ist hart, knallrot und extrem empfindlich. Die Temperatur ist schnell auf 39,7 °C angestiegen. Ihr Kopf glüht, aber Hände und Füße sind eiskalt. Sie spürt ein Pulsieren fast im ganzen Körper. Die Haut ist dampfig heiß. Quarkwickel hat sie schon gemacht, sie sind ihr aber zu kalt. Warme Anwendungen sind ihr angenehmer. (Die unterstrichenen Symptome führten zur Mittelwahl.)

Therapie:
Frau Sp. bekommt sofort 3 Globuli **Belladonna C 30**. Beim Anruf 2 Stunden später fühlt sie sich insgesamt besser. Die Temperatur ist auf 38,2 °C zurückgegangen. Beim Besuch am nächsten Morgen ist das Fieber wieder auf 39 °C gestiegen, die Brust ist nicht mehr so extrem rot und empfindlich. Frau Sp. nimmt noch einmal 3 Globuli Belladonna C 30 verkleppert über die nächsten Stunden. Am Nachmittag geht es ihr viel besser, die Temperatur liegt bei 37,5 °C, das Anlegen macht deutlich weniger Probleme, da die Brust nicht mehr so schmerzempfindlich ist. Ich weise sie noch darauf hin, dass sie weiter Bettruhe halten soll, was ihr nicht leicht fällt.
In den nächsten Tagen normalisiert sich die Situation und Frau Sp. ist wieder „fit". Sie stillt insgesamt 8 Monate ohne weitere Probleme.

Bellis perennis

Typische Symptome:
- Hämatom/Mastitis nach Trauma, z. B. wenn der Säugling beim Wickeln gegen die Brust getreten hat

Fallbeispiel

Frau M. meldet sich bei mir mit Schmerzen an der rechten Brust und einem beginnenden Milchstau. Auf Befragen gibt sie an, dass ihr 4 Monate altes Baby (7 kg schwer), sehr lebhaft ist und sie beim Wickeln gegen die Brust getreten hat und zwar genau an die Stelle, die jetzt schmerzt. (Die unterstrichenen Symptome führten zur Mittelwahl.)

Therapie
Frau M. bekommt daraufhin von mir **Bellis perennis C 6** 2 × täglich 3 Globuli. Am nächsten Tag sind die Beschwerden schon wesentlich besser. Sie nimmt Bellis perennis C 6 noch je 1 × an diesem und dem darauf folgenden Tag. Weitere Gaben sind nicht nötig, da Frau M. beschwerdefrei ist.

Bryonia

Typische Symptome:
- Milchstau, Mastitis
- Brust ist **hart wie Stein**, schwer, heiß, hellrot
- muss die Brust halten, stützen
- jede **Bewegung** schmerzt, jeder Schritt schmerzt, Schmerzverstärkung auch bei tiefen Atemzügen
- stechender Schmerz
- berührungsempfindlich
- volle Brust, aber Milch läuft nicht
- Milchmangel infolge von Unsicherheit, Ärger, Aufregung
- Milchstau nach Abkühlung/Erkältung
- muss Brust beim Treppensteigen festhalten
- viel **Durst**, trinkt viel auf einmal
- **Trockenheit** der Schleimhäute, rissige Lippen
- Ursache häufig **Ärger/Aufregung**
- „mürrisch und unfroh"
- will ihre Ruhe haben
- langsamer Beginn der Erkrankung
- müde, schlapp, schwach
- friert, aber Verschlechterung durch Hitze
- **Besserung** durch **festen Druck**, im Liegen auf der schmerzenden Seite
- **Verschlechterung** durch **Wärme, Bewegung**, leichten Druck

Fallbeispiel

Frau U. ruft mich 6 Monate nach der Geburt wegen eines Milchstaus an. Sie hat am Vortag Phytolacca genommen, was wenig geholfen hat. Auch die allgemeinen Maßnahmen (Brust entleeren, kühlen etc.) hat sie schon durchgeführt. Die Brust ist insgesamt hart, sie muss sie bei jedem Schritt festhalten Frau U. hat sehr viel Durst und fühlt sich „wie ausgetrocknet". Gestern hatte sie eine fürchterliche Auseinandersetzung mit ihrem Mann, über die sie sich sehr aufgeregt hat. Im Moment ruft sie von ihrer Arbeitsstelle aus an

(Ehemann arbeitslos), so dass ein Besuch nicht möglich ist. (Die unterstrichenen Symptome führten zur Diagnose.)

Therapie:
Ich empfehle ihr **Bryonia**, was sie in **C6** dabei hat; heute 2-mal pro Tag, ab morgen soll sie 1-mal täglich 5 Globuli nehmen, bei Besserung ist keine weitere Mitteleinnahme notwendig. Natürlich soll sie mich anrufen, wenn es keine Besserung bzw. eine Verschlechterung gibt. Außerdem weise ich Frau U. darauf hin, dass bei einem Milchstau Ruhe angezeigt ist.
Bei einem weiteren Telefonat nach 2 Tagen hat sie keinerlei Beschwerden mehr.

Chamomilla

Typische Symptome:
- Brust hart, gespannt
- empfindlich auf Berührung
- Milchbildung geht zurück durch Ärger/Zorn
- Milchstau durch Zorn
- zu wenig Milch
- Milch sieht käsig aus
- Mastitis
- Stimmung **gereizt, genervt, schimpft** unaufhörlich
- superschlechte Laune, (wirkt schon ansteckend auf die Umgebung!)
- überempfindlich
- **Besserung** durch kalte Umschläge, Schmerzen besser durch Wärme
- **Verschlechterung** in Ruhe, Wärme

Fallbeispiel

Frau A. hat vor 2 Tagen entbunden, jetzt beginnt der Milcheinschuss. Die Brust ist extrem empfindlich, geschwollen, aber noch nicht sehr prall. Frau A. ist sehr unleidlich, jammert, schimpft. Auf Geräusche reagiert sie sehr gereizt. Niemand kann ihr etwas recht machen. Die Schwestern sind auch schon genervt. (Die unterstrichenen Symptome führten zur Mittelwahl.)

Chamomilla C 30 3 Glob. bringen „Frieden", der weitere Milcheinschuss verläuft normal.

Hepar sulfuris (Kalkschwefelleber)

Typische Symptome:
- Mastitis, harte Brust
- Muttermilch blutig
- Schwellung der Achsellymphknoten, Entzündung
- **Eiterungen**, Abszessbildung
- beschleunigt oder verhindert Eiterung
- Abszess eröffnet spontan
- Schmerzen wie durch Splitter bei Entzündung
- braucht viel Wärme
- Schüttelfrost mit Zähneklappern, „friert bis in die Knochen"
- Fieber
- Nachtschweiß
- schmerzempfindlich, Ohnmacht durch Schmerz
- impulsiv
- ärgerlich, gereizt
- **Verschlechterung** schon beim Berühren von kalten Flächen, durch Zugluft, aufdecken
- **Besserung** durch heiße Anwendungen, Wärme

Hepar sulfuris kann Eiterungen abwenden; in aufsteigender Potenz C 6 → C 30 → C 200 geben (Graf)

Fallbeispiel

Frau H. meldet sich während der Stillzeit mit einer Brustentzündung. Ihr drittes Kind ist jetzt 4 Monate alt. Die rechte Brust ist heiß und hart, die Achsellymphknoten sind geschwollen. Sie hat Fieber und friert wie Espenlaub. Beginnende Abszessbildung. Kalte Anwendungen auf der Brust sind ihr unerträglich. Linderung bringt ein warmes Kirschkernsäckchen. Sie war schon beim Arzt, lehnt aber jede schulmedizinische Behandlung ab. Ihre Mutter habe auch in jeder Stillzeit eine Mastitis mit einem Abszess gehabt, welcher sich spontan eröffnete und folgenlos abgeheilt ist.
(Die unterstrichenen Symptome führten zur Mittelwahl.)

Milchstau, Mastitis und Laktationsprobleme

> **Therapie:**
> Frau H. bekommt **Hepar sulfuris** in **C 6** 2-mal täglich, dann **C 30**, später **C 200**. Darunter kommt es zu einer raschen Reifung und Eröffnung des Abszesses, der – sehr zur Verwunderung ihres Gynäkologen – sehr schnell und gut abheilt. Im weiteren Verlauf wird sie von ihrer Homöopathin konstitutionell behandelt.

Lac caninum (Hundemilch)

Typische Symptome:
- Mutter-Kind-Beziehung in der Säuglingszeit gestört (Inkubator, Kinderklinik, Adoption)
- keine oder zurückgehende Milchproduktion
- unerklärlicher Milchmangel
- Galaktorrhoe
- Mastitis, verschlechtert sich durch geringste Erschütterung und Berührung
- Schwellung der Achsellymphknoten
- geringes Selbstbewusstsein
- Verlassenheitsängste
- große Angst vor Spinnen und Schlangen
- Beschwerden wechseln häufig die Seiten
- **Besserung** durch Ruhe, festen Halt der Brust

Mercurius solubilis (Quecksilber)

Typische Symptome:
- Neigung zu Eiterbildung
- sich langsam entwickelnde Eiterungen
- Mastitis, drohender Abszess
  - Temperatur 38–39 °C
  - Fieber und Frost wechseln sich ab (wellenförmig)
- zu wenig Milch
- Milchproduktion unterdrückt
- Milch schlecht, blutig
- Kind mag Muttermilch nicht
- Milchfluss außerhalb von Schwangerschaft und Stillzeit
- große Schwäche
- Neigung zur Bildung von Geschwüren, die bluten, brennen und sich ausbreiten
- nicht sehr schmerzempfindlich
- schlechter Mundgeruch
- lebhaft, unruhig, hastig, „quecksilbrig"
- impulsiv
- gewalttätige Impulse
- schwach

Phytolacca decandra (Kermesbeere)

Typische Symptome:
- Milchstau
- knotige Schwellungen
- Brust hellrot
- Milchproduktion geht zurück
- Milchstau/Mastitis nach Aufregung, Kummer
- Mastitis mit Fieber, Schüttelfrost, roten Wangen, roten Mamillen
- Abszess
- Brust ist schwer, muss die Brust mit der Hand halten
- Schmerzen, verstärkt durch Bewegung und Berührung
- starke Schmerzen beim Anlegen,
  - die von der Brust in den Körper ausstrahlen
  - mit Rücken- und Gliederschmerzen, wie bei Erkältung
- Milch verdickt, zieht Fäden
- Milchmangel
- zu viel Milch
- häufig zusammen mit Erkältung
- müde, schwach
- **Besserung** durch kalte Anwendungen (Gegensatz zu Hepar sulfuris)
- **Verschlechterung** in Bettwärme, nachts, durch Bewegung, Berührung

> **Fallbeispiel 1**
>
> Frau B. hat am 4. Tag nach der Geburt einen <u>schmerzhaften Milcheinschuss</u>. Die Brust ist prall (man kann die Milchdrüsen gut tasten) und so schwer, dass sie sie mit der Hand abstützt. <u>Kalte Anwendungen sind ihr sehr angenehm</u>, sie kühlt die Brust unentwegt. Nach dem Stillen ist der Zustand fast unverändert. (Die unterstrichenen Symptome führten zur Mittelwahl.)
>
> **Therapie:**
> Ich gebe ihr **Phytolacca C 6** für 3 Tage, 1 x tgl. 5 Globuli. Schon am nächsten Tag fühlt sich Frau B. wesentlich besser, die Brust ist etwas weicher. Sie nimmt eine 2. Gabe des Mittels, am 3. Tag ist keine Behandlung mehr nötig.

> **Fallbeispiel 2**
>
> Frau M. hat am 3. Tag nach der Geburt einen „massiven" schmerzhaften Milcheinschuss. Die Brust ist heiß, geschwollen, „kurz vor dem Platzen". Die Körpertemperatur ist etwas erhöht (37,8 °C). Das Anlegen ist extrem schwierig, da das Kind die Brust nicht fassen kann. (Die unterstrichenen Symptome führten zur Mittelwahl.)
>
> **Therapie:**
> Neben den üblichen Maßnahmen (Kühlen, Mercurialis perennis-Salbe) bekommt Frau M. 3 Globuli **Phytolacca C 30**. Schon nach kurzer Zeit entspannt sich die Situation und das Neugeborene hat kaum noch Probleme, die Brust zu fassen.

Pulsatilla

Typische Symptome
- **wandernde Schmerzen** beim Stillen,
- Milchmangel
- Milchproduktion unterdrückt
- Hypergalaktorrhoe
- Rückenschmerzen/Kopfschmerzen beim oder nach dem Stillen
- weint beim Anlegen
- Depressionen beim Stillen
- Mastitis
- Fieber: Temperaturen schwankend
- Knoten in der Brust nach Stillzeit
- Milchfluss nach der Stillzeit
- **wechselhafte** Symptome und Stimmungen
- kein Durst
- möchte, dass man sich um sie kümmert
- Fenster muss auf sein
- **Verschlechterung** nach Durchnässung, durch Wärme, nachmittags, abends
- **Besserung** beim Abwaschen mit lauwarmem Wasser, durch Kälte

> **Fallbeispiel 2**
>
> Frau B., 33jährige Ipara am 4. postpartalen Tag mit schmerzhaftem Milcheinschuss, liegt weinend im Bett. Sie ist unsicher, ob sie alles richtig macht, möchte am liebsten ihren Mann den ganzen Tag um sich herum haben. Ein tröstendes Gespräch tut ihr sichtlich gut. Durst hat sie keinen.
>
> Das Fenster muss den ganzen Tag auf sein, „sonst ersticke ich hier", was durchaus zu Meinungsverschiedenheiten mit der Bettnachbarin führt. (Die unterstrichenen Symptome führten zur Mittelwahl.)
>
> **Therapie:**
> Nach einer Gabe **Pulsatilla C 30** entspannt sich die Brust und auch die psychische Situation.

Silicea

Typische Symptome:
- empfindliche Mamillen, wund
- Hohlwarzen
- Milchproduktion geht zurück
- stechende Schmerzen in linker Mamma/Mamille (seltener rechts)
- Schmerzen beim Stillen, scharf
- Rückenschmerzen während des Stillens
- Wochenfluss während des Stillens stärker
- Mastitis, eiternd
- Brust prall, dunkelrot, empfindlich gegen Berührung
- brennende Schmerzen
- Schmerzen wie durch Splitter
- Knoten in Mammae, hart
- Geschwüre, Fisteln, Zysten
- drohende Abszessbildung
- nachgiebig, unsicher, schüchtern
- geräuschempfindlich
- Furcht vor Nadeln
- frostig, eiskalte Hände und Füße
- **kälteempfindlich**, braucht immer warme Kleidung
- wirkt langsam
- Beschwerden entstehen langsam
- Beschwerden eher auf der linken Seite
- **Besserung** durch Ruhe, fortgesetzte Bewegung, Wärme
- **Verschlechterung** nachts, durch Druck, nasse Füße, **Zugluft**, Bewegung

Sulphur

Typische Symptome:
- Mamillen wund, rissig, blutend, brennende Schmerzen
- Milchstau, Mastitis

- Eiterungen
- unterdrückte Milchproduktion
- Milch blutig
- körperlich warm, auch wenn andere frieren
- warme Füße, streckt die Füße aus dem Bett
- Achselschweiß übelriechend
- Absonderungen
  - brennen,
  - machen wund,
  - übelriechend
- Rötung aller Körperöffnungen
- Hunger gegen 11 Uhr vormittags
- Schwäche bei Hunger
- hitzig
- braucht frische Luft
- unordentlich
- „Lebenskünstler"
- Sammelleidenschaft
- Nachtmensch
- geruchsempfindlich, besonders bei unangenehmen Gerüchen
- **Verschlechterung** durch Stehen, (Stehen ist für sie die unangenehmste Position), Baden, **Waschen**, Hitze

12.3 Probleme mit Milchmenge/Milchfluss

In der Literatur empfohlene Mittel bei	
zuviel Milch:	*Acon,* anan, arund, asaf, **Bell,** *Borx,* **Bry, Calc,** cham, chim, chin, chlorpr, con, erig, galeg, iod, kali-i, lac-c, *Lact, Medus, Nux-v,* parth phos, phyt, pip-m, pitu-p, plac, **Puls,** rheum, *Rhus-t, Ric,* sabal, *Sabin, Salv, Sec,* spirae, stict, stram, thyr, *Tub,* urt-u, ust, yohim
Milch läuft von selbst:	acon, ant-t, arn, *Bell, Borx, Bry,* **Calc,** cham, chin, *Coff, Con, Iod, Kali-i,* kreos, lac-c, *Lach, Lyc,* nux-v, *Phos, Puls,* reser, rhod, *Rhus-t, Sil,* stann, staph, stram, thiop, ust
Milchmenge nimmt ab:	acon, agar, **Agn,** *Arn, Asaf, Asar,* aur, aur-s, bell, bry, *Calc, Camph, Caust,* cham, *Chel,* chin, *Chion,* cocc, coff, **Dulc,** *Form,* gou-l, hecla, *Ign,* iod, jab, kali-I, *Lac-c, Lac-d,* lec, lyc, medus, merc, merc-c, mill, musan-c, , nat-m, nux-m, ph-ac, *Phel,* phos, phyt, *Plan, Plb, Puls, Rhus-t,* ric, samb, *Sec,* sep, sil, spira, stict, sulph, tabern-s, *Tub,* **Urt-u,** *Ust, Verat-v, Zinc*
– nach Erkältung:	acon, **Bell,** bry, *Cham,* dulc, merc, *Puls, Sulph*
– bei Fieber:	**Acon,** *Agn,* arn, *Bell, Bry, Calc,* cham, **Coff,** dulc, *Hyos,* ign, *Puls,* **Rhus-t,** zinc
wenig/keine Milch:	*Acon, Agn,* alf, apis, *Asaf, Bell,* borx, **Bry, Calc,** calc-p, calc-sil, carb-an, card-m, *Caust,* **Cham,** *Chel, Chin, Coff,* **Dulc,** *Form,* frag, hyos, *Ign, Iod,* **Jab, Lac-c, Lac-d,** lach, *Lact, Lact-v,* lec, mec, medus, merc, *Mill,* naja, nux-m, nux-v, *Ph-ac,* phos, *Phyt,* pilo, plac, plb, *Puls,* rheum, rhus-t, *Ric,* samb, *Sec, Sil,* spira, stict, sulph, *Thyr,* **Urt-u,** ust, verat, x-ray, yohim, **Zinc**
– mit Traurigkeit/Kummer:	agn, caust, ign, ph-ac
– kein Milcheinschuss nach Geburt (Synthesis):	acon, agn, bell, bry, **Calc,** *Caust,* cham, coff, merc, *Puls,* rhus-t, stict, sulph
– mit Fieber:	**Acon,** arn, *Bell, Bry,* **Coff,** rhus-t
Milchproduktion unterdrückt:	*Acon,* agar, *Agn,* aur, aur-i, aur-s, bell, **Bry,** calc, calc-sil, camph-br, *Carb-v,* **Caust, Cham,** chel, *Chim,* chin, cimic, cycl, dulc, frag, *Hyos,* ign, *Iod,* **Lac-d,** *Lach, Merc,* merc-c, mill, phyt, **Puls,** *Rhus-t, Sec,* senec, *Sil,* stict, sul-i, *Sulph, Urt-u,* verat, zinc
– durch Zorn/Ärger:	bry, *Cham*
– durch psychischen Stress (Jansen):	Phyt
– durch Kälte/Erkältung:	**Bry,** dulc, *Puls*

(3-wertige Mittel sind fett gedruckt.)

> **Dosierung**
>
> – einmalig 1 Gabe C 30
> – **oder** 1-mal täglich 1 Gabe C 6

Die wichtigsten Mittel

In meiner Praxis haben sich folgende Mittel besonders bewährt:

Agnus castus (Mönchspfeffer)

Typische Symptome:
- keine Milch
- Milchproduktion geht zurück
- Milchmangel, trotz praller Brust
- in Verbindung mit depressiver Stimmung
- schwach, erschöpft
- Beschwerden durch Unterdrückung der Sexualität oder nach sexueller Überaktivität

Bryonia

Typische Symptome:
- Brust berührungsempfindlich
- volle Brust, aber Milch läuft nicht
- Milchmangel infolge Unsicherheit, Ärger, Aufregung
- viel **Durst**, trinkt viel auf einmal
- **Trockenheit** der Schleimhäute, rissige Lippen
- Ursache häufig **Ärger/Erregung**
- „mürrisch und unfroh"
- will ihre Ruhe haben
- müde, schlapp, schwach
- friert, aber Verschlechterung durch Hitze
- **Besserung** durch **festen Druck**, im Liegen
- **Verschlechterung** durch: **Bewegung**, leichten Druck, Wärme

Calcium carbonicum

Typische Symptome:
- zu viel Milch
- Milch läuft von selbst, sieht wässrig aus
- oder wenig Milch bei praller Brust
- Schmerzen beim Stillen, stechend
- friert, kälteempfindlich
- Hände/Füße feucht-kalt
- Schwäche durch Stillen
- große Brust
- Neigung zu Adipositas
- gemütlich, träge, zufrieden
- ängstlich
- Abneigung gegen anstrengende Bewegung

> **Fallbeispiel**
>
> *Frau Sch. hatte schon im Krankenhaus große Probleme beim Stillen. Der Milcheinschuss kam verzögert, das Baby trank nicht. Beim Hausbesuch am 7. Tag sitzt sie wie ein Häufchen Elend auf der Couch, die Brust ist groß und prall, die Milch läuft nicht. Das Kind trinkt schlecht, es schläft immer an der Brust ein. Sobald die Brust weggezogen wird, schreit es.*
> *Frau Sch. ist 160 cm groß, wiegt 99 kg, friert ständig. Bewegung muss sie nicht haben. Das Baby war bei der Geburt 4090 g schwer, 51 cm groß, Kopfumfang 37 cm. (Die unterstrichenen Symptome führten zur Mittelwahl.)*
>
> **Therapie:**
> *Nachdem alle konservativen Versuche keinen Erfolg zeigen, gebe ich Frau Sch. 3 Globuli **Calcium carbonicum C 30**. Schon am nächsten Tag gibt es weniger Probleme, die Milch beginnt zu fließen, das Baby trinkt jetzt besser. Zunehmende Besserung in den folgenden Tagen.*

Chamomilla

Typische Symptome:
- Mammae hart, gespannt
- empfindlich auf Berührung.
- Milchbildung geht zurück durch **Ärger/Zorn**
- zu wenig Milch
- Milch sieht käsig aus
- Stimmung **gereizt, genervt, schimpft** unaufhörlich
- superschlechte Laune, (wirkt schon ansteckend auf Umgebung!)
- überempfindlich
- **Verschlechterung** durch Berührung, in Ruhe, wenn sie sich nicht bewegt

Dulcamara (Bittersüß)

Typische Symptome:
- Milchproduktion geht nach Erkältung zurück
- Folge von **Feuchtigkeit, Durchnässung,** nasskaltem Wetter

Lac caninum

Typische Symptome:
- Mutter-Kind-Beziehung in der Säuglingszeit gestört (Inkubator, Kinderklinik, Adoption)
- keine oder zurückgehende Milchproduktion, unerklärlich
- Galaktorrhoe
- Schwellung der Achsellymphknoten
- geringes Selbstbewusstsein
- Verlassenheitsängste
- große Angst vor Spinnen, Schlangen
- Beschwerden wechseln häufig die Seiten
- **Besserung** in Ruhe, durch festen Halt
- **Verschlechterung** durch Erschütterung

Lycopodium

Typische Symptome:
- Muttermilch blutig
- Milch läuft von selbst
- Milchfluss bei Nicht-Schwangeren
- Heißhunger, aber nach wenigen Bissen satt
- wenig Selbstbewusstsein
- sanft, mild, weinen leicht (vergl. Pulsatilla)
- Neigung zu Blähungen
- rechtsseitige Beschwerden
- **Verschlechterung** zwischen 16–20 Uhr, durch Hitze

Pulsatilla

Typische Symptome:
- **wandernde** Schmerzen beim Stillen
- Milchmangel
- Milchproduktion unterdrückt
- oder Hypergalaktorrhoe
- Rückenschmerzen/Kopfschmerzen beim oder nach dem Stillen
- weint beim Anlegen
- Depressionen beim Stillen
- Milchfluss nach der Stillzeit
- **wechselhafte** Symptome und Stimmungen
- kein Durst
- möchte, dass man sich um sie kümmert
- mag keine Wärme, Fenster muss auf sein, auch wenn sie friert
- **Verschlechterung** nach Durchnässung, nachmittags, abends, durch Wärme

Ricinus communis (Wunderbaum)

Typische Symptome:
- fördert Milchproduktion
- Schwellung der Achsellymphknoten
- blass, schwach, apathisch
- wirkt auch auf Magen-Darm-Trakt

Sulphur

Typische Symptome
- unterdrückte Milchproduktion
- Milch blutig
- körperlich warm, auch wenn andere frieren
- Achselschweiß, übelriechend
- rote Färbung aller Körperöffnungen
- Schwäche bei Hunger
- braucht frische Luft
- unordentlich
- geruchsempfindlich, besonders bei unangenehmen Gerüchen
- **Verschlechterung** durch Baden, **Waschen,** Stehen

Urtica urens (Brennnessel)

Typische Symptome:
- fehlender oder mangelhafter Milcheinschuss
- Milchproduktion geht zurück
- unterdrückte Milchproduktion
- Mammae sehr prall
- Milch läuft nach dem Abstillen weiter

Tab. 12-2: Besonderheiten der Milchmenge und der Muttermilch – die wichtigsten Mittel im Überblick

Mittel (Abkürzung)	Leitsymptome	Milchmenge, Milchfluss	Milchqualität, Aussehen der Milch	Sonstiges	Besserung durch	Verschlechterung durch
Agnus castus (Agn)	**Traurigkeit,** Schwäche, Druckgefühl nach unten (vergleiche Sepia), Beschwerden durch unterdrückte oder überaktive Sexualität	**Hypogalaktie, Agalaktie, Milchproduktion geht zurück,** wird weniger bei Fieber		Milchmangel trotz praller Brust		
Arnika (Arn)	Trauma, Zerschlagenheitsgefühl, nach Überanstrengung	Muttermilch versiegt oder läuft von selbst		Nachwehen bei Stillen		Erschütterung
Belladonna (Bell)	plötzlich, Besserung durch Rückwärtsbeugen, Hitze, Röte, Brennen, Schmerz	keine Milch, Milchmenge geht zurück, geht nach Erkältung zurück, weniger bei Fieber, unterdrückt, fließt von selbst, **vermehrt,** Milchstau			Rückwärtsbeugen	Berührung, Bewegung, Erschütterung, im Liegen, rechtsseitige Beschwerden
Borax (Borx)	Aphthen, Angst bei Abwärtsbewegung	Galaktorrhoe, auch außerhalb der Stillzeit, Brust „läuft aus", vermehrt oder fehlend	dick und schmeckt schlecht, fadenziehend, käsig	Kind verweigert Muttermilch, Milchfluss nach Abstillen	nach 23 Uhr, abends	Bewegung nach unten
Bryonia (Bry)	**Ursache:** Zorn, Ärger, Unsicherheit, Trockenheit, trockene Lippen, mürrisch, reizbar, Abneigung gegen Bewegung, Verlangen nach Ruhe, Schmerzen stechend, friert, aber schlimmer durch Wärme, Angst um Zukunft	Milchfluss unterdrückt **durch Kälte, Erkältung,** Fieber, fehlend, läuft von selbst, vermehrt		Milchfluss nach dem Abstillen	lokale Wärme, **festen** Druck, Liegen auf der schmerzhaften Seite, Kälte, kühle Luft, Ruhe, Schwitzen	Berührung, Bewegung, leichten Druck, im Liegen, Zorn, Schreck, **Ärger, Aufregung**

Tab. 12-2: Fortsetzung

Mittel (Abkürzung)	Leitsymptome	Milchmenge, Milchfluss	Milchqualität, Aussehen der Milch	Sonstiges	Besserung durch	Verschlechterung durch
Calcium carbonicum (Calc)	schwerfällig, gemütlich, Adipositas, Gewebeschwäche, schwitzt leicht, bes. am Kopf, nachts eiskalte Füße, muss Socken tragen im Bett, fröhlich bei Verstopfung	zu viel, fließt von selbst, geht zurück, insbesondere bei Fieber, zu wenig oder fehlend, wenig bei praller Brust	dünn und bläulich, wässrig, schmeckt schlecht	Kind verweigert Muttermilch, Schwäche durch Stillen, Milchfluss nach Abstillen	Verstopfung	kalt-feuchtes Wetter, körperliche Anstrengung, Durchnässung
Chamomilla (Cham)	Schmerz unerträglich, Laune unerträglich, hysterisch, schimpft, meckert, überempfindlich, 1 Wange blass, 1 rot	zu wenig oder fehlend, unterdrückt durch **Zorn**, geht nach Fieber zurück, zu viel, läuft aus	blutig, dünn, käsig, schlecht	Ärger, Zorn, Kind verweigert Brust, Uterusschmerzen beim Stillen	Wärme (Schmerzen), Fasten, feuchtes Wetter, kalte Umschläge	Kälte, Zugluft, Genussmittel, Ärger, Zorn, Wärme
Dulcamara (Dulc)	Folgen von Durchnässung, Feuchtigkeit, nass-kaltem Wetter	Milchproduktion geht nach Erkältung zurück			Wärme	Kälte, Nässe
Lachesis (Lach)	Linksseitige Beschwerden, **Globusgefühl**, schläft in Verschlimmerung hinein, Verschlechterung durch enge Kleidung	fehlend, läuft von selbst	dünn, dünn und bläulich	Kind verweigert Muttermilch	Essen, wenn Absonderungen fließen, feucht-warme Anwendungen	morgens nach dem **Schlafen**, **Berührung**, enge Kleidung, Hitze, Wärme, auf linker Seite
Lac caninum (Lac-c)	gestörte Mutter-Kind-Beziehung, wenig Selbstbewusstsein, große Angst vor Spinnen und Schlangen, **Seitenwechsel** der Beschwerden	fehlend oder zurückgehend ohne erklärlichen Grund, läuft von selbst		in niedriger Potenz zum Abstillen	Ruhe, festen Halt	Berührung, Erschütterung

Tab. 12-2: Fortsetzung

Mittel (Abkürzung)	Leitsymptome	Milchmenge, Milchfluss	Milchqualität, Aussehen der Milch	Sonstiges	Besserung durch	Verschlechterung durch
Lycopodium (Lyc)	Neigung zu Blähungen, großer Hunger, nach wenigen Bissen satt, ein Fuß warm, der andere kalt, Oberkörper abgemagert, friert eher, aber Verschlechterung durch Wärme	läuft von selbst, Milch geht zurück	dick und schlecht schmeckend, dünn und blau, blutig	Milchfluss nach dem Abstillen	Bewegung, Liegen, frische Luft	Wärme, 16–20 Uhr, Widerspruch, häufiger rechtsseitige Beschwerden
Phytolacca (Phyt)	Brustbezug, Gliederschmerzen, Angina, Müdigkeit, Schwäche	fehlend, geht zurück, zu viel Milch	käsig gelb, blutig, dick und schmeckt schlecht, fadenziehend, verdickt	niedrige Potenzen zum Abstillen oder zum Reduzieren der Milchproduktion	kalte Anwendungen	Bewegung, Berührung, nachts
Pulsatilla (Puls)	friert, Wärme verschlimmert, durstlos, wechselhafte Zustände, **weinerlich**, Frischluftverlangen, Unsicherheit	fehlend, läuft aus, **vermehrt**, versiegend nach Erkältung, bei Fieber, fließt nicht	dünn und blau, wässrig, schlecht	Angst, nicht genug Milch zu haben Rücken-/Kopfschmerzen beim/nach dem Stillen, Knoten in der Brust nach Stillzeit, Milchfluss nach dem Abstillen	Bewegung, Kälte, frische Luft	ruhiges Liegen, Wärme, nachmittags, abends
Ricinus comm. (Ric)	fördert Milcheinschuss	fehlend, zu viel Milch				
Sepia (Sep)	herabdrängendes Gefühl, Ballgefühl im Unterleib, Sepiasattel, Hyperpigmentierung	wird weniger	blutig	sagt, sie will lange stillen, lehnt im Unterbewusstsein das Stillen eigentlich ab, Angst, nicht genug Milch zu haben	Wärme, Ablenkung, heftige Bewegung, Stimulanzien	Kälte

Tab. 12-2: Fortsetzung

Mittel (Abkürzung)	Leitsymptome	Milchmenge, Milchfluss	Milchqualität, Aussehen der Milch	Sonstiges	Besserung durch	Verschlechterung durch
Silicea (Sil)	**frostig,** friert immer, braucht immer warme Kleidung, zugluftempfindlich, Neigung zu **Eiterungen,** nachgiebig, unsicher, schüchtern Furcht vor Nadeln, Lochien beim Stillen vermehrt	läuft von selbst, wird weniger, fehlend, unterdrückt	**Blut,** blutig-wässrig, dünn, schlecht	**Kind verweigert** Muttermilch, Angst, nicht genug Milch zu haben	Ruhe, fortgesetzte Bewegung, Wärme	häufiger linksseitige Beschwerden, Zugluft, Kälte, nasse Füße, Bewegung, Druck, nachts
Sulphur (Sulph)	Absonderungen brennend, wund machend, körperlich **warm,** warme Füße, streckt Füße aus dem Bett, Hunger gegen 11 Uhr, hitzig, impulsiv, unordentlich	fehlend, unterdrückt, geht zurück nach Erkältung	blutig, dünn, schlecht	Kind verweigert Muttermilch	**rote** Färbung aller Körperöffnungen	Hitze, Stehen, Baden, Waschen
Urtica urens (Urt-u)		fehlend, vermindert, unterdrückt, **geht zurück,** zu viel		Milchfluss nach Abstillen, zum Abstillen, Nesselsucht		

12.4 Abstillen

In der Literatur empfohlene Mittel	
zum Abstillen:	**Bell**, borx, bry, calc, carb-an, frag, **Lac-c**, lac-d, *Phyt,* puls, urt-u, vinc
Milch fließt nach dem Abstillen weiter:	ars, *Asaf,* bamb-a, bell, borx, bry, *Calc,* calc-i, chim, con, *Cycl,* ign, kola, *Lac-c,* lyc, *Merc,* phos, **Puls**, reser, rhus-t, sabin, salv, stram, thlas, *Tub, Urt-u*
Beschwerden nach dem Abstillen:	**Bell**, con, bry, *Calc,* carb-an, con, *Cycl.,* frag, *Lac-c,* lac-d, puls, urt-u

(3-wertige Mittel sind fett gedruckt.)

> **Dosierung**
> – 3-mal täglich 1 Gabe D3 oder D4

Die wichtigsten Mittel

In meiner Praxis haben sich folgende Mittel besonders bewährt:

Lac caninum

Typische Symptome:
- Mutter-Kind-Beziehung in der Säuglingszeit gestört (Inkubator, Kinderklinik, Adoption)
- Schwellung der Achsellymphknoten
- geringes Selbstbewusstsein
- Verlassenheitsängste
- große Angst vor Spinnen, Schlangen
- Beschwerden wechseln häufig die Seiten
- **Besserung** in Ruhe

Phytolacca decandra (Kermesbeere)

Typische Symptome:
- starke Schmerzen beim Anlegen,
  - die von der Brust in den Körper ausstrahlen
  - mit Rücken- und Gliederschmerzen, wie bei einer Erkältung
- Milch verdickt, zieht Fäden
- müde, schwach
- Beschwerden **verschlechtern** sich nachts und im warmen Bett

Pulsatilla

Typische Symptome:
- Rückenschmerzen/Kopfschmerzen beim oder nach dem Stillen
- weint beim Anlegen
- Depressionen beim Stillen
- **wechselhafte** Symptome und Stimmungen
- kein Durst
- möchte, dass man sich um sie kümmert
- mag keine Wärme, auch wenn sie friert
- Fenster muss auf sein
- Knoten in der Brust nach der Stillzeit,
- Milchfluss nach der Stillzeit

Urtica urens (Brennessel)

Typische Symptome:
- stoppt Milchproduktion
- Milch läuft nach dem Abstillen weiter

Arzneimittelbilder

13 Die wichtigsten Arzneimittel in der Hebammenarbeit

Ingrid Revers-Schmitz

13.1 Aconitum napellus

Sturmhut, Eisenhut (Hahnenfußgewächse)

Das **Gift der Pflanze** ist so stark, dass es nicht antidotierbar ist. Die Wurzel ist giftiger als Blausäure, absolut **tödlich**. Aconitum wurde früher bei **Hinrichtungen** benutzt. Verwechslungen mit Sellerie sind möglich.

Die **Vergiftung mit der Pflanze** verläuft mit heftigen und plötzlichen Symptomen; mit einer ungeheuren Angst und Unruhe, Todesangst.

> **Typisch:**
> - Angst, Panik, Schreck, Schock, Unruhe
> - Beschwerden aller Art nach Einwirkung von **trockenem kaltem Wind**
> - plötzliche Erkrankungen
>
> **Besonderheiten bei der Dosierung:**
> - Dosierung: ab C 30 aufwärts!
> - Wirkt sehr schnell, kann bei Bedarf (im Notfall) nach wenigen Minuten wiederholt werden.

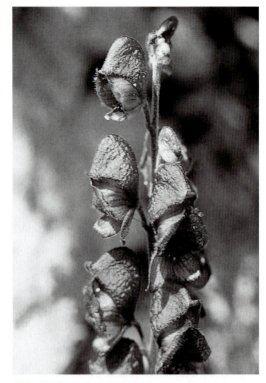

Abb. 13-1: Aconitum napellus

Gemütssymptome

- **Panikattacken** (Hochpotenzen)
- Panik steht ihr ins Gesicht geschrieben, wird hysterisch, „flippt aus"
- Todesangst, sagt, dass sie stirbt
- Folge eines Schocks/Schrecks mit Unruhe (Gegensatz zu Opium), Nervosität
- Panikattacken mit Tachykardie, Herzangst
- weint vor Angst
- **hellsichtig**
- Seufzen, Reizbarkeit, Ärger
- Beschwerden durch **Angst**

Allgemeinsymptome

- Verletzungsschock, Geburtsschock
- Folge von **Schrecken**, nach plötzlichen, schockierenden Ereignissen
- **Schock** nach plötzlichen Ereignissen (Unfall, Sturz, Geburt)
- Folge von **kaltem, trockenem Wind**
- Hitze, trockene Haut
- **plötzliches** hohes Fieber, mit Trockenheit
- **plötzlich und rasant** entstehende und verlaufende Erkrankungen
- heftige Schmerzen, verbunden mit Unruhe, Furcht

- nach Einwirkung von Eiseskälte oder **Sommerhitze** (Abkühlung nach Überhitzung)
- Gesicht im Liegen rot, beim Aufsetzen blass
- wird beim Aufsetzen ohnmächtig
- Körper berührungsempfindlich, heiß, trocken
- Durst auf große Mengen
- Angina pectoris
- Tachykardie, Herzklopfen
- akute Hypertonie
- **Besserung** durch feuchtes Wetter, Ruhe
- **Verschlechterung** abends, durch kalten Wind (insbesondere Ostwind), zu große Hitze, Abkühlung nach Schwitzen, im Winter, nachts, vor Mitternacht

Schwangerschaft

- Abort durch Schreck, Angst
- Todesangst

Geburt

- Todesangst, sagt ihren Tod voraus
- Panik steht ihr ins Gesicht geschrieben
- stöhnt, jammert
- **quälende Schmerzen, Unruhe**
- Wehen zu schwach
- starke, hyperaktive Wehen
- rigider Muttermund
- Genitale trocken, heiß, rigide, empfindlich,
- Untersuchung schmerzhaft
- **Furcht während der Wehen**
- **Angst zu sterben**
- plötzlich auftretende Ereignisse oder Symptome
- großer Durst, Verlangen nach kaltem Wasser
- **Harnretention**

Wochenbett

- Harnretention
- schmerzhafte Nachwehen

- Lochialstau,
  - Haut heiß und trocken,
  - Unterbauch empfindlich,
  - Besserung durch Umhergehen
- Endometritis
- Todesahnung, sagt ihren Todeszeitpunkt voraus

Stillen/Brust

- Milch geht zurück bei Fieber
- Hypergalaktorrhoe

Kind

- Atemnot nach Geburt, Apgar 7–10
- Zyanose
- sieht panisch aus, schreit wie am Spieß, ist durch nichts zu beruhigen
- Harnretention oder ganz wenig konzentrierter Urin nach Geburt
- Neugeborenen-Ikterus infolge Geburtsschock (Folgemittel: Sulphur)
- Augenentzündung nach kaltem Wind
- Hauptmittel bei **Krupp**, Verschlechterung vor Mitternacht

Weitere körperliche Symptome

Fieber:
- trockene Haut.
- hohes, plötzlich einsetzendes Fieber
- Lichtscheu
- große Unruhe
- starre Augen mit verengten Pupillen
- großer Durst auf kaltes Wasser
- plötzlich auftretende grippale Infekte, z. B. von jetzt auf gleich Halsschmerzen (Aconitum D 6)

Ähnliche Mittel:	Arn, Bell, Bry, Cham, Op, Phos, Stram, Sulph u. a.
Folgemittel:	Arn, Bell, Bry, Op, Sil, Sulph u. a.
Antidot:	Bell, Coff, Nux-v, Sulph

Aconit = akutes Sulphur
Sulphur ist auch ein Folgemittel von Aconitum bei Fieber.

13.2 Apis

Honigbiene, verwendet wird die ganze Biene.

Die Biene ist eines der eifersüchtigsten Wesen im Tierreich (die Königin tötet ihre Rivalinnen). Sie lebt in einem Bienenstaat mit 40 000–60 000 Arbeiterinnen und wenigen tausend Drohnen. Bienen arbeiten ausdauernd, sind sehr fleißig, fächern sich Luft zu, um Kühle zu produzieren.

> **Typisch:**
> - arbeitsam, geschäftig
> - Ödeme, Rötung, heiß, brennend, Schwellung, Schmerz „wie Bienenstich"
> - stechende Schmerzen
> - kalte Umschläge bessern
> - Verschlechterung durch Wärme und Berührung
> - häufige Berufe: Kindergärtnerin, Hebamme, Krankenschwester

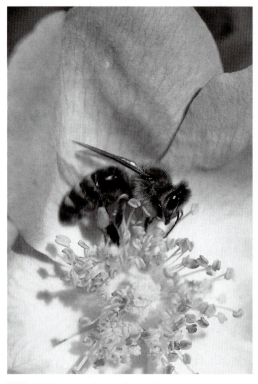

Abb. 13-2: Apis (Honigbiene)

Gemütssymptome

- Arbeitswut, Fleiß, Rastlosigkeit
- hastig, geschäftig, schnell
- will schneller arbeiten, als sie kann
- kein Durchhaltevermögen, fängt immer wieder etwas Neues an
- Sicherheitsbedürfnis, will versorgt sein
- braucht Gemeinschaft, kann nicht alleine leben
- sehr bemüht, korrekt, pingelig
- eifersüchtig
- leicht gereizt, regt sich leicht auf
- gestörte Sexualität
- wirkt fröhlich, auch wenn sie sich schlecht fühlt
- weint leicht
- lacht über ernste Angelegenheiten
- zerstreut
- Furcht vor Nadeln
- Kummer, Leid → weint nicht → Ödeme
- Beschwerden durch Kummer, Schreck, schlechte Nachrichten
- stürzt sich nach Kummer in ihre Arbeit
- Gefühl, bald zu sterben

Allgemeinsymptome

- plötzlich auftretende Erkrankung
- **Anaphylaktischer** Schock
- **ödematöse** Schwellung
- Rötung
- brennende, stechende Schmerzen, „wie durch Bienenstich"
- Urtikaria (Quaddeln)
- Entzündungen
- eher kalte Haut, friert, aber Verschlechterung durch Wärme und Besserung durch Kälte!
- durstlos
- ausgeprägte Empfindlichkeit gegen Berührung
- Ödeme, **Wasserretention durch die Unterdrückung der Gefühle!**
- Thrombosen
- **Zysten**
- Bevorzugt rechts
- **Besserung** durch Kälte

- **Verschlechterung** durch Wärme, Hitze, Berührung

Schwangerschaft

> In ersten Monaten keine niedrigen Potenzen! Keine zu häufigen Wiederholungen!

- Abort, stechende, brennende Schmerzen
- Abort im ersten Trimenon
- Urin brennend, blutig
- Ödeme +++
- Gesichtsödeme
- Gestose mit Durstlosigkeit, braucht Ruhe
- Nierenprobleme (Oligurie, Anurie, Proteinurie)
- Urin fließt langsam und tropfenweise, obwohl sie stark drückt
- Beziehung zu Streptokokkeninfektionen (Graf)
- Eklampsie

Wochenbett

- Labienödeme durch Druck beim Pressen
- albernes Benehmen im Wochenbett
- Eklampsie
- Traurigkeit
- Endometritis mit stechenden Schmerzen,
- **Verschlechterung** durch Wärme, Bewegung, Berührung

Stillen/Brust

- Hohlwarzen
- Mastitis, erysipelartig (ödematöse Schwellung, Rötung), brennende, stechende Schmerzen

- Abszess
- **Besserung** durch Kälte
- **Verschlechterung** durch Berührung

Weitere körperliche Symptome

Augen:
- Lider geschwollen, ödematös
- kalte Anwendungen

Gesicht:
- ödematös geschwollen
- kalte Anwendungen
- Quincke-Ödem

Urogenitaltrakt:
- akute Glomerulonephritis
- rezidivierende Zystitiden (Blasenentzündungen)
- Ovarialzysten
- Hydrozele
- Urin fließt langsam und tropfenweise, obwohl sie stark drückt

Haut:
- Insektenstiche, rot, geschwollen, ödematös
- Stechen und Jucken gleichzeitig
- Kälte
- Urtikaria, Verschlechterung durch leiseste Berührung
- allergische Hautausschläge
- Besserung durch kalte Anwendungen
- **Verschlechterung** durch Wärme

> **Besonderheiten der Dosierung**
>
> In chronischen Fällen muss C 30 evtl. 14tägig wiederholt werden (Graf).

Ähnliche Mittel: Arn, Nat-m, Puls, Sulph u. a.
Folgemittel: Arn, Ars, Lach, Lyc,, Puls, Stram, Sulph u. a.
Antidot: Ars, Canth, Ip, Lach, Led, Nat-m, Urt-u, Zwiebel, Olivenöl
Bei Bienenstichen: Urt-u, Nat-m, Vesp

Apis ist das akute Mittel von Natrium muriaticum.

13.3 Arnica montana

Bergwohlverleih, Fallkraut, Gemsblume, Johannisblume, Kraftwurz, Ochsenwurz, Wolfsblume

Äußerliche Anwendung: Allergiegefahr (Korbblütler)

Bezug: Blut, Trauma

Gemütssymptome

- Traumamittel
- **behauptet, es gehe ihr gut, auch wenn es ihr schlecht geht** und schickt Arzt oder Hebamme aus dem Zimmer
- starke Schmerzempfindlichkeit
- mit **Furcht vor Berührung**, (auch Furcht vor festem Händedruck), „bleib mir vom Leib!"
- Panik
- **Furcht vor Herzkrankheiten**
- geistig abwesend, antwortet aber richtig auf die ihr gestellten Fragen
- Unruhe
- nervös, gereizt, neigt zum Widerspruch

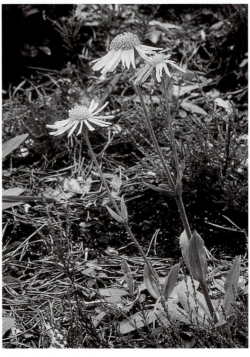

Abb. 13-3: Arnica montana

Allgemeinsymptome

- Verletzungen, Quetschungen, Hämatome, Zerrungen
- Folge von Verletzungen jeder Art, Verletzungsschock
- vor Operationen/Zahnextraktionen
- Zerschlagenheitsgefühl, wie verprügelt
- **Bett ist zu hart** (selbst weiche Unterlage), ist deshalb unruhig und muss ständig Position ändern
- **absonderliches** Symptom: körperliche Pflege und Haare kämmen verursacht Schmerzen
- heißer Kopf, kalter Rumpf oder Oberkörper heiß, Unterkörper kalt
- Herzschmerzen
- Angina pectoris
- Apoplex (Schlaganfall), Commotio cerebri (Gehirnerschütterung)
- **Verschlechterung** durch Berührung und Erschütterung

Schwangerschaft

- Schwangerschaftserbrechen
- Beschwerden durch Überanstrengung
- drohender Abort infolge **Trauma** (physisch oder psychisch)
- Gefühl wie wund und zerschlagen
- starke Schmerz-/Berührungsempfindlichkeit
- **Kindsbewegungen** schmerzen stark
- Schlaflosigkeit durch schmerzhafte Kindsbewegungen

Geburt

- Angst vor Schmerzen, gibt das aber nicht zu
- Erschöpfung, Ermüdung, **Zerschlagenheitsgefühl, Wundheitsgefühl**
- Muttermund rigide
- zu **Beginn** der Geburt „Muttermund öffnet sich leichter" (Morrison)
- protrahierte Eröffnungsphase
- kann sich nicht aufrecht halten vor Schmerzen

- Schwäche mit Muskelzittern schon vor der Geburt
- verträgt Berührung bei der Untersuchung nicht
- verträgt den Druck des kindlichen Kopfes gegen die Zervix nicht
- Wehen sind zu schwach oder hören auf
- Schmerzen werden im Rücken empfunden
- Gefühl wie wund und zerschlagen nach der Geburt
- Harnverhalt nach Geburt, nach **Überanstrengung**, Überbelastung, Trauma
- Starke Blutung postpartal, hellrot, Koagel
- Augen blutunterlaufen
- **Verschlechterung** durch Bewegung

> Arnika kann **nach jeder Geburt** gegeben werden, besonders nach Forceps, VE und anderer schwerer Geburt (für Mutter und Kind).

Wochenbett

- Hauptmittel nach der Geburt
- lindert Geburtsfolgen wie Schmerzen, starke Nachwehen, nach traumatischer Geburt
- verzögerte Erholung
- Nachwehen schmerzhaft, lange anhaltend
- berührungsempfindlich im Genitalbereich, kann z. B. kein Tampon benutzen, da es zu sehr schmerzt
- **Verschlechterung** beim Stillen

Stillen/Brust

- wunde Brustwarzen nach Überbelastung (zu viel Stillen oder falsches Anlegen in ersten Tagen)
- Milchbildung geht zurück
- Mastitis durch Verletzung

Kind

- Neugeborenen-Asphyxie mit Zyanose
- **Verletzungen, Quetschungen, Hämatome, Zerrungen**
- Folge von Verletzungen
- Schreien bei Berührung
- schmerzempfindlich
- Kephalhämatom
- intrazerebrale Blutung
- Krämpfe infolge Kopfverletzung

Weitere körperliche Symptome

Kopf:
- Commotio (Gehirnerschütterung)
- Kopfverletzungen und deren Folgeerscheinungen
- Apoplex (Schlaganfall)
- Gesicht rot, Blutandrang
- Kopf heiß mit kalten Händen und Füßen
- Zahnschmerzen nach Zahnbehandlung

Augen:
- Verletzungen, Blutung (wie Phosphorus)
- Netzhautablösung

Bewegungsapparat:
- Verstauchungen, Verrenkungen
- Quetschungen, Myalgien
- nach Überanstrengungen
- sehr schmerzempfindlich, deshalb Furcht vor Berührung
- Bett zu hart, muss deshalb ständig Lage ändern
- Schmerzen in dem Körperteil, auf dem man gelegen hat
- **Furcht vor festem Händedruck**

Ähnliche Mittel:	Acon, Bell, Bell-p, Baptisia, Led (Stichverletzungen), Op, Phos, Rhus-t, Staph (Schnittverletzungen) Hyper (Nervenverletzungen)
Folgemittel:	Sulfur, Sulfuricum acidum, Calcium carbonicum
Antidot:	Acon, camph, coff u. a.
Unverträglich:	Acet-ac

Arnika ist Folgemittel von Aconitum.

13.4 Arsenicum album

weißes Arsen

Thema: Vergiftung
In kleinen Mengen macht Arsenicum fähiger, mit weniger Luft auszukommen. Bergbauern gaben es früher ihren Pferden zur Leistungssteigerung. Arsen ist krebserzeugend.

Typische Anwendung: bei toxischen oder septischen Zuständen

Gemütssymptome

- Angst und **Schwäche** stehen im Vordergrund
- Angst vor Vergiftung
- Angst nach Mitternacht
- Todesangst
- Angstsyndrom
- Angst mit Herzsymptomen
- Angst vor Krebs (→ Tod)
- Ruhelosigkeit, besonders nachts
- **geizig**
- **perfektionistisch**, gewissenhaft, akribisch
- kann keine Unordnung ertragen
- sammelt alles (vergleiche Sulphur)
- aristokratisch, elegant, perfekt angezogen
- ehrgeizig, fähig, intelligent
- autoritär
- sauer, wenn andere ihr unfähig erscheinen (vergleiche Nux vomica)
- hat immer das Gefühl, ein Verbrechen begangen zu haben, daher auch immer Angst vor der „Obrigkeit"
- **Unsicherheit**
- ungeduldig
- bei gesundheitlichen Beschwerden erwartet sie durch die Behandlung eine sofortige Besserung bzw. Gesundung
- kommt mit Notizbuch in die Praxis, führt Buch über ihre Beschwerden
- akkurate Buchführung, z. B. über das Stillen
- desinfiziert alles aus Angst vor Vergiftung, putzt die Türklinke, wenn Besuch gegangen ist
- verträgt keine Kritik
- kompromisslos
- „Alles-oder-Nichts-Mentalität", fällt in tiefe Depression, wenn etwas nicht klappt

Allgemeinsymptome

- großer Durst, trinkt aber nur kleine Schlucke, bevorzugt Eiskaltes (kann aber auch durstlos sein)
- plötzliche Schwäche
- unverhältnismäßig **starke Erschöpfung**
- **Zittern**
- Hyperventilation
- Tachykardie, Arrhythmie
- Morbus Raynaud
- **Lebensgefahr** bei Kreislaufkollaps, Herzversagen
- letzte Sterbephase
- **Influenza**
- **maligne** Erkrankungen
- Sekrete riechen wie Aas
- **Vergiftung**, insbesondere durch Pilze oder Fleisch/Wurst
- Geschwüre, Gangrän
- Allergien
- Periodizität (die Beschwerden kehren in regelmäßigem Abstand wieder)
- **brennende** Schmerzen, durch Hitze gebessert
- friert immer
- **Verschlechterung**: nach Mitternacht, zwischen 0–2 Uhr, 13–14 Uhr, bei Vollmond

Schwangerschaft

- Hyperemesis mit großer Schwäche
- hochgradige Geruchsempfindlichkeit
- Verlangen nach fettigen Speisen, z. B. Speck, obwohl Ekel davor besteht
- Anämie mit Schwäche bei kleinster Anstrengung
- Eiweißverluste durch die Nieren (Gestose, Präeklampsie)
- Ödeme im Gesicht

Wochenbett

- Harnverhalt nach der Geburt, obwohl ihr die Blase voll erscheint
- Wasserlassen schmerzhaft

- Blasenlähmung
- gedunsenes Gesicht
- Schwäche bei der geringsten Anstrengung
- Lochien riechen wie Aas
- Verlangen nach Wärme
- kann nicht alleine sein

Kind

Neugeborenen-Asphyxie:
- schwache Lebenskraft
- SGA
- Plazentainsuffizienz, besonders nach einer Vergiftung (Lebensmittel, Medikamente, Umweltgifte)
- Haut trocken, wie verdörrt
- Temperatur erhöht
- Ruhelosigkeit in der Nacht

- Flüssigkeiten können nur in kleinsten Mengen gegeben werden
- Atmung oberflächlich
- Niereninsuffizienz
- typische Schwellung um die Augen
- Haut verfärbt sich schwärzlich

Weitere körperliche Symptome

Magen-Darm-Trakt:
- großer **Durst** auf **kleine** Mengen, trinkt häufig, aber immer nur wenig auf einmal
- Übelkeit, die sich durch den **Geruch** oder das **Ansehen** von gekochten Speisen verschlechtert
- Reisekrankheit
- Lebensmittelvergiftung
- Diarrhoe, stark schwächend

Ähnliche Mittel:	Acon, Aur, Carb-v, Kali-c, Lach, Merc, Phos, Rhus-t, Sulph, Verat,
Ergänzende Mittel:	Phos, Sulph
Brennende Schmerzen:	Ars, Phos, Sulph
Antidot:	z. B. Camph, Carb-v, Nux-v, Samb, Sulph, Tab,

13.5 Belladonna

Atropa belladonna, Tollkirsche, Irrbeere, Schlafkirsche, Taumelstrauch, Teufelsbeere

Nachtschattengewächs, **tödlich** giftig.

Der Name bedeutet „**schöne Frau**", die Droge verursacht weite Pupillen.

Belladonna wurde früher in die Augen geträufelt, um Pupillenweite zu erzielen (und damit erotischer auszusehen).

Belladonna war im Mittelalter eines der Hauptbestandteile der **Hexenmittel**/Hexensalben (zusammen mit Bilsenkraut und Stechapfel). Diese dienten dazu, jemanden in Rausch zu versetzen. In den dann erlebten **Halluzinationen** verwandelte sich der Mensch in ein Tier, sah Gesichter, schwebte mit großer Geschwindigkeit nach oben, um dann wieder in große Tiefe abzustürzen oder nackt auf dem Besen in der **Walpurgisnacht** zum Brocken zu reiten.

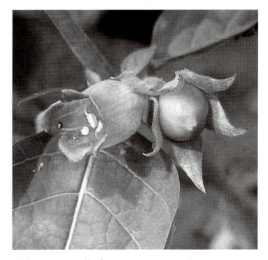

Abb. 13-4: Belladonna

Bezug zu Feuer, Hexen, Hexenverbrennung und Hebammen (Bad Boll), Erlkönig, Goethes Faust (Walpurgisnacht)
Alternative heute: **love parade**

In der modernen Medizin werden die Inhaltsstoffe **Atropin** und **Scopolamin** bei neurologischen Erkrankungen und bei Spasmen glattmuskulärer Hohlorgane genutzt. Atropin ist ein wichtiges **Antidot** bei Cholinesterasehemmervergiftungen (**E605**).

> **Bezug:**
> - Nervensystem
> - Gefäßsystem
>
> **Leitsymptome:**
> - Hitze
> - Brennen
> - Rötung
> - akuter, heftiger Krankheitsverlauf

Gemütssymptome

- Verlangen nach Licht
- intelligent
- knirscht im Schlaf mit den Zähnen
- extreme Empfindlichkeit (gegen Schmerz, Berührung, Geräusche, Licht), **Hyperästhesie** besonders im Wochenbett
- impulsiv, heftig
- lebhafte Phantasie
- stöhnt, klagt, jammert
- ungeduldig
- Wutanfälle, explodiert, mit rotem Gesicht
- heftiges **Delirium**, besonders bei Fieber
- Halluzinationen, Wahnideen, sieht Gespenster, Phantome, Gesichter, Hunde, Insekten und fürchtet sich davor
- Psychosen, Manien
- **schlägt, beißt, spuckt**, reißt
- im Anfall extreme Körperkraft
- Zerstörungswut
- heftige, plötzliche Erkrankungen
- **Besserung** durch Stöhnen

Allgemeinsymptome

- **akute** Erkrankung
- **plötzlicher** Beginn
- heftiger Krankheitsverlauf
- endet plötzlich
- **Hitze**
- **Rötung**
- **Brennen**
- **Klopfen**
- Schwellung
- eher durstlos
- ihr ist kalt, sie deckt aber trotzdem die Bettdecke ab
- Hypertonus
- eher rechtsseitige Beschwerden
- Eklampsie, Fieberkrämpfe, Epilepsie, Zuckungen,
- brennende Schmerzen
- **Besserung** durch Druck, Ruhe Wärme, in einem warmen Zimmer
- **Verschlechterung** durch Berührung (auch Berührung der Bettdecke), Erschütterung (auch des Bettes), Geräusche, Lärm, alle Sinnesreize, Bewegung, Überhitzung, Sonne, Unterkühlung, Kaltwerden des Kopfes (z. B. nach Schwimmen, Haarewaschen), hormonelle Änderungen (Menses, Schwangerschaft, Klimakterium), gegen 5 Uhr, zwischen 11–15 Uhr, nach Mitternacht

Schwangerschaft

- Abort mit Blutung, **heißes Blut**
- **Hyperästhesie** (gesteigerte Empfindlichkeit für Sinnesreize)

Geburt

- verträgt die **Berührung** bei der **Untersuchung** nicht
- Untersuchung unangenehmer als der nach unten drückende Kopf
- MM spastisch kontrahiert, rigide, **dünn, rot, heiß, empfindlich, feucht**
- Wehen und Schmerzen kommen und gehen plötzlich
- falsche Wehen
- mit Druck nach unten
- Sanduhrkontraktionen
- **Schmerzen heftig, klopfend**, z. B. auch Kopfschmerzen bei der Geburt
- Druck beim Pressen geht in den Kopf (**Augen rot, Kopf rot**)
- **Knie-Ellenbogen-Lage bessert**
- abwechselnd redselig und ruhig
- delirante Zustände

- Eklampsie
- Bett zu hart
- Plazentaretention mit starker hellroter Blutung, Blut heiß
- Harnverhalt nach Geburt

Wochenbett

- Subinvolutio uteri
- **Entzündungen** mit klopfenden Schmerzen, Rötung und starker Berührungsempfindlichkeit
- **Mastitis**
- Fieber
- Lochien heiß
- Psychose

Stillen/Brust

- **akute** Erkrankung, **plötzlicher** Beginn
- **Mastitis** (Hauptmittel)
- Brust rot, heiß
- **plötzliches hohes** Fieber, trockene Hitze, Kopf heiß, Extremitäten kalt
- Fieberkrämpfe, insbesondere nachts
- Körper fühlt sich extrem heiß an
- **kein Kontinuafieber**
- **Hitze, Rötung, Klopfen**
- Anschwellung
- **Verschlechterung** durch Berührung, Erschütterung

Kind

- **Scheintod** bei Neugeborenen
- schreit im Schlaf
- fester Druck kann Koliken bessern
- Koliken, besser durch Bauchlage, nach vorne beugen, nach hinten strecken
- Koliken schlechter durch Berührung oder Erschütterung
- erbrechen ganze Mahlzeit
- viel Durst
- erschöpft
- Zahnungsfieber
- Kinder verhalten sich auch mit sehr hohem Fieber als wären sie gar nicht krank
- **kein Kontinuafieber**
- unruhig, hibbelig, **Energie** ohne Ende

- Tobsucht, Wutanfälle, beißt, schlägt und tritt dann
- Furcht nacht
- Furcht vor Hunden, Gespenstern, Fratzen, sehen Dinge, die nicht vorhanden sind
- sehen gesund und vital aus
- erscheinen **freundlich, fröhlich**
- **Verschlechterung** durch Trost, Berührung, Erschütterung

Weitere körperliche Symptome

Kopf:
- starke Kopfschmerzen, beginnen am Hinterkopf und strahlen nach vorne aus
- hämmernde Schmerzen
- Schmerzen so stark, dass sie den Kopf nicht ruhig halten kann und ihn hin und her rollt oder den Kopf gegen die Wand schlägt
- Kopf heiß , dabei eiskalte Hände und Füße
- brennendes Gefühl im Kopf
- Gesicht **rot**, blaurot, **gedunsen**
- Gesicht rot, heiß, trocken
- Zähneknirschen
- Erdbeerzunge
- **Besserung** durch Liegen, Ruhe, kalte Umschläge, im Dunkeln, fester Druck, Liegen auf dem Bauch
- **Verschlechterung** durch Bewegung, Licht, Lärm, 11.00–15.00 Uhr, 15.00 Uhr, Menstruation, Hitze, Kälte, Haarewaschen, Berührung etc.

Augen:
- gerötete Skleren
- weite Pupillen, glänzende Augen
- starrer Blick
- Lichtscheu

Ohren:
- **Otitis** media, mit typischen Allgemeinsymptomen
- **Verschlechterung nachts**, im Liegen

Magen-Darm-Trakt:
- Verlangen nach Zitrone, Limonade
- Beschwerden durch verdorbenes Essen, insbesondere verdorbene Wurst (wie Arsenicum)

- **durstlos** oder:
- großer Durst auf **kalte** Getränke
- **Magenschmerzen, Koliken**
- **Besserung** durch festen Druck, nach vorne Beugen, nach hinten Überstrecken
- **Verschlechterung** durch Erschütterung, Berührung, leichten Druck

Urogenitaltrakt:
- **starke Dysmenorrhoe mit abwärts drängenden Schmerzen**
- rechtsseitige schmerzhafte Ovarialzysten
- Blasentenesmen
- Menses: früh, reichlich, hellrot oder dunkle Klumpen, heißes Blut
- Uterus nach Menses sehr empfindlich
- Prolaps

Fieber:
- **plötzliches hohes** Fieber, trockene Hitze, Kopf heiß, Extremitäten kalt,
- Fieberkrämpfe, insbesondere nachts
- Körper fühlt sich extrem heiß an
- **kein Kontinuafieber**

> Belladonna wirkt akut, schnell (ähnlich Aconitum) und muss ggf. häufiger wiederholt werden.

Ähnliche Mittel:	Acon, Bry, Apis, Lach
Ergänzende Mittel:	Calc, Cham, Lach, Merc
Antidot:	Acon, Camph, Coff, Puls, starker schwarzer Kaffee, grüner Tee, Wein, Essig

Belladonna folgt oft auf Aconitum.

13.6 Bellis perennis

Maßliebchen, Gänseblümchen Tausendschön, Wundwurz, Morgenblume, Marienblume, Mümmeli, Rekrutenröserl, Dragonerblume, Ringelröschen, Gänseliese, Hahnemann: „Tausendschönmaßliebe", „Kleine Arnika"

bellis = lat. bellus = schön; perennis = ausdauernd

Es blüht auf Wiesen, Wegrändern, Almen, also da, wo früher Gänse zu finden waren. Es ist ein kleines Blümchen, auf das jeder tritt. Trotzdem richtet es sich immer wieder auf zur Sonne hin und dreht sich mit ihrem Verlauf von Osten nach Westen. Morgens früh ist die Blüte noch geschlossen, das Blütenköpfchen ist gebeugt in Richtung Boden. In diesem Sinne ist auch die Patientin morgens oft schlapp und fühlt sich wie gerädert.

In früheren Zeiten wurde Bellis perennis zur Abortinduktion eingesetzt.

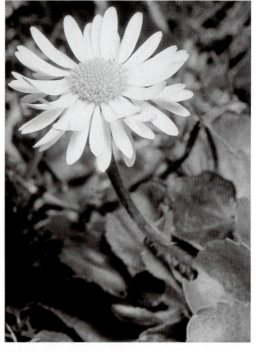

Abb. 13-5: Bellis perennis

Gemütssymptome

- Zustand nach **Trauma (physisch oder psychisch)**
- Stimmung grundlos gereizt, bedrückt
- im Traum zornig
- Angstgefühl
- liebt Gewitter

Allgemeinsymptome

- Quetschungen, Stauchungen, Prellungen
- Nervenverletzungen
- Verletzung der Beckenorgane
- Zerschlagenheitsgefühl am ganzen Körper
- Schwäche
- Verletzungen der Weichteile
- Verletzungen wiederholen sich
- nach chirurgischen Eingriffen
- wenn der Körper immer an der gleichen Stelle zu stark belastet wird (z. B. die Knie bei Fliesenlegern)
- Schmerzen übermäßig stark, besser durch Reiben
- Schmerzen beginnen unten und erstrecken sich nach oben (wie Sulphur)
- Lymphdrüsenschwellung
- Beschwerden nach Überhitzung, Schwitzen und Abkühlung
- **Verschlechterung** nach 3.00 und 15.00 Uhr, auf der linken Seite, durch heißes oder kaltes Bad, Wärme, Berührung, Wind, vor Sturm

Gynäkologie

- Dysmenorrhoe
- Geburtsverletzungen
- Wundheitsgefühl im Uterus
- Quetschung/Prellung im Bereich des kleinen Beckens („**Arnika der Gebärmutter**")
- Folgen gynäkologischer Eingriffe

> Nicht abends geben → Schlaflosigkeit

Schwangerschaft

- Varikosis, kann aufgrund der Krampfadern nicht spazierengehen
- Bauchdecken schmerzen
- Wundheitsgefühl im Uterus

Geburt

- starke Wehenschmerzen
- Atonie
- gutes Mittel nach der Geburt
- ähnlich zu Arnika (bei Bellis Schmerzen mehr auf den Beckenbereich konzentriert, bei Arnika generalisiert)

Stillen/Brust

- Hämatom nach Trauma, z. B. auch wenn das Baby beim Wickeln fest gegen die Brust tritt
- Mammakarzinom nach Trauma, Quetschung (z. B. bei Mammographie)

Weitere körperliche Symptome

Haut:
- Abszesse, Kelloide
- Hautinfektionen verschlechtern sich in der Sommerhitze
- Ekchymosen (kleinflächige Hautblutungen)
- Knutschflecke

Extremitäten:
- Prellungen, Quetschungen, Stauchungen, Hämatome, Muskelkater, Gelenkschmerzen
- Rheuma
- Verstauchung
- Schmerzen verschlechtern sich bei Bewegung, aber bessern sich oft bei fortgesetzter Bewegung (wie Rhus toxicodendron)
- starke Schmerzen beim Gehen, geht aber weiter und **ignoriert die Schmerzen**
- Abszesse

Ähnliche Mittel: Arn, Led, Phyt, Rhus-t, Staph

13.7 Borax

Natriumborat, Natrium boracicum

Gemütssymptome

- Furcht vor und bei **Abwärtsbewegungen** bei den meisten Beschwerden (z. B. im Aufzug oder beim Treppenlaufen
- überempfindlich durch plötzliches Geräusch, z. B. Türknallen
- hochschrecken durch leichteste Geräusche

Allgemeinsymptome

- Säuglingserkrankungen
- Schwäche
- blass, normalerweise rote Körperstellen sehen heller aus
- bevorzugt rechte Seite betroffen
- Soor
- **Verschlechterung** nach 23 Uhr

Stillen/Brust

- Kind verweigert die Brust wegen Aphthen
- vermehrte Milchproduktion, Muttermilch läuft aus
- Schmerzen in der einen Brust, während an der anderen gestillt wird
- Aphthen an Mamille, blutend
- Galaktorrhoe bei Nichtschwangeren

Kind

- Neugeborene erwachen häufig
- schreien im Schlaf plötzlich auf
- erwachen entsetzt, erkennen die Mutter nicht, klammern sich fest
- lehnen Brust/Flasche ab wegen **Aphthen**
- sehr schreckhaft
- klammern sich fest bei Abwärtsbewegungen z. B. beim Moro-Reflex oder wenn das Kind ins Bett gelegt wird

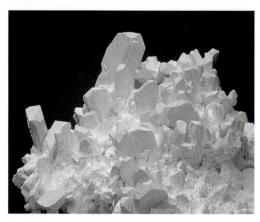

Abb. 13-6: Borax

- Schreien beim Gestilltwerden
- Kinder fürchten sich, wenn sie aus dem Bett gehoben werden
- schreien schon, wenn man die Beine beim Wickeln anhebt

Weitere körperliche Symptome

Mund:
- wunde Mundschleimhaut bei Säuglingen
- Aphthen, Schwämmchen
- Aphthen bluten leicht
- Mund trocken und heiß
- Schmerzen beim Essen/Trinken
- Zahnung schmerzhaft

Abdomen:
- Diarrhoe beim Zahnen
- Diarrhoe durch plötzliche Geräusche
- Stuhl dünn, schleimig, Verschlechterung durch Obst
- mürrisch vor Stuhlgang

Urogenitaltrakt:
- Kind schreit vor dem Wasserlassen (wie Lycopodium)
- Brennen beim Wasserlassen

Folgemittel:	Ars, Bry, Calc, Lyc, Nat-p, Nux-v, Phos, Sil, Sulph, Tub
Antidot:	Cham, Kaffee, aber auch Essig, Wein

13.8 Bryonia alba

weiße Zaunrübe

> **Bezug:**
> seröse Häute,
> innere Organe
>
> **Typisch:**
> - Abneigung/Verschlimmerung durch Bewegung
> - Trockenheit
> - will ihre Ruhe haben
> - akute Krankheiten mit langsamem Beginn
> - viel Durst
> - hochgradige Berührungsempfindlichkeit
> - Besserung durch Liegen auf der schmerzhaften Seite
> - Besserung durch festen Druck
> - Verschlechterung durch leichten Druck

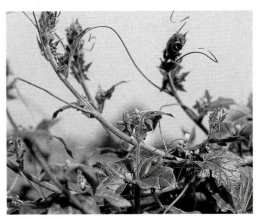

Abb. 13-7: Bryonia alba

- Mangel an Lebenswärme, aber trotzdem Abneigung gegen Wärme
- möchte kühle Luft/kühle Anwendungen
- **Besserung** durch festen Druck, Schweiß
- **Verschlechterung** durch leichten Druck, **Bewegung**, Wärme, Hitze

Gemütssymptome

- im Wochenbett Angst um die Zukunft
- Furcht vor Armut
- Geiz
- Sicherheitsdenken, hat auch Sorge um ihre Existenz, wenn es ihr eigentlich gut geht
- will ihre Ruhe haben, lehnt Hilfe ab
- will nach Hause gehen
- mürrisch und unfroh
- weiß nicht, was sie will
- **Verschlechterung** durch Zorn, Schreck, Geringschätzung etc.

Allgemeinsymptome

- akute Krankheiten mit langsamem Beginn, verbunden mit starkem Durst
- matt, schwach
- Ohnmachtsneigung beim Aufrichten
- Schmerzen stechend
- **trockene** Schleimhäute und großer Durst, trinkt viel auf einmal
- Folgen von **Ärger**
- Folgen von Unterdrückung (Schweiß, Ausschläge etc.)
- Verletzungen (Schlag, Fall, Quetschung)

Schwangerschaft

- Fehlgeburt nach Überanstrengung
- Übelkeit, verstärkt bei Bewegungen, auch bei Bewegung der Augen
- Husten morgens
- Kopfscherzen
- Verstopfung

Wochenbett

- Lochien unterdrückt
- Lochien sehr stark
- Lochialstau mit berstenden Kopfschmerzen
- Kindbettfieber
- Schmerzen stechend oder brennend
- Obstipation

Stillen/Brust

- Milchstau, Mastitis
- oft hervorgerufen durch Ärger/Erregung
- Brust ist insgesamt hart, schwer, heiß
- muss die Brust halten/stützen
- jede Bewegung, jeder Schritt, jede Erschütterung schmerzt (wie Belladonna)

- muss Brust festhalten beim Treppensteigen
- berührungsempfindlich
- stechende Schmerzen
- volle Brust, aber die Milch läuft nicht
- Milchmangel infolge Verunsicherung, Ärger, Aufregung
- Milch fließt nicht nach Abkühlung
- mit viel Durst, Trockenheit der Schleimhäute, rissigen Lippen
- Bedürfnis, tief einzuatmen

Kind

- möchte nicht getragen werden
- möchte Dinge haben, die es nicht haben darf
- schlechte Laune
- bei Neugeborenen schleimiger grüner Stuhl kurz nach dem Stillen (wie Magnesium carbonicum und Chamomilla)

Weitere körperliche Symptome

Rücken:
- Lumbago, Ischialgie, verschlechtert durch kalte Luft

Extremitäten:
- Arthritis, Gelenke rot, geschwollen heiß, mit stechenden Schmerzen,
- **Verschlechterung** durch geringste Bewegung

Fieber:
- friert, durch Wärme nicht gebessert
- heftiger Schüttelfrost

Unverträglich:	**Calc,** Sep
Folgt oft auf:	Acon, Nux-v, Rhus-t
Ergänzende Mittel:	Acon, Alum, Arn, Kali-c, Lyc, Nat-m, Phyt, Sep, Sulph u. a.
Antidot:	Acon, Cham Coff, Ferr, **Ferr-m,** Nux-v, Puls, Rhus-t u. a.

Natrium muriaticum ist das chronische Mittel für Bryonia.
Bryonia ist Akutmittel für Alumina, Natrium muriaticum, Kalium carbonicum und Posphorus.

13.9 Calcium carbonicum Hahnemanni

unreines Calciumcarbonat, Austernschalenkalk, kohlensaurer Kalk

Vorkommen in Knochen, Milch, Kreide, Zähne, Muscheln,
Einfluss auf Stoffwechselvorgänge (Verkalkung), Blutgerinnung,
antiallergische Wirkung

Bezug:
- Knochen
- Drüsen
- Haut

Typisch:
- „harte Schale – weicher Kern" wie eine Auster: Die Auster ist innen weich und braucht außen die harte Schale als Schutz.
  Auster: außen hart, unauffällig, eher unansehnlich, innen weich, glibberig
  Perle: rund, glänzend, edel
- **Thema:** Sicherheit, Geborgenheit, Vertrauen
- Langsam wirkendes Mittel

Calcium carbonicum Hahnemanni

Gemütssymptome

- gemütlich, friedfertig, zufrieden
- bescheiden
- erdverbunden
- isst und kocht gerne
- fürsorglich
- Heimweh
- fühlt sich am wohlsten zuhause in vertrauter Umgebung
- optimistisch
- intuitiv
- kann sich nicht entspannen, kann nicht loslassen
- geht nicht gerne an der frischen Luft spazieren
- ist gerne mit Kindern zusammen
- fühlt sich beobachtet
- eigensinnig, stur, halsstarrig, trotzig (→ Kontrolle, Festhalten)
- reizbar
- **furchtsam**, besorgt
- sehr verantwortungsbewusst, resolut
- „Fels in der Brandung"
- ist immer beschäftigt, „Freizeit muss verdient werden"
- mangelndes Selbstbewusstsein
- Entscheidungsschwäche
- kann nicht nein sagen
- will, dass man mit ihr zufrieden ist
- orales Lustbedürfnis (rauchen, essen, Kinder wollen permanent an die Brust)
- viele **Ängste** vor allem Möglichen, besonders vor Krankheiten, **Höhenangst**, (Schwindel in der Höhe)
- Furcht, **dass jemand ihre Schwäche/ihren Zustand bemerkt**
- Furcht vor Veränderungen
- braucht Sicherheit
- **Schreckliches und Trauriges beeindruckt sie sehr**
- geistige Erschöpfung
- **langsam** („langsam, aber sicher"), träge
- arbeitet langsam und kontinuierlich, ruhig (wie ein Traktor)
- gründlich und ordentlich
- braucht lange, um etwas zu lernen, das behält sie dann aber auch
- Depression
- **weint leicht**

Allgemeinsymptome

- saurer Geruch
- Bindegewebsschwäche
- träge, schwerfällig
- Abneigung gegen Anstrengung
- **Adipositas**
- Kopfschweiß
- Schwäche
- schnell erschöpft nach der leichtesten geistigen oder körperlichen Anstrengung
- langsame Heilung von Verletzungen
- Knochenprobleme
- friert schnell
- schwitzt leicht bei Anstrengung, besonders im Nacken
- Beschwerden durch Treppensteigen
- Hämophilie
- Mondbezug
- **Verschlechterung** durch nass-kaltes Wetter, Kälte, Überanstrengung

Gynäkologie

- Menses zu früh
- Hypermenorrhoe, verstärkt bei Schwäche
- reichlich, lang anhaltend, klumpig, milchig
- Brustspannung vor/während der Periode
- Prolaps
- das Gefühl, als wolle die Gebärmutter herausfallen (wie Sepia, Lilium tigrinum)
- Myome, Polypen

Schwangerschaft

- schwerfällig
- Übelkeit mit saurem Erbrechen
- drohender Abort
- habitueller Abort, besonders nach Anstrengung
- Neigung zu Krämpfen in Fußsohlen, Zehen

Geburt

- falsche Wehen
- schnell erschöpft
- furchtsame Besorgnis
- hat es gerne gemütlich
- gerne in der warmen Wanne

Wochenbett

- Nachwehen schmerzhaft, lang anhaltend
- Schwäche
- Haarausfall
- Blutung stärker bei Anstrengung/Stillen

Stillen/Brust

- Milch zu reichlich
- fließt von selbst
- wässrig,
- wenig Milch bei praller Brust
- Stillen schwächt
- Kind verweigert Muttermilch
- Mamillen eingerissen
- stechende Schmerzen beim Stillen
- nach Mastitis bleiben harte knotige Stellen
- früh einsetzende Menses während der Stillzeit

Kind

- dicke Kinder mit großen Köpfen, eher schlaff
- Entwicklungsverzögerung
- Babys schlafen an der Brust ein, sind aber, wenn man sie von der Brust nehmen will, sofort wieder wach und trinken weiter
- Kind verweigert Muttermilch
- wird gerne geschaukelt, schnell und heftig
- großer runder Kopf bei Säuglingen
- Fontanellen zu lange offen
- Hinterkopf bei Säuglingen abgeflacht
- Kopfkontrolle ungenügend
- Vorzugshaltung nach rechts
- Klavikulafraktur der Neugeborenen (wie Calcium phosphoricum)Mammakinder
- Kinder kauen im Schlaf oder machen Saugbewegungen
- Rachitis
- Ausschläge an Kopf und Gesicht
- Milchschorf, feucht oder trocken, massiv
- reichlicher Kopfschweiß, durchnässt das Kissen, Kopf schwitzt stark im Schlaf und beim Stillen (Säugling)
- Kinder zerkratzen sich das Gesicht blutig, wenn sie müde sind
- Nabelbluten
- Nabel wund
- Nabelgranulom, nässend, blutig
- Nabelbruch
- rezidivierende Aphthen bei Säuglingen
- langsames, schwieriges Zahnen mit Begleiterscheinungen (Erkältungen, Koliken, Diarrhoe)
- Aphthen
- Daumenlutschen
- wollen Schnuller
- ängstliche Kinder (Urangst)
- Säuglinge erschrecken vor lauten Stimmen
- eigensinnig, stur, widerspenstig
- gutmütig, bequem
- Wutanfälle
- Angst vor neuen Situationen
- spielen konzentriert, können lange Zeit mit einem Spielzeug spielen
- wollen erst zusehen, dann mitspielen
- „pflegeleichte Kinder"
- essen **Unverdauliches**, z.B. Kreide, Sand
- **Verschlechterung** der Beschwerden nachts

Weitere körperliche Symptome

Schwindel:
- an hochgelegenen Orten, Höhenangst

Augen:
- Tränen laufen an frischer Luft
- Tränengangstenose, milder, dicker, gelber Eiter (wie Pulsatilla, Silicea)
- lange Wimpern (wie Phosphorus)
- Augenlider morgens verklebt
- Tränenfluss morgens
- Rötung der äußeren Lidwinkel
- **Verschlechterung** nach Abkühlung, Erkältung

Magen-Darm-Trakt:
- verträgt keine Milch
- isst gerne Eier
- sehr guter Appetit
- saures Aufstoßen, laut
- Schluckauf nach dem Essen (wie Lycopodium, Nux vomica, Pulsatilla)
- Sodbrennen, nach jedem Essen
- saures **Erbrechen**, besonders nach Milch
- Säuglinge erbrechen Muttermilch, haben sofort wieder Hunger
- Erbrechen beim Zahnen
- chronisches Erbrechen bei Säuglingen
- Fettpolster
- Bauch aufgetrieben, vergrößert,

- empfindlich gegen Druck (wie Lycopodium)
- Diarrhoe beim Zahnen
- Diarrhoe sauer, wund machend
- explosiver Stuhlgang nach Koliken
- Stuhlgang riecht nach faulen Eiern
- Obstipation
- „fröhlich bei Verstopfung"
- Wundheit im Analbereich
- Windeldermatitis (wie Sulphur, Medorrhinum, Carcinosium, Urea pura, Lycopodium)
- Soor, große rote Fläche
- Wundsein während der Zahnung
- **Besserung** bei Verstopfung
- **Verschlechterung** durch Milch

Extremitäten:
- kalt und feucht

- Händedruck weich, lasch
- spätes Gehenlernen
- Füße eiskalt, schweißig
- mit Socken ins Bett, nachts werden die Füße dann heiß
- Fußschweiß

Haut:
- **Hautausschläge, juckend**
- Anfälligkeit für Candidainfektionen
- schlechte Wundheilung

Schweiß:
- Kopf, Füße
- klebrig, kalt

Akutmittel:	Bell, Cham
Ähnliche Mittel:	Bell, Dulc, Hep, Lyc, Nux-v, Puls, Rhus-t, Sil, Sulph, Tub
Antidot:	Kälte, kaltes Bad, Camph, Nit-ac, Nux-v, Sep, Sulph
Calcium kann in Lycopodium übergehen.	
Häufige Reihenfolge:	Calc – Lyc – Sulph

13.10 Calcium phosphoricum

Calciumphosphat, phosphorsaure Kalkerde

> **Typisch:**
> - **Traumatische Erfahrungen für das Kind bei der Geburt** (A. Zaren), z. B.
>   - BEL, Asphyxie, Nabelschurumschlingung, Schulterdystokie, Frühgeburt, etc.
>   - Trennung von Mutter und Kind in den ersten Stunden

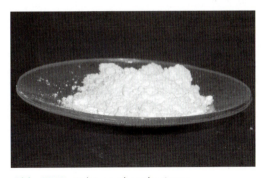

Abb. 13-8: Calcium phosphoricum

Gemütssymptome

- benötigt Zuwendung
- unzufrieden, missmutig
- aggressiv
- braucht ständig Abwechslung
- Angst vor schlechten Nachrichten
- Nägelkauen
- eifersüchtig
- entrüstet (wie Staphisagria)
- Heimweh
- Reiselust
- Beschwerden durch enttäuschte Liebe
- unruhig, nervös
- seufzt
- stöhnt und klagt unentwegt
- erträgt keinen Widerspruch

- zerstreut
- hyperaktiv
- **Verschlechterung** durch Kummer, Trost und das Denken an die Beschwerden

Allgemeinsymptome

- häufig rothaarig
- mager, schwach
- Anämie
- kalte Extremitäten
- Zwergwuchs
- zu lange Extremitäten
- Entwicklungsstillstand
- Erschöpfung
- Beschwerden in der Rekonvaleszenz
- nach mehreren Geburten
- nach langem Stillen
- bei Knochenbrüchen
- erkältet sich leicht
- **Verschlechterung** durch Zugluft, bei Schneefall und **Schneeschmelze**
- **Besserung** im Sommer, durch Wärme, Ruhe

Stillen/Brust

- Brustwarzen schmerzen und sind wund, Verschlechterung durch Berührung
- Milch salzig, wässrig, dünn

Kind

- mager, schlaff, zart, kränklich
- sensibel

- verzögerter Fontanellenschluss
- Kraniotabes
- Babys mögen Aufwärtsbewegung nicht (wie Borax)
- Beschwerden in der Wachstumsphase
- wachsen schnell
- Säuglinge wollen ständig gestillt werden, schreien sofort nach dem Stillen wieder
- erbrechen Muttermilch
- Saugreflex zu schwach, Kind will nicht trinken (wie Silicea)
- verweigern die Brust
- Heißhunger, trotzdem Gesichtsabnahme
- „Nuckelkinder"
- wollen nicht von zu Hause weg
- reizbarkeit, wütend, impulsiv
- jammern ständig, quengeln, lassen sich kaum beruhigen (wie Chamomilla)
- dauernd in Bewegung, zappelig, strampeln
- lassen sich leicht ablenken
- Zahnung langsam, schmerzhaft, verspätet
- klammern sich an Mutter
- Koliken, verstärken sich durch Nahrungsaufnahme und bessern sich beim Abgang von Blähungen
- stinkende Blähungen bei gestillten Kindern
- Diarrhoe bei der Zahnung, wundmachend, mit Blähungen
- Windeldermatitis
- nässender Nabel (blutig-serös)
- Nabelgranulom beim Neugeborenen
- Nabelbruch

Ergänzende Mittel:	Bac, Nat-m, Ruta, Hep, Tub
Es antidotiert	Ferr (nach Eisenmissbrauch)
Antidot:	Calc

13.11 Calendula officinalis

Ringelblume, Butterblume, Goldblume, Ringelrose, Sonnenwende, Totenblume

Familie der Korbblüter (Compositae). Sie wächst in Europa. Verwendet werden nur die Blüten. Die Blütenköpfe sind leuchtend gelb, Durchmesser 5–8 cm. Die einjährigen Pflanzen werden 50–70 cm hoch. Sie enthalten Saponine, Glykoside, Carotinoide, Lycopin, Bitterstoffe u. v. a.

Der deutsche Name rührt her von den **geringelten Samen**, der lateinische Name kommt daher, dass die Blüten sich dem **Licht bzw. der**

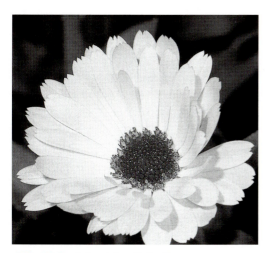

Abb. 13-9: Calendula officinalis

Sonne zuwenden, entsprechend dem **Sonnenverlauf.** Bei drohendem **schlechten** Wetter **schließen** sie sich.

In der **Volksmedizin** wird die Ringelblume oberflächlich bei Wunden, Risswunden, schlecht heilenden oder auch stark blutenden Wunden eingesetzt. Als Salbe findet sie ähnliche Anwendungen wie Arnika. Als **heißer** Umschlag (Abkochung/Tee) wird sie auch bei **Verstauchungen** und Panaritien verwendet. Die Ringelblume enthält blutstillende Substanzen.

In der **Homöopathie** wird sie als Externum in der Urtinktur und phytotherapeutisch bei oberflächlichen Wunden, Risswunden und schlecht heilenden Wunden lokal eingesetzt. Sie stellt damit eine **Ausnahme** in der Homöopathie dar.

In potenzierter Form wird sie eher selten benutzt, was schade ist, da sie ein wertvolles Traumamittel darstellt und als Mittel bei Erkältungen im Anfangsstadium, bei tief sitzenden und oberflächlichen Narben, Tumoren, wuchernden Narben, angewendet werden kann.

Gemütssymptome

- reizbar
- nervös
- schreckhaft

Allgemeinsymptome

- der Schmerz steht in keinem Verhältnis zur Verletzung
- Folgen von Operationen
- **Risswunden**
- Verletzungen durch Schlag, Quetschung, **Muskelriss** (wenn Bryonia nicht hilft), Schussverletzungen, alle Wunden
- **Schwäche** (körperlich oder geistig) nach kleinen Verletzungen
- Narbenwucherungen, Kelloide
- Warzen, wuchernde Tumoren, Neurome
- **schlecht heilende Wunden**
- **septische** Zustände, wenn andere Mittel versagen
- Erkältungsneigung bei feuchtem Wetter
- **Besserung** durch warme Umschläge mit Calendula-Lösung
- **Verschlechterung** durch feuchtes Wetter, feuchtes Milieu

Geburt

- vor allem **nach** der Geburt bei schlecht heilenden Wunden, Risswunden, **Zervixriss, Dammriss**
- nach Sectio
- bei lange zurückliegenden Verletzungen, z. B. nach einer **schlecht geheilten Geburtsverletzung** als Mittel vor und unter der Geburt

Brust

- wunde und **rissige** Brustwarzen

Weitere körperliche Symptome

Urogenitaltrakt:
- **Blasenverletzung bei Operation**
- Condylome, Warzen an Muttermund, Vulva und Vagina
- Gefühl von einem Gewicht im Becken

- Schmerzen werden schlimmer bei plötzlichen Bewegungen

Kopf:
- Rissverletzungen
- feuchte Ekzeme

Augen:
- Blenorrhoe
- Zustand nach Augenverletzungen, vor allem mit Eiterungen
- Risswunden
- **Eiterung** durch Fremdkörper

Ohren:
- Taubheit, besser in lauter Umgebung!
- Schwerhörigkeit durch Narbengewebe auf dem Trommelfell
- kann Geräusche **örtlich** nicht zuordnen (hört nicht, woher ein Ton kommt)

Haut:
- **Risswunden**, Dekubitus
- **Kelloidbildung**, Narben
- **schmerzhafte Narben, die unauffällig aussehen** (wie bei Staphisagria)
- oberflächliche Verbrennungen
- Ulcus cruris
- Abszess (heiße Calendula-Kompressen)

Ähnliche Mittel:	Arn, Bell-p, Bry, Ham, Hep-s, Hyp
Antidot:	Arn, Camph
Ergänzende Mittel:	Hep-s
Folgemittel:	Arn, Bry, Phos, Pyr

Bei äußerlicher Anwendung sind heiße Kompressen mit 10%-iger Lösung wirksamer als kalte Kompressen.

13.12 Caulophyllum thalictroides

Löwenblattwurzel, Frauenwurzel, Blauer Hahnenfuß, Bester Freund der Frau

Wird von Indianern als Wehenmittel eingesetzt.

Gemütssymptome

- „mürrisch und unfroh"
- müde
- unruhig
- ängstlich

Allgemeinsymptome

- Erschöpfung
- Schwäche während und nach der Geburt
- friert leicht, Besserung durch Wärme (Gegensatz zu Pulsatilla), Blähungsabgang (wie Lycopodium)
- Verlangen nach frischer Luft.
- ähnlich Pulsatilla, aber mehr Durst und Wärmebedürfnis
- Schmerzen wandern
- rheumatische Erkrankungen der kleinen Gelenke
- Chloasma

Schwangerschaft

Zu Beginn der Schwangerschaft kontraindiziert!

- Abortneigung
- drohende Frühgeburt: **vorzeitige Wehentätigkeit** (keine Tiefpotenzen!)
- übermäßig starke Braxton-Hicks-Kontraktionen (keine Tiefpotenzen!)
- verstärkte Vorwehen, die mit „Druck nach unten" verbunden sein können

Geburt

- reizbar, mürrisch
- Erregung, Unruhe
- Stiche im Zervixbereich
- alle Formen der Wehenstörung: Wehen zu schwach, zu schmerzhaft, zu kurz, zu häufig, unregelmäßig, **ineffektiv**!
- sekundäre Wehenschwäche aus Erschöpfung (nach Gelsemium), auch in der Pressphase.
- **stimuliert regelmäßige, wirkungsvolle Kontraktionen mit Erholungspausen** (Graf)
- Schmerzen ziehen von vorne nach hinten bzw. aufwärts, strahlen in die Leistengegend und in die Beine aus oder sind an wechselnden Stellen lokalisiert
- Muttermund rigide, verstärkt während Wehe
- zittert aus Schwäche
- geht gerne ins Hohlkreuz und stemmt die Hände in den Rücken
- Blutung nach schneller Geburt
- Blutung nach protrahierter Geburt (Atonie)
- Plazentaretention

Besonderheiten der Dosierung

Nach **vorzeitigem Blasensprung** halbstündlich D 6 – C 6 über 6–8 Stunden (Graf)

Wochenbett

- starke, krampfende Nachwehen, in die Leisten ausstrahlend
- Erschöpfung nach der Geburt
- Nervosität, Unruhe

Gynäkologie

- Dysmenorrhoe
- Schmerz in Leiste und Unterbauch, zieht bis in die Beine
- wandernde Schmerzen
- krampfartig
- Fluor, wundmachend, beißend
- **Verschlechterung** durch Kälte

Folgt oft auf:	Gels
Folgemittel:	Bell, Cimic, Gels, Nux-v, Puls, Sep
Unverträglich:	Coff, Kaffee
Es antidotiert:	Cimic

13.13 Causticum

Ätzkalk

Bezug:
- Nerven, besonders Lähmungen
- Warzen
- Verbrennungen

Gemütssymptome

- Mitleid, großes **Mitgefühl**, leidet mit!!
- ständige Ängstlichkeit
- **erträgt keine Ungerechtigkeit**, duldet keine Unterdrückung (weder in Bezug auf sich selbst noch auf andere)
- **andauernde Furcht, dass etwas Schrecklichen passiert**
- Furcht vor dem Alleinsein, besonders nachts
- kann herrschsüchtig sein
- Beschwerden durch Kummer (vergleiche Natrium muriaticum, Ignatia)
- selbstlos
- politisch engagiert, Revolutionär (wie bei Colocynthis oder Staphisagria)
- neigt zum Widerspruch
- **sehr vorsichtig;** traut sich nichts Neues zu
- Beschwerden durch Ärger
- schnell beleidigt

Allgemeinsymptome

- Verbrennungen, Verbrühungen
- taube Finger
- Schwäche, Lähmung
- brennende oder reißende Schmerzen
- **geht gerne im Regen spazieren**
- Heiserkeit
- Influenza
- Warzen im Gesicht
- Räusperzwang
- **Besserung** durch Wärme, warm-feuchtes Wetter oder Sauna, bei fortgesetzter Bewegung, morgens
- **Verschlechterung** im Freien, durch trockene Heizungsluft, zu Beginn der Bewegung, durch kalt-trockenes Wetter, schönes, klares Wetter, kalten Wind

Geburt/Wochenbett

- Furcht vor Komplikationen bei der Geburt (bezüglich sich selbst und Kind)
- große Angst vor den Schmerzen bei der Geburt
- schwierige Entbindung durch Schwäche, Lähmung
- Wehenschwäche
- Presswehen zu schwach
- Harnverhaltung nach der Geburt bei der Mutter (wie bei Arnika oder Arsenicum album) und/oder dem Neugeborenem (wie bei Aconitum), insbesondere bei psychischer Beteiligung, hat überhaupt kein Gefühl in der Blase

Stillen/Brust

- Milch geht durch Übermüdung zurück
- wunde, rissige Brustwarzen
- Fissuren

Kind

- nach Verbrennungen/Verbrühungen
- „Mammakind"
- weint leicht
- lernt spät laufen
- stolpert häufig
- ungeschickt

Weitere körperliche Symptome

Urogenitaltrakt:
- krampfende Schmerzen
- Blasenlähmung nach Geburt, Operationen, langem Verhindern der Miktion
- jegliches Gefühl für die Blase fehlt
- häufiger Harndrang, aber nur Abgang von wenigen Tropfen
- kann nur im Stehen Wasserlassen
- **Inkontinenz** beim Husten, Lachen, Niesen, Naseputzen
- Frigidität (vergleiche Sepia, Natrium muriaticum)

Haut:
- **Verbrennungen**, Verbrühungen
- **Keloidbildung**
- Brandwunden heilen schlecht
- **Warzen**, besonders im Gesicht, an der Nase und an den Fingerspitzen

Nerven:
- **Lähmungen, insbesondere halbseitig**
- Ptosis (vergleiche Gelsemium, Sepia)

Magen-Darm-Trakt:
- Obstipation mit vergeblichem Stuhldrang (wie bei Nux vomica)
- Stuhl geht **leichter im Stehen** ab

Ähnliche Mittel:	Carb-v, Rhus-t, Ars, Kali-c, Staph
Antidot:	Coff, Coloc, Kaffee, Nux-v
Gute Folgemittel:	Calc, Lyc, Nux-v, Phos, Puls, Ruta, Sil, Sulph
Unverträglich:	Phos (nicht vor oder nach Causticum verabreichen)
Bei Ptosis:	Sep, Caust, Gels

13.14 Chamomilla

Kamille, Kummerblume, Mutterkraut (Matricaria), Mägdeblume, „Schutzengel der Kinder"

Gemütssymptome

- Beschwerden durch Zorn und Ärger
- schimpft, meckert, gereizt
- ständig unzufrieden, egal, was man tut
- ungerecht
- unerträgliche Stimmung, die auf die Menschen in der Umgebung ansteckend wirkt
- überempfindlich gegen alle äußeren Einflüsse
- duldet keine Untersuchung
- möchte Gesellschaft, will aber nicht angesprochen/berührt werden
- wird hysterisch (u. a. bei Schmerzen)
- Furcht vor Sturm

Allgemeinsymptome

- unerträgliche Schmerzen
- Kindermittel, häufig in Zahnungsphase mit entsprechender **Gemütslage**
- eine Wange rot, die andere blass
- Durst auf kaltes Wasser
- heftiger Krankheitsverlauf
- **Verschlechterung** durch Genussmittel wie Kaffee, Narkotika, durch Zorn, Wärme, Berührung, gegen 9 Uhr, 21 Uhr und nachts

Schwangerschaft

- unmögliche Laune
  (siehe Gemütssymptome)
- Beschwerden durch Ärger, Zorn
- Abortus imminens
- Eklampsie
- neuralgische Zahnschmerzen, schlimmer durch Wärme
- Übelkeit, verschlechtert durch Aufstoßen
- Pollakisurie, reichlich blasser Urin
- eine Wange blass, eine rot

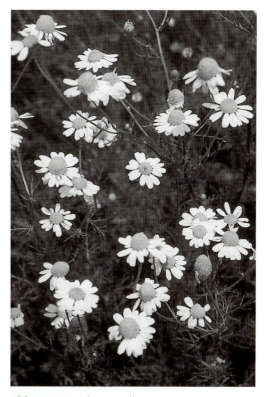

Abb. 13-10: Chamomilla

Geburt

- unruhig, ängstlich
- schimpft, meckert, stöhnt, gereizt, zornig, wütend
- möchte Gesellschaft, aber man darf ihr nicht zu nahe kommen
- Wehen unerträglich, wird hysterisch
- ohnmächtig vor Schmerz
- Wehen falsch, schwach, sanduhrförmig, ineffektiv
- Wehenschmerz strahlt in Oberschenkel aus
- Muttermund straff, rigide
- Kind scheint während der Wehe nach oben zu rutschen (wie Gelsemium)
- Kind liegt falsch
- häufiger Harndrang
- will frische Luft
- dunkle Blutung, verstärkt während der Wehe
- heiß
- viel Durst

Wochenbett

- schlecht gelaunt, gereizt, unzufrieden, meckert nur
- Nachblutung
- Nachwehen unerträglich, Verstärkung beim Stillen
- Kindbettfieber

Stillen/Brust

- Mammae hart, gespannt, empfindlich auf Berührung, auch durch Kleidung
- Milch geht zurück durch Ärger/Zorn
- Milchmangel bei entsprechenden Gemütssymptomen

Kind

- schlaflos, unruhig, schreit viel, überempfindlich, zornig, auch schon Neugeborene
- **zorniges**, nerviges Schreien, **unausstehlich**, „man könnte das Kind verkaufen"
- durch nichts zufrieden
- will getragen **und** geschaukelt werden, was aber auch nicht wirklich bessert
- macht sich steif, biegt sich nach hinten
- will nur auf dem Arm einschlafen, aber nur bei bestimmten Personen
- will nicht angefasst werden, erträgt die Untersuchung nicht
- harte Brustdrüsenschwellung

- Krämpfe/Koliken bei Stillkindern nach Ärger/Zorn der Mutter
- Durchfall, grün-schleimig, wund machend, stinkt wie faule Eier
- Zahnungsbeschwerden
- Durchfall bei Zahnung
- ständig Finger im Mund
- eine Wange blass, eine rot
- will Dinge haben, die es dann aber wegwirft
- vordere Körperteile kalt, hintere warm (z. B. kalte Wangen, heißer Hinterkopf)

Weitere körperliche Symptome:

Gesicht:
- eine Wange rot, eine blass

Magen-Darm-Trakt:
- Beschwerden nach Ärger/Zorn
- Gallenkolik
- Koliken durch übermäßigen Genuss von Kamillentee
- eine Wange blass, eine gerötet
- Bauchschmerzen schlimmer durch Aufstoßen (!) und besser durch Blähungsabgang

> Für die Anwendung von Chamomilla ist schlechte Laune Voraussetzung!
> Ein ruhiger, friedlicher Mensch benötigt fast nie Chamomilla.

Folgemittel:	Calc, Bell (wenn Cham versagt), Mag-p, Nux-v, Puls, Sulph u. a.
Ergänzende Mittel:	Acon, Bell, Calc, Coff, Mag-c, Nux-v, Puls, Sil, Sulph, Valer u. a.
Antidot:	Acon, Camph, Coff, Ign, Kaffee, Nux-v, Puls, Wein, Weingeist u. a.

Magnesium carbonicum ist das chronische Mittel für Chamomilla.

13.15 China officinalis

Chinarindenbaum, Jesuitenrinde, Perurindenbaum

Er wächst im feucht-heißen Hochland im Norden Südamerikas. Verwendet wird die Tinktur der getrockneten Rinde. Es ist das erste von Hahnemann geprüfte Mittel.

> **Typisch**
> - **Beschwerden durch Flüssigkeitsverlust** (Blutverlust, Diarrhoe, Stillen, Schwitzen, etc.)
> - **Schwäche**

Gemütssymptome

- schwach, müde, total erschöpft
- Konflikt in Schwangerschaft zwischen „Ich kann nicht mehr" und „Ich muss aber"
- kleine Störungen nerven massiv (z. B. Stubenfliegen)
- genervt, z. B. vom Stillen, „ich muss aber"
- Grundbedürfnisse werden nicht gestillt (auch Grundbedürfnisse der Mutter)
- Überempfindlichkeit der Sinne, besonders Haut und Haare, Berührung und Geräusche (auch das Geschrei der Kinder)
- Sinn für Schönes
- nachts schlaflos, wach, träumt viel
- nichts hilft
- reizbar, schimpft, mürrisch und unfroh, unzufrieden
- rücksichtslos gegenüber den Gefühlen anderer

Allgemeinsymptome

- Folgen von „**Säfteverlust**" (Blut, Schweiß, Muttermilch, Diarrhoe etc.)
- bei 90 % aller stillenden Frauen nach < 3 Monaten
- eingefallen, blass, teilnahmslos
- kraftlos, schwach
- nachts schlaflos
- Ohnmacht
- Ohrensausen
- **verträgt keine kalte Feuchtigkeit (Nebel)**
  → löst viele Beschwerden aus
- Abmagerung, Kachexie
- völlige Erschöpfung, mit Schweißausbrüchen
- Beschwerden in Rekonvaleszenz
- in Stillzeit (Mütter und Väter!)
- Blutungsneigung
- friert
- Luftzugempfindlichkeit
- Periodizität
- Neigung zur Masturbation
- Malaria
- **Besserung** durch festen Druck
- **Verschlechterung** durch Kälte, Nebel (feucht-kalt), Berührung (schon der Kleider)

Schwangerschaft

- Abort
- Proteinurie
- aufgeblähter Bauch, Verschlechterung durch Berührung der Kleidung
- Blutung mit dunklen Koageln
- total erschöpft
- Schweißausbrüche

Geburt

- Blutung unter der Geburt
- große Empfindlichkeit, erträgt keine Berührung
- Plazentaretention
- Uterusatonie
- Ohnmachtsneigung

Wochenbett

- nach starkem Blutverlust
- Blähungsneigung
- Lochien verstärkt, vermehrt
- Schwäche
- Schwindel
- Anämie

Stillen/Brust

- Schwäche durch langes Stillen
- Beschwerden durch Stillen von Mehrlingen (Milchverlust)
- Erschöpfung
- Nachtschweiß

Kind

- Blutverlust des Neugeborenen während der Geburt (z. B. Nabelklemme abgerutscht, Blutung nach MBU)
- nach straffer Nabelschnurumschlingung, Kind blass, asphyktisch (Lachesis: blau gestautes Gesicht)
- Neugeborenenasphyxie nach großem Blutverlust der Mutter
- Kind trinkt nicht
- schlaff, apathisch
- nachts wach
- Ikterus mit Leber-Milz-Schwellung

- schwach, erschöpft, müde
- gereizt, mürrisch
- Koliken, wenn die stillende Mutter viel Süßes ist
- autistische Kinder (z.B. aufgrund einer schweren Störung der Beziehung zur Mutter während der Stillzeit, z.B. wenn Mutter ins Krankenhaus muss)

Magen-Darm-Trakt:
- Völlegefühl
- geblähter Bauch
- Blähungen im Unterbauch, durch Aufstoßen nicht gebessert
- Verlangen nach Bitter Lemon, Gin Tonic
- **Besserung** durch Zusammenkrümmen
- **Verschlechterung** durch Kleiderdruck (wie bei Lycopodium), Berührung

Weitere körperliche Symptome
Gesicht:
- starke Blässe, eingefallen, spitz
- Mundgeschmack bitter

Ergänzende Mittel:	Ars, Calc, Carb-v, Ferr, Kali-c, Lyc, Nat-m, Phos, Phos-ac u. a.
Antidot:	Apis, Ars, Bell, Bry, **Calc**, Lach, Lyc, **Nat-m**, Nux-v, Puls, Sep, **Sulph**, u. a., chinesischer Tee,
Unverträglich:	Salbeitee u. a.

13.16 Cimicifuga racemosa

Actaea racemosa, Wanzenkraut, Schwarze Schlangenwurzel, Schlangenkraut, Silberkerze, Traubensilberkerze

Cimex (lat.) = Wanze, fugare (lat.) = flüchten
Der Name Wanzenkraut kommt daher, dass Blattwanzen die Pflanze meiden.

Giftige Pflanze aus Nordamerika, wird von Indianern bei Schlangenbissen, Neuralgien, zur Nervenstärkung und unter der Geburt verwendet.

Heute wird diese Pflanze in der Phytotherapie als Phytoöstrogen bei klimakterischen Beschwerden eingesetzt.

Bezug:
- weibliche Geschlechtsorgane
- Endokrinum

„weibliche Nux vomica" (wie Sepia)

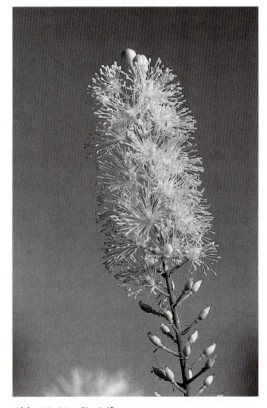

Abb. 13-11: Cimicifuga racemosa

Gemütssymptome

- „hellt die Seele auf" (Roy)
- hysterisch, theatralisch
- wechselhafte Stimmung
- überschießend, sprunghaft
- Schwarzsehen, das Gefühl, **schwarze Wolken hüllen ihren Kopf ein**, so dass alles dunkel ist
- sieht **Katastrophen** auf sich zu kommen
- Todesangst
- Gefühl des Eingesperrtseins, wie „gefangen im Käfig"
- hat das Gefühl, sie muss etwas tun, was sie eigentlich nicht will, fühlt sich unterdrückt
- körperliche und psychische Symptome wechseln einander ab
- allgemein depressive Grundstimmung mit Neigung zum Seufzen
- Traurigkeit, Depressionen
- aufgeregt, unruhig, nervös
- ängstlich
- redselig
- misstrauisch,, will keine Medikamente nehmen, aus Angst, sie könnten ihr schaden
- Furcht vor dem Tod.
- ärgert sich, wenn etwas misslingt
- Verlangen nach Einsamkeit
- **Key-note: schreckliche Angst, nicht gesund zu werden**
- Angst vor Krankheit, besonders **Geisteskrankheit**
- glaubt verrückt zu werden
- wechselnde Stimmungen
- nach traumatischer Geburt beim nächsten Kind (2., 3. etc. Geburt)
- **Verschlechterung** der Beschwerden während Menses (entsprechend der Blutungsstärke), durch Aufregung und Furcht

Allgemeinsymptome

- Beschwerden seit Schwangerschaft und Geburt.
- rheumatische Erkrankungen
- neuralgische Beschwerden
- Schmerzen wie Stromschläge hier und da
- Schmerz wie zerschlagen
- krampfartige Schmerzen
- schmerzstillend, krampflösend, entzündungshemmend
- senkt Blutzucker und Blutdruck
- beruhigend
- HWS-Syndrom
- fröstelt immer
- Frösteln/Schaudern (psychisch)
- Neigung, sich zu erkälten
- Zittern, Muskelzuckungen
- Beschwerden seit Schwangerschaft und Geburt
- **Besserung** durch Wärme/lokale Wärmeanwendung, Zusammenkrümmen, frische Luft, Druck, leichte Bewegung, Essen
- **Verschlechterung** durch Kälte, besonders feuchte Kälte, während Menses (entsprechend der Blutungsstärke), Erregung, Stress, Bewegung (physisch und psychisch), auf der linken Seite

Schwangerschaft

- extreme Überempfindlichkeit
- anhaltende Übelkeit
- nervös, unruhig
- depressive Verstimmung
- Schlaflosigkeit
- drohender Abort
- Schmerzen ziehen quer über den Unterbauch
- Blutungen
- große Ängste in Bezug auf Geburt (Geburt geht nicht gut, Kind krank etc.)
- Brustschmerzen in Schwangerschaft, Mastitis
- Ziehen in den Leisten, Bänderschmerzen
- Senkungsgefühl
- **Verschlechterung** nach Schreck

Besonderheiten der Dosierung

Bei Terminüberschreitung mit unkoordinierten Wehen gibt man niedrige Potenzen (D 1–D 4) zur Wehenregulierung (D 4 alle $^1/_2$–1 Stunde 1 Gabe) *(Graf).*

Geburt

- **reguliert die Wehentätigkeit, geburtserleichternd**
- Frösteln, Schüttelfrost in erster Geburtsphase, friert
- nervös, unruhig, redet unentwegt
- auffallender Wechsel zwischen körperlichen und psychischen Symptomen
- sieht schwarz, grundlose Angst, sieht Katastrophen auf sich zu kommen (Kind krank, Todesängste), wehrt sich deshalb innerlich gegen die Geburt → protrahierter Verlauf
- Misstrauen gegenüber der Umgebung
- Sorge ums Kind, beobachtet dauernd das CTG
- Seufzen
- wird hysterisch, verzweifelt, verstärkt mit zunehmenden Schmerzen
- reagiert gereizt, „will nicht mehr und tut nicht mehr"
- Wehen hören auf
- geräuschempfindlich
- Ohnmacht
- Druckgefühl nach unten
- Wehen schwach, unregelmäßig
- Tendenz zu verlängerten Kontraktionen
- ineffektive Wehen
- sekundäre Wehenschwäche
- Wehen sehr schmerzhaft, krampfartig, bessern sich beim Zusammenkrümmen
- Wehen in Hüften und Leisten, ziehen von einer Seite zur anderen quer durch den Unterbauch und können bis zum Herz ausstrahlen
- Muttermund rigide
- nach teilweiser Öffnung kann sich die Muttermundsweite wieder verringern
- fürchtet während der Wehen geisteskrank zu werden.
- Krampfanfälle durch starke Aufregung.
- Angina pectoris
- **Besserung** durch Wärme, Massage, Ruhe

> **Besonderheiten der Dosierung**
>
> Bei intrauterinem Fruchttod mit spasmodischem Muttermund vor dem Priming in hoher Potenz wirksam (Graf).

Wochenbett

- Wechsel zwischen körperlichen und psychischen Symptomen
- Überempfindlichkeit
- Seufzen
- Wochenbettdepression, -psychose
- Angst, vergiftet zu werden
- redet viel
- Angst vor Verantwortung
- das Gefühl versagt zu haben
- Nachwehen in Leisten, schmerzhafte Nachwehen, wird hysterisch
- Übelkeit
- Lochien unterdrückt durch Erkältung oder Gemütserregung
- Schlaflosigkeit nach dem Stillen

Gynäkologie

- Schmerzen in linken Ovarien, evtl. in die linke Brust oder quer über den Bauch ausstrahlend
- Dysmenorrhoe
- Neigung zu Krämpfen
- Ziehen in den Leisten, Bänderschmerzen
- Senkungsgefühl
- Klimakterium

Weitere körperliche Symptome

Rücken:
- steifer Nacken, obere HWS
- Weichteilrheumatismus

Ähnliche Mittel:	Acon, Caul, Gels, Ip, Lach, Lil-t, Sep
Folgemittel:	Cupr
Antidot:	Acon, Camph, Caul, Gels, Puls

13.17 Coffea

Coffea cruda, Kaffeebaumfrucht, roher Kaffee

Verwendet werden die ungerösteten Kaffeebohnen des ca. 3 m hohen Baumes, der in tropischen **warmen** Regionen wächst. Sie enthalten Coffein, Chinasäure.

Coffea erregt zentralnervöse Anteile, hat einen euphorisierenden Effekt und steigert die Diurese und den Blutdruck (in Schwangerschaft nicht sinnvoll).

Typisch:
- Mittel für Endorphinphasen
- Wirkung auf ZNS, Herz, Nieren

Gemütssymptome

- **Überempfindlichkeit**
  - insgesamt
  - gegen Geräusche
  - gegen Schmerzen
- Nervensystem überreizt
- hysterisch
- alle Sinne überempfindlich, übererregt
- reizbar
- völlig **überdreht**, z. B. in den 24 Stunden nach der Geburt
- Schlaflosigkeit durch Freude
- Gedankenandrang
- Verzweiflung, evtl Todesfurcht (wie Aconitum)
- **Verschlechterung durch große Freude**

Allgemeinsymptome

- Überempfindlichkeit für Schmerzen
- berührungsempfindlich (wie Arnika, Belladonna)
- Schmerzen verschlechtern sich durch Geräusche
- Neuralgien
- Tachykardie, Kreislaufschwäche
- **Besserung** durch Wärme (außer Zahnschmerzen, welche durch Kälte gebessert werden), Ruhe

- **Verschlechterung** durch Erregung, große Freude, Narkosemittel, Berührung, Lärm

Schwangerschaft

- exzessiver Kaffeegenuss kann zu Abort oder Frühgeburt führen
- drohender Abort

Geburt

- Wehen hören auf
- Todesangst bei den Wehen
- extrem schmerzhafte Wehen, quälend
- wird ohnmächtig bei den Wehen
- sehr geräuschempfindlich
- straffer Beckenboden
- zur Vermeidung eines Dammschnittes (Roy) 1 Gabe beim Einschneiden des vorangehenden Teiles

Kind

- nervös, lebhaft, tagsüber und nachts wach
- sehr geräuschempfindlich
- Augen glänzend, Gesicht rot
- Säuglinge schlaflos, schreien
- schneller Wechsel zwischen Lachen und Weinen

Weitere körperliche Symptome

Kopf:
- Schmerzen durch übermäßige Freude
- rotes Gesicht, heißes Gesicht
- Trigeminusneuralgie
- Zahnschmerzen bessern sich durch eiskaltes Wasser im Mund
- geräuschempfindlich

Schlaf:
- Schlaflosigkeit
  - durch Aufregung
  - durch übergroße Freude
  - durch Gedankenandrang
  - durch Übermüdung
  - durch Kaffeemissbrauch
  - im Wochenbett

Ähnliche Mittel:	Acon, Cham, Gels, Ign
Folgemittel:	Acon, Auf, Bell, Cham, Lyc, Nux-v, Op, Puls, Sulph
Antidot:	**Acon**, Arn, Bell, Cham, **Nux-v**, Puls, Sulph, Tab

Gegen Entzugserscheinungen bei Kaffeetrinkern: Cham, Nux-v

13.18 Gelsemium sempervirens

gelber Jasmin, wilder Jasmin, Giftjasmin, bei Indianern „Lähmendes Gift" bzw. „Gläserner Sarg" genannt.

Brechnussgewächs, wächst in Mexiko, in den Südstaaten der USA und in Nordostamerika. Der dornenlose Schlingstrauch wird mehrere Meter hoch und benötigt eine Stütze. Die Blätter zittern wie Espenlaub, wenn etwas Wind geht.

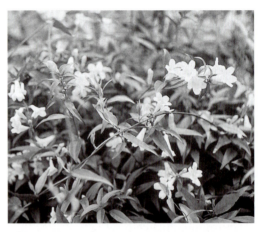

Abb. 13-12: Gelsemium sempervirens

Die Wurzel wird von **Indianern** in Kleinstdosen eingesetzt bei Neuralgien, Kopfschmerzen und Fieber.

Giftwirkung: Die Vergifteten erstarren bei vollkommen erhaltenem Bewusstsein mit offenen Augen, sie sind bewegungsunfähig, erfassen aber ganz bewusst ihre Umgebung. Schließlich führt eine Atemlähmung zum Tod.

Organbezug: Nervensystem

Gemütssymptome

- **Lampenfieber!**
- zuerst übererregt, dann wie gelähmt, Black-out
- Angst zu versagen
- **nach** der Prüfung/nach den Auftritten Beschwerden (vorher: Argentum nitricum)
- vor Angst wie gelähmt
- Erregung
- Schwindel
- Benommenheit
- Zittern (infolge Anstrengung, Erregung)
- möchte in Ruhe gelassen werden
- schüchtern, feige
- sensibel
- reizbar
- bei geringsten Anlässen ängstlich, zittrig, unkonzentriert
- will gehalten werden
- Furcht vor neuer Lebenssituation
- Dumpfheit, Mattigkeit
- wie betrunken, delirös
- Apathie
- **Hysterie während Schwangerschaft, Geburt**
- **Furcht vor Wehentätigkeit und Geburt**
- das Gefühl, **das Herz bleibt stehen, wenn sie sich nicht ständig bewegt**
- depressive Stimmung
- leicht zu verunsichern durch unbedachte Äußerungen
- die Beschwerden verschlechtern sich, wenn sie daran denkt, gleichzeitig macht sie sich aber keine großen Sorgen wegen ihrer Krankheit

Allgemeinsymptome

- schläfrig, stumpf
- Gesicht heiß, schwer, gerötet, **berauscht aussehend**, trübes, dumpfes Aussehen
- Gesichtsfarbe dunkelrot
- Augenlider schwer, **Ptosis** (herabhänges Augenlid)
- Pupillen evtl. erweitert
- Hyperventilation
- **zittert** aus Schwäche und aus Nervosität
- starkes Zittern mit dem Verlangen, festgehalten zu werden
- ihr ist abwechselnd heiß und kalt, fröstelig
- Herzbeschwerden besser durch Bewegung
- Puls schwach, bradykard
- Durchfall durch Aufregung
- schlaflos durch Aufregung
- schnell müde nach leichter Anstrengung
- durstlos
- sieht Doppelbilder
- verlangt nach **Betäubungsmitteln**
- dumpfer Schmerz, bessert sich durch heiße Umschläge
- Lähmung, Muskelschwäche, allgemeine Entkräftung
- fühlt sich wie zerschlagen
- Schmerzen entwickeln sich langsam
- Erkältung durch Überhitzung
- **Besserung** durch reichlich Wasserlassen, ständige Bewegung, Ablenkung, Zuwendung, Stimulanzien, Alkohol, Ruhe
- **Verschlechterung** durch Aufregung (auch positive), Schreck, schlechte Nachrichten, das Denken an die Beschwerden, bei beginnender Bewegung

Schwangerschaft

- Schmerzen in Gebärmutter, wie gequetscht
- Schmerzen kommen und gehen langsam
- Krämpfe in Bauch und Beinen
- Kopfschmerz
- Schläfrigkeit
- Albuminurie
- Migräne mit Sehstörungen
- Kopfgrippe
- drohender Abort durch **Schreck**, ebenso vorzeitige Wehentätigkeit
- Hypotonie, **orthostatische Dysregulation**
- leicht zu **verunsichern** durch **unbedachte Äußerungen**

Geburt

- Übertragung (bei Nervosität, Erregung)
- nervös, aufgeregt, deshalb **zittrig**
- besonders in der Eröffnungsperiode Frösteln vor Aufregung bis zum Zähneklappern
- Wehen hören auf vor Aufregung
- falsche Wehen
- schwache Wehen
- spasmodische Wehen
- unwirksame oder gar keine Wehen
- Kind scheint bei jeder Wehe nach oben zu steigen
- Tendenz zur Fehleinstellung
- Wehenschmerzen schneidend, plötzlich einschießend
- strahlen von vorn aus in den **Rücken** und ziehen hinauf zur Nierenregion.
- Muttermund erweitert, extrem **rigide**, hart, dick
- hysterisch
- Hyperventilation
- redet viel, führt Selbstgespräche
- erst übernervös, aufgeregt, geht dann über in eine lähmige Phase, schläfrig
- wie berauscht mit rotem Gesicht
- benommen, Kopf schwer
- Knie zittern
- möchte **festgehalten** werden
- Sehstörungen, Ptosis (herabhängendes Augenlid)
- Krampfanfälle, Eklampsie
- **Besserung nach reichlichem Wasserlassen**

Wochenbett

- Wochenbetteklampsie

Weitere körperliche Symptome

Kopf:
- Kopfschmerz/**Föhnkopfschmerz** (wichtigstes Mittel)
- will ihre Ruhe haben
- Schmerz mit dem Gefühl, ein **Band** sei um den Kopf
- Besserung durch reichliches Wasserlassen

Augen:
- **Ptosis** (herabhängendes Augenlid)
- matte Augen, Augen **glasig**
- Lähmung der Augenlider
- Sehstörungen bei Kopfschmerzen

Fieber:
- ohne Durst
- mit Schweregefühl, Müdigkeit, Dumpfheit
- hohes Fieber mit langsamem Puls
- schwere Lider, glasige Augen

Ergänzende Mittel:	Arg-n, Sep, Tab
Folgemittel:	u. a. Puls, Bry, Caul, Nux-v
Antidot:	Salz, Stimulanzien, Bell, Chin, **Coff**, Käse, Nat-m, Nux-v, Puls, Sep, Wein
Mittel bei Ptosis:	Sep, Caust, Gels (nach Nash)

13.19 Ignatia

Ignatia amara (amara = bitter), Ignatiusbohne

Ignatia enthält Strychnin und wurde von Eingeborenen als Pfeilgift benutzt. Es kommt ursprünglich von den Philippinen, wurde vom hl. Ignatius von Lojola entdeckt, die Samen wurden als „Krähenaugen" verkauft als Schutzamulett gegen Cholera, Epilepsie, Lähmung und Krämpfe.

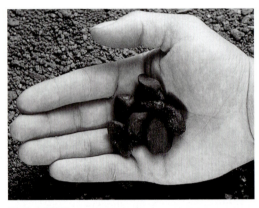

Abb. 13-13: Ignatia

Gemütssymptome

Ähnlich wie Nat-m, aber nicht so tief gehend.

> **Grundproblem:** Diskrepanz zwischen Traum und Wirklichkeit, hat hohe Ideale.

- Enttäuschung
- enttäuschte Liebe, Verlust eines geliebten Menschen
- empfindet **Kummer** sehr heftig, als ob es sie zerreißt
- reagiert nach Enttäuschung zuerst gar nicht, dann aber explosionsartig
- hat inneres Gleichgewicht verloren
- nimmt bei Kummeran Gewicht ab
- Anorexia nervosa
- Gefühl der Zurückweisung
- Verlassenheitsgefühl
- versucht, es allen Recht zu machen
- empfindliche Frauen, zart, fein besaitet
- nett, sensibel, empfindsam
- verträumt
- sehr emotional
- ästhetisch, künstlerisch, stilvoll, viel Geschmack für schöne Dinge
- kann aus wenigen Mitteln viel machen (wie Pulsatilla)
- hysterisch, unbeherrscht
- „hysterisches Kummermittel"
- steht unter Spannung
- reizbar
- mag keinerlei Berührung
- seufzt häufig, Bedürfnis tief zu atmen
- will alles schaffen
- Hyperästhesie, überempfindlich gegenüber allen Sinnesempfindungen (Geruch, Geschmack, Berührung)
- Gemütssymptome wechseln mit körperlichen Symptomen ab
- Weinen, Schluchzen, Seufzen
- paradoxe Symptome, z. B. Halsschmerzen, die sich bessern beim Schlucken von festen, harten Speisen

- lacht über Ernstes
- krampfhaftes Lachen geht in Schreien über
- weint leicht, schluchzt
- Weinkrampf
- schwankende Stimmung, „himmelhoch jauchzend – zu Tode betrübt" (wie Pulsatilla, Aconitum, Coffea)
- verträgt keinen Widerspruch
- Schwäche durch Kummer
- Depression, Traurigkeit
- **Besserung** durch heftige Bewegung, Sport (wie Sepia)
- **Verschlechterung** durch Trost

Allgemeinsymptome

- widersprüchliche Symptome
- eigenartige Symptome
- hysterisch, sensibel, empfindlich
- Seufzen
- das Verlangen, tief zu atmen
- Leeregefühl
- krampfhaftes Gähnen
- sinkt in Ohnmacht ohne sich zu verletzen
- reist gerne, Symptome verbessern sich beim Reisen
- Kopfschmerz wie von Nagel durchbohrt
- extrem schmerzempfindlich (wie Aconitum, Coffea, Chamomilla)
- mag keinen Tabakgeruch
- **Besserung** durch Reiben, harten Druck
- **Verschlechterung** durch leichte Berührung, Tabakrauch

Schwangerschaft

- Abort nach Schock
- deprimierte Stimmung
- Weinkrämpfe
- Muskelkrämpfe

Geburt

- extrem schmerzempfindlich
- protrahierter Geburtsverlauf
- Muttermund rigide, schlechter während der Wehe
- viel Stöhnen, Seufzen, Bedürfnis tief zu atmen oder zu gähnen
- Hyperventilation
- Weinkrämpfe, Muskelkrämpfe
- Eklampsie, Krampfanfälle
- Plazentaretention

Stillen/Brust

- Stiche in der Mamille beim tiefen Atmen
- Milchbildung geht zurück durch Aufregung
- schwerer Schluckauf, besonders beim Kind

Weitere körperliche Symptome

Mund:
- beißt sich auf Zunge, Wange
- zwanghaftes Gähnen

Hals:
- Globus hystericus (Kloßgefühl im Hals), besser beim Schlucken

Magen-Darm-Trakt:
- mag kein Obst
- Magenschmerzen durch Aufregung, Kummer, schlechter bei Berührung
- Gefühl, als ob eine Eisenstange im Rektum stecke
- Hämorrhoiden, gebessert durch Gehen
- Schweregefühl im Magen

Atmungsorgane:
- Seufzen, Stöhnen
- das Verlangen, tief zu atmen
- zwanghaftes Gähnen
- Hyperventilation

Unverträglich:	Coff, Nux-v, Tab
Antidot:	Arn, Bell, Camph, Nux-v, **Puls**, Kaffee, Wein, Weinessig
Ergänzende Mittel:	Nat-m, Puls, Sep, Calc, Sulph

Ignatia ist ein akutes Mittel für Natrium muriaticum und Sepia.

13.20 Ipecacuanha

Cephaelis ipecacuanha, Brechwurzel,

Immergrüner Strauch aus Brasilien, Ipecacuanha-Sirup wird benutzt um Erbrechen auszulösen.

> **Typisch:**
> Akute Beschwerden, meistens mit **Übelkeit** und Erbrechen verbunden

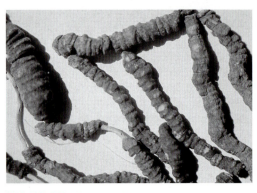

Abb. 13-14: Ipecacuanha

Gemütssymptome

- reizbar
- unzufrieden
- ungeduldig
- ruhelos
- **Verschlechterung** durch Zorn, unterdrückten Zorn und Ärger

Allgemeinsymptome

- helle Blutung
- mit Übelkeit
- Folge von Unterdrückung von Hautausschlägen
- **Besserung** durch frische Luft, Ruhe

Schwangerschaft

- Übelkeit und Erbrechen, morgens
- **anhaltende** Übelkeit, die **durch nichts gebessert** wird
- Zunge klar
- Galleerbrechen
- hellrote Blutungen

Geburt/Wochenbett

- Blutungen nach Geburt, hellrot, stark
- „wie aus dem Wasserhahn"
- mit Übelkeit, Atemnot
- Hypotonie, Ohnmacht
- Blässe
- **Verschlechterung** bei Erbrechen

Gynäkologie

- Blutungen hellrot, geronnen (wie Aconitum, Phosphorus, Secale)
- Menses früh, reichlich, hellrot, klumpig

Weitere körperliche Symptome

Magen- Darm- Trakt:
- Völlegefühl
- durstlos
- Abneigung gegen Essen, wenn sie es riecht
- Übelkeit, andauernd, quälend
- nach Erbrechen keine Besserung
- Erbrechen bei Keuchhusten
- Blähungskoliken mit ständiger Übelkeit

Ergänzende Mittel:	Ant- t, Arn, Ars, Cupr, Lyc, Phos, Plus, Sulph
Antidot:	Arn, Ars, Camph, Chin, Ferr, Nux- v, Op, Kaffee

Ipecacuanha ist ein akutes Mittel für Antimonium tartaricum, Cuprum metallicum und Natrium sulphuricum.

13.21 Kalium carbonicum

Kaliumkarbonat, neutrales kohlensaures Kali, Gewächslaugensalz, K_2CO_3, Pottasche

Kalium kommt in der Erdrinde vor. Von dort gelangt es in die Pflanzen.

Bei der Verbrennung der Pflanze entsteht Kaliumcarbonat (Pottasche). Gibt man Wasser dazu, entsteht Kalilauge z. B. zum Verseifen. Seifenblasen → empfindlich → platzen schnell

Kalium bindet Wasser und ist wichtig für Wachstum (Düngemittel), im Zellstoffwechsel (Natrium-Kalium-Pumpe) und für die elektrische Nervenleitung/das Reizleitungssystem (Alles oder nichts-Prinzip: Muskeln kontrahieren sich ganz oder gar nicht).

Bezug:
- Muskel, insbesondere Herzmuskel
- Nerven
- Parasympathikus (vagotropes Mittel)

Gemütssymptome

Themen: Steifheit, Rigidität, Kontrolle

- Gemütssymptome schwer zu erheben, verschlossen, erzählen nicht viel
- blockiert Gefühle
- hält Gefühle/ Schmerzen/Probleme vor der Umwelt zurück
- erlaubt sich keine Schwäche, „da musst du durch"
- muss perfekt funktionieren
- konservative Kleidung
- Schwarz-Weiß-Denken; es gibt nur richtig oder falsch, schwarz oder weiß
- Schwäche, **ausgelaugt**
- introvertiert, aber Angst vor Alleinsein
- **key-note: Verlangen nach Gesellschaft, behandelt sie allerdings schrecklich** (möchte keine Schwäche zeigen, nicht zeigen, dass sie andere braucht) (Graf)
- will nicht berührt zu werden (körperlich und psychisch), zuckt schon bei leichter Berührung zusammen
- erschreckt bei Berührung und Geräusch
- kitzelig
- zeigt wenig Zuneigung
- immer unzufrieden
- starr, rigide, streng, steif
- reizbar, unbeugsam, streitsüchtig
- sehr beherrscht, kontrolliert
- will **Kontrolle** aufrechterhalten, kann sich nicht fallen lassen, setzt sich mit Gefühlen nicht auseinander
- korrekt, aufrichtig, würde nie andere übervorteilen
- gewissenhaft
- „die Form muss gewahrt werden"
- im Inneren sehr empfindsam, ist aber nicht auf den ersten Blick zu erkennen
- kämpft eher als nachzugeben, hält an ihren Prinzipien fest, auch wenn es ihr eher schadet
- braucht Sicherheit
- mag nichts Unerwartetes, lebt in „Routine"
- geringes Selbstvertrauen
- macht sich immer Gedanken: „Was sollte ich tun, wenn dies oder jenes passieren würde?"
- Beschwerden seit Geburt, Abort, Cürettage

Allgemeinsymptome

Symptomentrias: Schwäche, Rückenschmerzen, Schweiß

- schwere Erkrankungen, Patient geht erst zum Arzt, wenn es zu spät ist (gesteht sich die Krankheit nicht ein, Krankheit = Schwäche)
- Bezug zur Fruchtblase („Riesenzelle", enthält viel Kalium)
- Beschwerden seit Geburt/Abort
- Rückenschmerzen, wie wenn er durchbricht, bessern sich durch Wärme, Druck und Knie-Ellbogen-Lage
- **schwach, ausgelaugt**
- schwache Beine, Beine geben nach
- Kreislaufschwäche, Ohnmacht

- Steifheit (Rheuma, Asthma, etc)
- Kopfschmerz beginnt mit Gähnen, besser durch Augenschließen
- Körper kalt, Besserung durch Wärme
- Schmerzen **stechend**, pulsierend
- gerne im Freien, an der frischen Luft
- empfindlich gegen Kälte/Luftzug
- Neigung zu Ödemen (Ödeme = ungeweinte Tränen),
- **key-note: Wassersäckchen** am inneren oberen Augenlid
- Gefühl, als würde das Herz an einem Faden hängen und hin und her schwingen
- berührungsempfindlich, aber harter Druck bessert
- **Besserung** durch Wärme, Druck
- **Verschlechterung** durch **Luftzug**, nachts zwischen **2–3 Uhr** (2–4 Uhr), Berührung

Schwangerschaft

- Fruchtblase: kann man mit einer „Seifenblase" vergleichen
- steht unter großem inneren Druck
- Abort mit Schwäche
- Übelkeit und Erbrechen
- schneidende Schmerzen im Rektum, auch nach dem Stuhlgang
- starke Rückenschmerzen, ausstrahlend in Po und Oberschenkelrückseite
- Rückenschmerzen mit Druck nach unten, Besserung durch Druck, Massage, Wärme
- Zervixinsuffizienz mit beginnender Muttermundseröffnung
- Hämorrhoiden
- Blasensprung

Geburt

> **Besonderheiten der Dosierung bei vorzeitigem Blasensprung** *(nach Graf)*
>
> Die Frauen sind still, kontrolliert, stoisch und selbstzufrieden
> - 1 × C 30
> - Wenn keine Reaktion eintritt, nach 1 Stunde 1 × C 200
> - Nach 2–3 Std. ggf. Caulophyllum D 4 ½-stündlich.

- Schwäche, Hypotonie
- Bänderschmerz (wie Cimicifuga)
- Wehen zu schwach, ineffektive, falsche Wehen
- Wehenschmerzen im Rücken, strahlen aus in Oberschenkel oder ins Gesäß aus
- scharf, schneidend, quälend
- Schmerzen, als ob der Rücken auseinander brechen würde
- das Gefühl, das Kind drückt vom Rücken ins Becken hinab
- gedunsenes Gesicht, Lidödem
- will die Kontrolle nicht verlieren, kann nicht loslassen, reißt sich zusammen
- kindlicher Kopf bleibt oben → Sectio
- Angst, bei der Geburt zu sterben
- **Besserung** durch Druck und Massage, Wärme, Vierfüßlerstand, Aufstoßen
- **Verschlechterung** durch leichte Berührung (zuckt zusammen)

Wochenbett

- ausgelaugt, erschöpft, schwach
- um die Augen aufgedunsen
- Uterusatonie
- Subinvolutio uteri
- Endometritis
- Hämorrhoiden
- Schlaffheit
- Nachwehen, sehr schmerzhaft, stechend, strahlen vom Rücken aus in Po und Oberschenkelrückseite aus
- Heultage
- Wochenbettdepression
- friert leicht
- schwitzt leicht
- viel Durst
- **Besserung** durch Wärme, Druck
- **Verschlechterung** durch Kälte, Zugluft, Berührung

Weitere körperliche Symptome

Augen:
- Schwellung der Augen und Lider
- säckchenartige Schwellung zwischen Augenbrauen und innerem Oberlid

Gesicht:
- sieht erschöpft, schwach, ausgelaugt aus
- Gesicht gedunsen, „Säckchen" zwischen Lidern und Augenbrauen
- Schwellung der Lider/ Wangen, vor allem über den Augen

Rücken:
- Schwächegefühl im Kreuz, insbesondere im LWS-Bereich
- Schmerz verstärkt sich um 3.00 Uhr, muss aufstehen und sich bewegen
- das Gefühl, der Rücken bricht durch
- Rückenschmerzen bis in Gesäß und Oberschenkelrückseite ausstrahlend
- Ischialgie, Lumbago, ausstrahlend in die Beine

- **Besserung** in Knie-Ellbogenlage, beim Nach-vorne-Beugen, durch Druck, Wärme
- **Verschlechterung** beim Gehen, Sitzen

Schlaf:
- Schlaflosigkeit gegen Mitternacht
- Schlaflosigkeit gegen 2.00 Uhr
- morgens nicht ausgeschlafen (kann nicht loslassen, kommt nicht zur Ruhe)
- Auffahren im Schlaf, Zusammenzucken

Niemals ein Kalium-Salz bei Fieber geben! (H.C. Allen)
Bei Kalium findet man eher eine normale oder zu niedrige Körpertemperatur.

Ähnliche Mittel:	Carb-v, Chin, Coloc, Lyc, Nat-m, Nux-v Phos, Sep
Antidot:	Camph, Coff, Dulc
Gute Folgemittel:	Lyc, Nit- ac, Nux- v, Phos, Sep

13.22 Kalium phosphoricum

Kaliumphosphat

Typisch: Schwäche, Adynamie

Gemütssymptome
- ängstlich
- nervös, unruhig
- reizbar
- Erwartungsspannung
- **erschöpft, übermüdet, schlaflos**

Allgemeinsymptome
- **Adynamie**
- Schwäche und Erschöpfung durch Stillen, durch Schreikinder (bringen sie zur Verzweiflung)
- Angina pectoris
- **Besserung** durch Ruhe, Wärme
- **Verschlechterung** durch Aufregung, Anstrengung, Kälte

Geburt
- Wehenschwäche

Wochenbett
- Schwäche, Erschöpfung durch Stillen, durch anstrengende Babys

Ähnliche Mittel:	Caust, Mag-p, Lyc
Gute Folgemittel:	Calc-p, Ign, Mag-p, Nat-m, Sil, Sulph

13.23 Lachesis muta

Buschmeisterschlange, Surukuku, Trigonocephalus lachesis, lanzenförmige Viper (lebt in Mittel- und Südamerika), gehört zur Familie Crotalidae, Grubenottern.

Die Buschmeisterschlange ist die einzige amerikanische Grubenotter, die Eier legt, die anderen Schlangen bekommen lebende Junge. Verwendet wird das Schlangengift, welches hämolytisch wirkt.

Schlange: giftig, gespaltene Zunge, züngeln, (→ starke Konzentration auf den Mundbereich), schlängelt und windet sich (→ graziöse Bewegungen), liegt faul in der Wärme, kann aber blitzschnell reagieren, angriffslustig, verfolgt den Menschen; verschlingt die Beute mit Haut und Haaren, Augen: hypnotisierend, greift ohne Grund an

Symbolik: Sexualität, Heilung (Aesculap-Stab), Versuchung, Weisheit

---

Bezug:
- Herz-Kreislauf
- Blutgefäße
- periphere Nerven
- weiblichen Genitalien

Typisch:
- Probleme vor und während der Menstruation, verstärkt wenn die Ausscheidungen nicht mehr fließen, z. B. Schwangerschaft, Menopause, nach Hysterektomie
- **Besserung durch Ausscheidung**
- **Überreizung**

Gemütssymptome

- argwöhnisch, misstrauisch,
- aggressiv
- hat immer das Gefühl, man würde über sie reden
- Machtverlangen (diktatorisch, herrschsüchtig), Konkurrenzdenken, sie will die beste sein
- arrogant, stolz
- intuitiv, intensiv
- spürt die Atmosphäre, auch leichte Veränderungen
- gut gelaunt, fröhlich, humorvoll
- starke **Eifersucht** und Misstrauen, will den anderen beherrschen, braucht aber selbst ihre Freiheit
- liebt und hasst gleichzeitig
- extrem misstrauisch, traut sich selbst nicht
- misstrauisch gegenüber der Behandlung, hat Angst, sich durch Medikamente zu vergiften
- **Überreizung**, steht unter innerem Druck, wie „ein Ballon kurz vor dem Platzen
- braucht ein Ventil (Redefluss, Absonderungen, Alkohol), kompensiert durch Bezug zur Religion (kann darauf fixiert sein und missionieren oder absoluter Atheismus)
- das Gefühl, sie sei unter der Kontrolle einer höheren Instanz (Gott)
- organisiert gut, hält alle Fäden in der Hand
- Hyperästhesie, auch schon eine leichte Berührung ist ihr unangenehm (z. B. durch Kleidung)
- **Geschwätzigkeit** („Logorrhoe"): redet unentwegt, schnell, aber auch langsam, über Gott und die Welt, wechselt von einem Thema zum anderen
- sprunghaft
- Konflikt zwischen Verstand und Gefühl, widersprüchlich
- hat oft innerlich das Gefühl verflucht zu sein, Schuldgefühle
- hat das Gefühl, sie habe zwei Willen (Böses und Gutes) in sich
- Depression, während Schwangerschaft und im Wochenbett
- Stimmung gereizt
- Nachtmensch
- Überaktivität des Geistes
- zwanghaft
- Monomanie, z. B. bzgl. Farben (es darf in der Wohnung alles nur weiß und blau sein)
- Schwäche, Erschöpfung

Allgemeinsymptome

- rote Haare, Sommersprossen
- empfindlich am Hals, Zusammenschnürungsgefühl, kann keine Enge (z. B. Rollkragen) ertragen
- **Globus hystericus** (Kloßgefühl im Hals)
- empfindliche Körperoberfläche
- trägt weite Kleider, Enge unangenehm
- **schläft sich in die Verschlimmerung**
- Schlafapnoen
- **livide Verfärbung/Fleckung** bei Entzündungen, Wunden
- Schlangenbisse
- Venenerkrankungen, Thrombose, Embolie
- Sepsis
- Gerinnungsstörung
- Blut dunkelrot, dünn, nicht geronnen, schwärzlich
- abends und nachts aktiv
- Liegen auf linker Seite unmöglich (wie Phosphorus)
- **Besserung**, wenn die **Ausscheidungen fließen**, durch harten Druck, Kälte
- **Verschlechterung** bei Unterdrückung der Menses (z. B. durch Schwangerschaft, Klimakterium), vor und nach der Menses, bei Unterdrückung des sexuellen Verlangens, nach Schlaf, Narkose, durch Hitze, Wärme, warmes Bad, Berührung, leichter Druck, links oder erst links dann rechts

Schwangerschaft

- Abort
- Schwangerschaftserbrechen
- Ohnmacht durch Kindsbewegung
- Ohnmacht während Geburt mit extremer Empfindlichkeit gegen Berührung
- Haarausfall in Schwangerschaft
- Hypertonie
- Herzsymptomatik

Geburt

- Wehenschmerz strahlt bis zum Hals aus
- Herzsymptomatik
- Gesicht rot/blaurot
- kalte Füße/Hände
- Angst vor Narkose

Wochenbett

- Harnverhaltung
- Beschwerden nach Narkose
- übelriechende Lochien, dunkles klumpiges Blut
- Lochialstau mit überempfindlichem Uterus, verbunden mit Kopfschmerzen
- Endometritis, Sepsis
- Herzsymptome
- Thrombose, Embolie
- Eklampsie
- Beschwerden **verschlechtern** sich morgens nach dem Schlaf

Stillen/Brust

- Mamillen sehr empfindlich, schon die Berührung der Kleidung ist unangenehm
- Milch dünn, schimmert bläulich
- juckender Hautausschlag auf und um Mamille

Kind

- **Notfallmittel**
- Asphyxie/Zyanose des Neugeborenen infolge Nabelschnurumschlingung/ Steckenbleiben
- Ikterus
- Amnioninfektionssyndrom nach stinkendem übelriechendem Fruchtwasser
- Sepsis
- Kind verweigert die Brust

Weitere körperliche Symptome

Herz-Kreislauf-System:
- Herz-Kreislauf-Mittel!

Hals:
- Kloßgefühl, muss andauernd schlucken, Kloß kommt nach Schlucken wieder (**Globus hystericus**)
- verträgt keine enge Kleidung am Hals (Rollkragen etc.)
- Halsschmerz, Halsentzündung, besonders links
- **Verschlechterung** beim Erwachen (**schläft sich in Verschlimmerung**), durch warme Getränke

Magen-Darm-Trakt:
- kann keinen Druck am Bauch ertragen, trägt weite Kleidung, bei Schmerzen ist schon der Druck der Bettdecke unangenehm
- Hämorrhoiden
- Kaffeesucht
- Leberbezug

Urogenitaltrakt:
- Nierenkolik links
- sexuelles Verlangen heftig
- Prämenstruelles Syndrom, reizbar, nervös
- Blut bei Menses dunkel bis schwarz
- Beschwerden besser mit Blutungsbeginn
- Beschwerden des linken Ovars
- Klimakterium
- Unterbauch berührungsempfindlich

Extremitäten:
- kalte Füße, heißer Kopf
- abends oft heiße Fußsohlen
- Varizen
- Phlebitis (Venenentzündung)
- Thrombosen

Haut:
- blaue Flecken ohne erkennbare Ursache
- Zyanose
- Insektenstiche
- anaphylaktischer Schock in Verbindung mit Herzsymptomatik
- **bläuliche** Verfärbung
- Gerinnungsstörung, Wunden bluten lange

Schlaf:
- Nachtmensch
- Träume von Schlangen
- **Verschlechterung nach Schlaf**

> **Besonderheiten**
> - Häufig heftige und verlängerte Erstreaktionen!
> - Lachesis darf nicht zu häufig gegeben werden!

Ähnliche Mittel:	Aesc, Ars, Bell, Hep, Lyc, Phos u. a.
Antidot:	Ars, Bell, Coff, Nux-v, Op, Sep, Essig, Säuren, Wein

Lachesis ist das akute Mittel von Lycopodium.

13.24 Lycopodium clavatum

Kolbenbärlapp, Keulenbärlapp

Ursprünglich war Lycopodium ein riesenhafter Baum (vor ca. 600 Millionen Jahren), jetzt ist es noch eine kleine, am Boden kriechende Pflanze. Die Stängel werden bis zu 1 m lang. Daran sitzen die Sprosse, in deren Ähren sich die Sporen befinden, die in der Homöopathie benötigt werden. Die Pflanze erreicht erst nach 10–15 Jahren die Geschlechtsreife.

Lycopodium wurde bei der Herstellung von Pillen verwendet. Diese wurden mit Lycopodium-Pulver gedreht, damit sie nicht zusammen kleben.

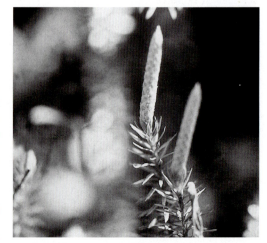

Abb. 13-15: Lycopodium clavatum

Menschen vom Lycopodium-Typ haben im Innern das Gefühl, dass die eigentlich riesengroß sein müssten, fühlen sich aber ganz klein und minderwertig. Früher galt Lycopodium als typisches Männermittel, heute wird es zunehmend auch von Frauen benötigt.

> **Bezug:**
> - Leber
> - rechte Seite
>
> **Themen:**
> - „Wissen ist Macht" (Gesetze, Paragraphen, wissen alles. Nach dem Buch eines „Lycopodium-Typs" muss man immer nachschlagen)
> - Ständig auf der Suche nach Anerkennung.

Gemütssymptome

- Furcht vor Verantwortung
- **Status** ist sehr wichtig (Kleidung, bester Job, schönstes Haus, größtes Auto)
- **Minderwertigkeitskomplex**
- Unsicherheit
- **„Gassenglänzer":** zuhause tyrannisch, draußen lieb und nett
- hilfsbereit und freundlich gegenüber Fremden
- aber zuhause ein Ekel
- gehen nicht gerne eine feste Bindung ein - als Freund wunderbar, kann gut flirten, hilfsbereit, als Ehemann eine „Katastrophe"
- Angst vor Bindung, wechselt schnell die Partnerin
- „Radfahrer-Mentalität" (nach oben buckeln, nach unten treten)
- will die Erste, die Beste sein und versucht, dies anderen zu beweisen
- Frauen eher sanft, mild, überfordern sich leicht
- haben Angst, dem Problem nicht gewachsen zu sein
- **feige**, Angst vor Konfrontation, delegieren unangenehme Dinge an andere
- aufgeblähtes Ego, „Achtung, hier komm' ich!", prahlt
- Angst/Furcht ausgelacht zu werden
- Angst vor dem, was andere über sie denken
- Angst, Fehler zu machen, insbesondere vor Prüfungen, meistern aber die Situation in der Regel gut
- Angst vor Neuem, Unbekanntem
- Angst vor Versagen, vor Misserfolg
- Furcht vor dem Alleinsein, jemand muss im Haus sein
- misstrauisch
- sucht Fehler bei anderen
- pedantisch, Perfektionist, alle müssen es so machen wie sie will
- erträgt keinen Widerspruch
- schimpft, streitsüchtig, flucht
- herrisch, diktatorisch, rechthaberisch
- leckt die Lippen, bewegt die Zunge von einer Ecke zur anderen
- entschuldigt sich, berechnend
- Fehler beim Sprechen, sagt Äpfel wenn Birnen gemeint sind
- vergisst Namen
- wechselhafte Stimmung (wie Pulsatilla)
- Depression
- weint, wenn man sich bei ihr bedankt
- weint leicht, schluchzt
- jammert, lamentiert
- Wochenbettpsychose
- Morgenmuffel
- nervös
- erträgt keinen Widerspruch, wird sehr ärgerlich
- **Verschlechterung** bei Erwartungsspannung, Lampenfieber

Allgemeinsymptome

- Abmagerung von oben nach unten
- Körper hat **Birnenform**, oben schmal, unten breit
- **kleine** Männer
- frühes Ergrauen
- morgens müde, schwach, gereizt, abends fit
- Schmerzen plötzlich auftretend
- Mangel an Lebenswärme, Verschlimmerung durch Wärme
- Bauchschmerzen und Entzündungen bessern sich durch Wärme
- Bevorzugte Lokalisation **rechts**
- Ausbreitung von rechts nach links

- Abwehrschwäche mit Neigung zu gestörter Schleimhautsekretion (Heuschnupfen, Asthma, Angina, Erkältungsneigung)
- Kopfschmerzen durch Hunger
- Haarausfall
- Roemheld-Syndrom
- **Besserung** durch frische Luft, fortgesetzte Bewegung, im Freien
- **Verschlechterung** bei beginnender Bewegung, Vollmond, zwischen 16–20 Uhr, Hitze

Schwangerschaft

- Übelkeit
- Verdauungsstörungen
- Fötus sehr lebhaft
- Harnverhaltung
- Varizen, Vulvararizen, stärker rechts
- Wundheit zwischen den Oberschenkeln
- Zystitis, Verstärkung der Schmerzen am Ende des Wasserlassens

Geburt

- braucht Bewegung und frische Luft
- schnell ungeduldig
- Wehen von rechts nach links
- Wehenschmerzen erstrecken sich nach oben
- Wehen zu stark, zu schmerzhaft, unerträglich
- Wehenschwäche
- Bewegung bessert Wehenschmerz
- Geburt zu langsam oder
- zu schnelle Geburt
- weint, jammert, lamentiert während der Geburt (wie Chamomilla, Cimicifuga, Coffea)
- Muttermund rigide, spasmodisch
- Schwäche
- Furcht zu versagen
- **Besserung** durch frische Luft, Bewegung
- **Verschlechterung** durch Wärme

Stillen/Brust

- wunde Brustwarzen
  - rissig, schorfig
  - stechen, brennen
  - blutig
- Mastitis, rechts beginnend
- Milchfluss bei Nicht-Schwangeren

Kind

- Schreikind
- Frühgeburt, **SGA**, mager, schwächlich, welkes Aussehen
- prolongierter Ikterus
- will nicht angefasst werden (Angst), schreit fürchterlich, wenn man es festhält
- Säugling macht ein ernstes, grimmiges Gesicht
- **Stirnrunzeln**
- verstopfte Nase bei Neugeborenen, besonders Stillkindern, schlimmer nachts und im Liegen
- Säuglingsschnupfen, anhaltend
- Nasenflügeln, nicht atemsynchron
- weint den ganzen Tag, schläft die ganze Nacht oder umgekehrt
- will ständig gestillt werden, „Piranha"
- **Blähbauch**, Trommelbauch mit kalten Füßen
- **Blähungen 16–20 Uhr**, festsitzend
- schwacher Saugreflex
- Aufstoßen und Blähungsabgang bessern nur kurzzeitig
- Bauch empfindlich gegen Druck, Hosenbund zu eng
- Verdauungsstörungen gegen **16–20 Uhr**
- Koliken
  - mit **Ziegelmehlsediment** (Urin)
  - Kind streckt sich schreiend
- Besserung durch warme Anwendungen
- Obstipation bei Neugeborenen
- Obstipation bei Säuglingen bei zu früher Beikostfütterung
- Säuglingsekzem, Milchschorf mit geschwollenen Lymphknoten
- Ekzem hinter den Ohren, blutig, feucht, gelbliche Flüssigkeit
- Leistenhernie, rechts (links: Thyja, Nux vomica)
- Leistenhernie verstärkt sich beim Schreien (wie Nux-vomica, Thuja)
- Windeldermatitis, flächenhaft glänzend rot
- will getragen werden
- weint bei Kleinigkeiten
- Angst vor Fremden
- schreckhaft

- unsicher, schüchtern
- Angst vor dem Alleinsein
- „Nuckelkind"
- hyperaktiv
- **Besserung** durch warme Anwendungen, heftiges Schaukeln
- **Verschlechterung** durch Milch, Karotten

Weitere körperliche Symptome

Magen-Darm-Trakt:
- **Heißhunger, aber nach wenigen Bissen satt**
- oder umgekehrt: „Der Appetit kommt beim Essen"
- **blähende** Speisen unverträglich, ebenso Schokolade, Vollkornbrot, Muscheln, Milch
- Völlegefühl
- Blähungen sitzen fest, Bauch empfindlich gegen Druck und enge Kleidung
- Aufstoßen und Blähungsabgang bessern nur kurz
- Verdauungsstörungen zwischen 16–20 Uhr
- Koliken
- Stuhl anfangs fest, wird dann weich bis flüssig
- werden nachts wach und müssen essen
- Beschwerden verschlechtern sich nach dem Essen

Extremitäten:
- dicke **Hornhaut** an der Ferse, die einreißt **(key-note)**
- unruhige Beine und Füße
- O-Beine
- Kinder: laufen über den „dicken Onkel"
- Fußpilz (wie Graphites, Medorrhinum, Sepia, Silicea, Thuja etc.)
- ein Fuß heiß, ein Fuß kalt
- Zehenkrämpfe

Haut:
- trocken; gelblicher Hauttyp
- Frauen stärker behaart (wie Sepia)
- Neugeborenen-Ikterus
- Akne
- Neurodermitis, Verschlechterung im Sommer, bei Hitze

Schlaf:
- Morgenmuffel

Nie als erstes Mittel bei chronischer Behandlung!

Bewährte Folge:	Sulph – Calc - Lyc – Sulph
Akutmittel:	Puls, Bry folgt gut auf Rhus-t
Antidot:	Camph, Caust, Cham, Graph, Nux-v, Puls, Kaffee

13.25 Magnesium phosphoricum

$MgHPO_4\ 7H_2O$, zweibasisches Magnesiumphosphat, Trituration (Verreibung, Pulver)

Bezug:
- Krämpfe
- Neuralgien

Gemütssymptome
- Stress
- Eile
- ignoriert Krankheit, wenn gesellschaftliche Ereignisse anstehen

Allgemeinsymptome
- krampfartige plötzliche Schmerzen, Besserung durch Wärme
- Druck
- **Besserung** durch Zusammenkrümmen, Druck
- **Verschlechterung** durch Kälte, Berührung, Überanstrengung, nachts

Gynäkologie

- Dysmenorrhoe, (wichtigstes symptomatisches Mittel) mit Angst vor Schwangerschaft
- **Besserung** durch Wärme, Zusammenkrümmen

Weitere körperliche Symptome

Abdomen:
- krampfhafter Schluckauf, exzessiv, lange anhaltend
- Koliken, Besserung durch Zusammenkrümmen, Druck, Wärme
- Kinder ziehen die Beine an
- nicht besser nach Aufstoßen

Extremitäten:
- Muskelkrämpfe
- Schreibkrampf
- Wadenkrämpfe
- Ischialgie, krampfartig, Besserung durch Wärme, Massage
- **Verschlechterung** nach Überanstrengung

Nerven:
- Neuralgien (wie Aconitum, Causticum)
- **Besserung** durch harten Druck, Wärme
- **Verschlechterung** durch Kälte, Bewegung, nachts

Ähnliche Mittel:	Bell, Calc-p, Coloc, Kali-p
Antidot:	Ars, **Bell**, Camph, Cham, Gels, Lach, Nux-v

Magnesium phosphoricum ist das akute Mittel für Causticum und Staphisagria und das chronische Mittel für Colocynthis.

13.26 Natrium muriaticum

Natrium chloratum, Kochsalz, NaCl,

Salz: weiß, kristallin, wertvoll, löslich in Wasser, zur Konservierung verwendet
früher: Symbol für Liebe, für immerwährende Bindung. Der Volksmund sagt: Einen Salztopf umschmeißen bedeutet Streit; jedes Salzkorn steht für eine geweinte Träne.

> Das „Kummermittel"!

Natrium muriaticum ist in erster Linie ein **chronisches** Mittel, das heißt, es wird bei chronischen, lang anhaltenden Krankheiten/Beschwerden eingesetzt. Im Wochenbett ist es bei Wochenbettdepressionen hin und wieder erforderlich. Allerdings ist es sehr wichtig, die Frauen auch nach der Nat-m-Gabe weiter zu betreuen.

Als **Erstverschlimmerung** im Sinne einer Heilreaktion kann u. a. manchmal langes Weinen ausgelöst werden. Je nach Potenz, z. B. bei C 200, kann diese Reaktion erst Tage bis Wochen später auftreten. Es ist wichtig, dass die Frauen auch dann intensiv betreut und aufgefangen werden! Für die chronische Behandlung muss die Hilfe eines Therapeuten (Homöopathen, ggf. Psychologen) in Anspruch genommen werden!

Gemütssymptome

- **Trauer, Kummer** mit Beschwerden
- Beschwerden durch den Tod einer geliebten Person
- Beschwerden, die nach Kummer, Enttäuschungen, Kränkungen auftreten (die Auslöser können unter Umständen schon lange zurückliegen, z. B. aus der Kindheit)
- stiller Kummer, man erkennt ihn nicht
- „kultiviert" ihren Kummer innerlich
- „Jeder hat sein Päckchen zu tragen", hat „breites Kreuz"
- nachtragend, vergisst nichts

- weinerliche Stimmung
- kann nicht loslassen
- macht sich über alles Gedanken, grübelt unentwegt
- zieht sich zurück, „baut eine Mauer" um sich herum auf
- sieht einen nicht richtig an
- braucht Nähe, und die ist nicht da
- will **nicht verletzt** werden
- **möchte geliebt werden**
- sehr fürsorglich, man fühlt sich wohl in ihrer Obhut
- ist **immer für andere da,** aber nicht für sich selbst
- bittet nie selbst um Hilfe
- kann gut zuhören, tröstet gern
- mitfühlend
- übernimmt Verantwortung
- sachlich, vernünftig, ernst
- konservativ
- unabhängig, wirkt sehr selbstsicher, (ist es aber nicht)
- zurückhaltend, **introvertiert**, gerne alleine
- vor dem Spiegel das Gefühl „ich bin hässlich"
- ehrgeizig, Workaholic
- **perfektionistisch**, will auf keinen Fall Fehler machen
- Angst ausgelacht zu werden
- Höhenangst
- Angst in engen Räumen
- lacht über Ernstes
- lacht unwillkürlich, laut
- **kann nicht weinen** oder
- weint leicht
- will nicht angesprochen werden
- regt sich über Kleinigkeiten auf
- mürrisch und unfroh
- Depression, Niedergeschlagenheit
- Scheidungstrauma
- sucht sich immer wieder den falschen oder „unerreichbaren" Mann
- ist meistens das Opfer
- sehr tierlieb, Hund ist manchmal wichtiger als andere Menschen
- fröhlich, tanzt, lacht, singt (um Kummer zu überdecken; Fassade)
- Schlafstörungen nach dem Abstillen
- Nägelkauen, Daumenlutschen, Niednägel (piddeln sich Haut um Nagel ab)
- **Verschlechterung** durch **Trost, Mitgefühl**

Allgemeinsymptome

- Trockenheit
- blasses Gesicht, wächsernes Aussehen
- Gewichtsabnahme mit Heißhunger, auch bei Kindern oder in der Schwangerschaft
- Abmagerung von oben nach unten
- Nacken und Hals wird dünn, mager
- müde, schwach, schlapp
- langsam entstehende Ödeme
- langsam entstehende Krankheiten
- Trockenheitsgefühl
- friert leicht, aber **Verschlechterung** durch Wärme
- isst gerne Knoblauch, bittere Speisen, mag kein „Matsch-Essen" (Eintopf, Gemischtes etc.)
- Beschwerden nehmen mit Sonnenverlauf zu und ab
- Absonderungen weiß, eiweißähnlich
- weiß-schuppige Ausschläge
- aufgesprungene Hände, Finger
- Niednägel
- Ödeme,
- Herpes, Riss in Oberlippe
- schwitzt kaum
- Anämie, eines der besten Mittel (Nash)
- Vitiligo
- **Besserung** durch Kälte, kaltes Bad, Schwitzen
- **Verschlechterung** durch **Sonne, Hitze,** am Meer (oder Besserung durch Meer und Kühle)

Schwangerschaft

- Gewichtsabnahme in der Schwangerschaft trotz reichlichem Essen
- Salzverlangen
- Anämie
- Ödeme, Proteinurie
- Gestose, Eklampsie
- Hypertonie
- Traurigkeit in der Schwangerschaft, nach der Geburt
- Inkontinenz
- Trockenheit der Vagina

Geburt

- schwache, unwirksame Wehen
- protrahierte Geburt durch Trauer/Kummer, traurige Vorahnungen

Wochenbett

- Haarausfall
- Subinvolutio uteri
- Lochien hell, weißlich
- Traurigkeit, Wochenbettdepression

Stillen/Brust

- Milch geht zurück
- schlechtes Gedeihen des Babys
- Kind verweigert die Brust

Kind

- weint nach der Geburt lange Zeit
- weint wegen tiefem Kummer, evtl. aus der Schwangerschaft
- Urvertrauen fehlt
- Frühgeburt, verschrumpelt, mager, klein, fein (wie Lycopodium, Silicea)
- Milchschorf (weiße Schuppen)
- Koliken der Säuglinge durch Milch, Eier und Getreideprodukte (auch wenn die stillende Mutter diese Nahrungsmittel isst)
- will in Ruhe gelassen werden
- Schlafprobleme nach dem Abstillen
- Obstipation
- Fehlbildungen durch Kontrakturen
- Entwicklungsverzögerung
- Sprachstörungen
- Koordinationsstörungen, BEL
- Schwäche in Halsmuskeln, kann den Kopf nicht halten
- Eifersucht
- als kleines Kind schon sehr ernst
- weint, lässt sich nicht trösten, wenn es nicht möchte
- will nicht gerne auf den Arm
- zaghaft, schüchtern
- Einzelgänger
- brav, gut erzogen
- auch Kinder sind schon perfektionistisch
- wollen keine Fehler machen
- früh selbständig, übernehmen früh Verantwortung
- Kinder nach Scheidung
- nach ungewollter Schwangerschaft

Weitere körperliche Symptome

Kopf:
- Kopfschmerzen, verstärkt durch Sonne, beim Erwachen
- klopfende Schmerzen
- **Riss** in der Mitte der Lippe
- Herpes labialis
- trockener Mund
- Daumenlutschen, Nägelkauen
- Gefühl wie Fischgräte im Hals

Augen:
- Konjunktivitis nach Credé-Prophylaxe
- tränende Augen
- wund machende Tränen
- lichtempfindlich

Magen-Darm-Trakt:
- isst gerne Salziges, Knoblauch, Bitteres (Bitter Lemon)
- großer Durst
- trinkt gerne Mineralwasser, Zitronenlimonade
- kein Appetit
- braucht kein Frühstück
- mag kein Brot
- verträgt keine Milch, Eier
- Blähungen stinken wie faule Eier

> **Besonderheiten:**
> - Langsam wirkendes Mittel
> - Natrium muriaticum nicht im akuten Zustand geben! In diesem Fall lieber auf Akutmittel zurückgreifen. Ggf. eine niedrige LM-Potenz verwenden.

Akutmittel:	Apis, Bry, Ign, Puls
Ähnliche Mittel:	Apis, Arg-n, Bry, Ign, Kali-c, Phos, Puls, Sep
Antidot:	Arg-n, Ars Camph, Nux-v, Phos, Sep

13.27 Nux vomica

Strychnos nux vomica, Brechnussbaum, „Krähenauge"

> **Thema: vergebliche Anstrengung**
>
> Eher ein **Männermittel**, aber auch für Frauen mit männlichen Zügen

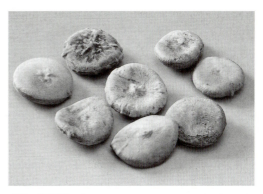

Abb. 13-16: Nux vomica

Gemütssymptome

- **Hektik, Stress**
- arbeitet besser unter Druck (Gegensatz zu Lycopodium)
- geschäftstüchtig, kann andere Menschen führen oder verführen
- Manager/in, in leitender Position, Geschäftsmann/-frau
- will alles kontrollieren
- **reizbar**
- anspruchsvoll
- ungeduldig
- intolerant
- tadelt andere
- **Verlangen nach Ruhe**, insbesondere zu Hause, will nicht angesprochen werden
- extrem **überempfindlich** gegen alle äußeren Einflüsse, (z. B. Geräusche, Düfte, Licht, Luftzug, Stimulantien, Medikamente, Berührung)
- bei Übermaß an Kaffee-, Nikotin-, Alkoholkonsum
- intelligent, selbständig, ehrgeizig
- nimmt keine Rücksicht auf die Gesundheit, überfordert sich, Workaholic
- wird infolgedessen vergesslich
- infolge Ärger und Erschöpfung: unruhiger Schlaf, morgens wie ein **HB-Männchen**, cholerisch, zerstörerisch, ungeduldig nervös, unbeherrscht, reizbar, wütend über Kleinigkeiten
- schimpft, meckert immer, querulantisch
- regt sich über Kleinigkeiten auf
- Zittern durch Aufregung/Ärger
- jähzornig, kann gewalttätig werden
- hitzig, temperamentvoll, evtl. boshaft
- Morgenmuffel
- materialistisch, geizig
- pingelig, perfektionistisch
- typischer Drängler auf der Autobahn, neigt zu riskanter Fahrweise, schimpft in der Schlange an der Kasse über zu lange Wartezeit
- erträgt keinen Widerspruch
- kann sich schwer entschuldigen
- Depression, Suizidneigung
- Eifersucht
- Furcht vor Armut
- Furcht, dass etwas Schlimmes passiert
- kann im gesunden Zustand zuhause ganz weich und lieb sein, ausgeglichen, bei der Arbeit knallhart (Gegensatz zu Lycopodium)
- hypochondrisch, denkt bei geringen Beschwerden an die schlimmsten Krankheiten
- Gefahr von **Sucht**: Vorliebe für Kaffee, Alkohol, Genussmittel, Drogen, Aphrodisiaka, verträgt diese aber nicht
- Sehnsucht nach Harmonie
- **Verschlechterung** durch Ärger, morgens (insbesondere Reizbarkeit)

Allgemeinsymptome

> Nux vomica ist ein gutes Mittel zu Beginn der Behandlung chronischer Krankheiten, insbesondere wenn vorher viele verschiedene Medikamente eingenommen wurden.

- Beschwerden durch **allopathische** Medikamente, Narkotika, Kaffee, Alkohol, Nikotin etc.
- **Körperbau** robust, häufig pyknisch, muskulös, aber auch leptosom
- Periodizität, die Beschwerden kehren in regelmäßigen Abständen wieder, z. B. am Wochenende, in Ruhe, im Urlaub
- Zucken, Tics, Tremor, Muskelspasmen
- Krankheitsverlauf heftig
- reagiert überempfindlich auf Medikamente, auch auf homöopathische Mittel (vergl. Lycopodium, Cuprum, Ignatia).
- starke Kälteempfindlichkeit
- Erkältungsneigung, Influenza
- zugluftempfindlich
- Unterdrückung von Ausschlägen, Hämorrhoiden
- sieht alt aus
- friert ständig, braucht Wärme, warme Anwendungen
- Kollaps
- Erschöpfung durch Überanstrengung, Überarbeitung
- fällt durch schlechte Gerüche in Ohnmacht
- rechte Seite bevorzugt betroffen
- Verlangen nach Fett, Gewürzen, Alkohol, Stimulantien
- Roemheldsyndrom
- Ikterus
- Leberbezug
- **Besserung** durch heißes Fußbad, abends, Wärme, Ruhe, feuchtes Wetter
- **Verschlechterung** durch enge Kleidung, kalte Füße, Kälte, trockenes Wetter, Alkohol, Stimulanzien, Wut, Zorn, Ärger, Essen, morgens, insbesondere gegen 4 Uhr, bei Neumond

Schwangerschaft

- Abort/vorzeitige Wehen durch Stress
- Übelkeit, stärker morgens
- Hämorrhoiden

Geburt

- **gestresst**, **gereizt**, ungeduldig, verschlechtert durch Geräusche
- „Mürrisch und unfroh"
- Frauen mit sitzender Tätigkeit
- **Stuhldrang**/Harndrang bei jeder Wehe
- friert
- **Wehen** falsch, unregelmäßig, ineffektiv, schmerzhaft, nachlassend oder krampfhaft
- starke, ineffektive Wehen
- Kind scheint bei den Wehen nach oben zu gehen
- rigider Muttermund
- Ziehen im Rücken und in den Oberschenkeln, Rückenschmerzen, die in den Po ziehen
- Tenesmen (Blase, Rektum)
- plötzliche allgemeine Schwäche
- Ohnmacht bei jeder Wehe
- **Wadenkrämpfe** bei den Wehen
- Plazentalösungsstörung (wie z. B. Pulsatilla, Sepia)

Wochenbett

- unterdrückter Wochenfluss
- Obstipation mit **vergeblichem Drang**
- Harnverhalt trotz Harndrang
- Hämorrhoiden nach der Geburt

Stillen/Brust

- empfindliche Mamillen mit weißer Mitte

Kind

- Neugeborenes nach Tokolyse
- Entzugserscheinungen, wenn die Mutter geraucht oder Drogen etc. genommen hat
- runzelt Stirn (wie Lycopodium, Sepia)
- nervös, überreizt
- will nicht berührt werden
- reagiert überempfindlich auf alles
- will seine Ruhe haben
- schlechte Laune
- wenig Appetit
- verstopfte Nase der Neugeborenen, erschwert das Trinken, verstärkt nachts, morgens
- Augenentzündung bei Neugeborenen, Lider geschwollen, wund, bluten
- Erbrechen, Koliken, krampfhaft, mit Verstopfung nach Genussmittelabusus der Mutter
- kalte Hände und Füße
- Nabelbruch (wie Calcium)

- Leistenbruch, links (wie Thuja, Lycopodium: rechts)
- Hydrozele
- Kryptorchismus
- Durchfall
- oder Obstipation, verstärkt nach Genussmittelabusus der Mutter, mit vergeblichem Drang
- Aphthen
- Zahnung schmerzhaft, besonders bei Flaschenkindern oder Stillkindern mit Ernährungsfehlern der Mutter (Gewürze, Wein, Kaffee etc.), mit Durst, die Kinder sind unleidlich, unruhig, gereizt
- Gesicht rot und heiß
- leicht beleidigt
- streitsüchtig, eigensinnig, Wutanfälle
- starkes Selbstvertrauen
- Muskelschwäche, verzögertes Laufenlernen
- X-Beine, O-Beine, Sichelfuß
- Tics, Tremor, Spasmen, verstärkt bei Anstrengung
- **Besserung** durch Zusammenkrümmen, kurzen Schlaf
- **Verschlechterung** nach Genussmittelabusus der Mutter, durch Bewegung

Weitere körperliche Symptome

Urogenitaltrakt:
- Nierenerkrankungen
- Zystitis mit ständigem Harndrang, aber nur Entleerung kleiner Mengen, besser durch Wärme
- Urin tröpfelt nur, auch bei voller Blase, durch Pressen läuft gar kein Urin mehr
- Inkontinenz z. B. beim Husten
- Harnverhaltung mit vergeblichem Drang
- Harndrang verbunden mit Stuhldrang
- Ovulationsschmerzen
- Schmerzen ziehen nach unten (wie Sepia)
- Prolaps
- Dysmenorrhoe, besser durch Wärme
- vor Menses Schwäche in den Beinen

Herz- Kreislauf- System:
- verträgt keinen Kaffee, bekommt davon Herzklopfen
- Tachykardie
- Roemheld-Syndrom

Kopf:
- Kopfschmerzen nach Kummer, Ärger, Zorn, Tabak, **Alkohol** (**das** Katermittel), Drogen
- nachts verstopfte Nase
- empfindlich gegen kalte Luft

Magen-Darm-Trakt:
- Verlangen nach scharfen Speisen, Gewürztem, Fett, Stimulanzien
- muss sich die Hose nach dem Essen aufmachen
- Magenschmerzen nach dem Essen, nach Wut, besser durch warme Getränke und Speisen, Stuhlentleerung
- Obstipation, vergeblicher Stuhldrang
- Stuhldrang während des Urinierens
- Hämorrhoiden
- Übelkeit mit Verlangen zu erbrechen
- Steingefühl im Magen 2 Stunden nach dem Essen
- Leberbezug

Bewegungsapparat:
- Rückenschmerzen nachts im Bett, muss sich **hinsetzen, um sich auf die andere Seite zu drehen**
- Lumbago, Besserung durch Wärme, Verschlechterung durch Bewegung

Schlaf:
- **unruhig**
- schläft wegen Gedanken an die Arbeit oder Erledigung von Aufgaben nicht ein
- erwacht gegen **3.00–4.00,** denkt über die Arbeit nach und macht sich Notizen, kann dann nicht wieder einschlafen oder schläft noch einmal kurz und ist dann wie gerädert
- tagsüber schläfrig, insbesondere nach dem Essen
- **kurzer Schlaf bessert**
- Lage: Rückenlage, Arme über Kopf
- **Besserung** durch kurzen Schlaf
- **Verschlechterung** nach dem Wecken, bei Vollmond

Nerven:
- Krämpfe
- Neuralgien (wie elektrische Schläge)
- Zuckungen

Fieber:
- Schüttelfrost, friert, will warm eingepackt sein, kann aber nicht warm werden
- Fenster und Türen müssen geschlossen sein
- Füße eisig kalt

Ähnliche Mittel: Arn, Bry, Lyc, Calc, Cham, Ign, Mag-c, Puls, Sep, Sulph, u. a.
Unverträglich: Caust, Ign, Nux-m, Tab,
Folgt gut auf: Ars, Bry, Carb-veg, Op, Phos, Puls, Sulph, Kali-c, Phos, Sep, Stram
Antidot: Camph, Cham, Cocc, Coff Kaffee, Schnaps, Essig, pflanzliche Säuren u. a.

Nux vomica ist ein akutes Mittel für Kalium carbonicum, Lycopodium, Sepia und Sulphur.

13.28 Opium

Schlafmohn, Papaver somniferum

Wenn Schlafmohn auf einem Feld angebaut wurde, ist der Boden für weitere Pflanzungen untauglich.

Gemütssymptome

- hochgradige Empfindlichkeit (Berührung, Lärm etc.) (wie Belladonna)
- zuerst übererregt, dann wie gelähmt (wie Gelsemium)
- Aktivität, hyperaktiv in der ersten Phase
- danach Passivität
- Schmerzlosigkeit
- Benommenheit, wie betäubt
- Delirium tremens durch geringe Menge von Alkohol mit Sopor (Bewusstseinstrübung) und Schnarchen
- empfindlich gegen Geräusche
- Folge von **Schreck, Schock**
- stumm, wie gelähmt (Gegensatz zu Aconitum)
- wenn die Furcht vor dem Schreck anhält (Boericke)
- teilnahmslos, apathisch, **klagt nicht**
- **Verschlechterung durch Schreck,** z. B. wenn man einen Unglücksfall sieht (wie Aconitum), Aufregung

Allgemeinsymptome

- Muskeltonus vermindert
- Zittern
- Erschöpfung
- Reaktionsmangel
- Unempfindlichkeit
- Narkolepsie
- Verletzungsschock
- Koma
- keine Schmerzen bei eigentlich schmerzhaften Erkrankungen
- Gefühl der Schwellung
- wichtiges Mittel bei Apoplex
- Folgemittel von Arnika bei Hirnblutung
- Bett zu heiß
- **Besserung** durch Kälte, frische Luft
- **Verschlechterung** durch Narkotika, Alkohol, heftige Emotionen, unterdrückte Absonderungen, heißes Baden, Überhitzung

Schwangerschaft

- Abort durch Schreck
- starke und schmerzhafte Kindsbewegungen

Geburt

- Wehen unterdrückt, falsch oder spasmodisch
- Wehen hören auf durch Angst oder Schreck

Wochenbett

- Lochien unterdrückt durch Schreck
- Krämpfe während oder nach der Geburt mit Bewusstseinsverlusst
- Blasenlähmung, Stuhllähmung z. B. nach Opiaten bei Sectio

Stillen/Brust

- verminderte Milchproduktion durch Schreck

Kind

- Neugeborenes: blass
- **Atemstillstand**
- Zyanose
- **Asphyxie**
- tiefe, schnarchende Atmung, Cheyne-Stokes-Atmung
- keine Reaktion auf Stimulation
- **Atemdepression** durch Opiatgabe in Schwangerschaft und Geburt.
- rotes Gesicht, enge Pupillen
- Neugeborene, die lange (Stunden bis Tage) **schläfrig** bleiben nach der Geburt
- Ikterus nach Opiatgabe an Mutter
- Mekoniumverhalt bei schläfrigem Kind
- Obstipation bei Neugeborenen, insbesondere nach präpartaler Analgetikagabe
- Opisthotonus
- gespannte Fontanelle
- Nearby-SIDS (beinahe erlebter Plötzlicher Kindstod): Opium C 1000 (Weiland)

Weitere körperliche Symptome

Augen:
- Mydriasis, (weite Pupillen) oder Miosis (enge Pupillen)
- lichtstarre Pupillen
- rote, entzündete Augen
- glänzende, funkelnde Augen

Gesicht:
- hochroter, heißer Kopf
- schläfriger Gesichtsausdruck
- Kiefersperre
- Unterkiefer fällt runter

Magen-Darm-Trakt:
- großer Durst
- Blähungen
- Kolik mit Stuhldrang
- Stuhl schlüpft wieder zurück (wie Silicea)
- Stuhl verhärtet, Kotballen gehen nicht spontan ab, sondern machen manuelle Entfernung nötig
- Verstopfung oder Diarrhoe nach Schreck, Freude oder Trauma

Urogenitaltrakt:
- Blasenlähmung, fehlende Bauchpresse nach Laparatpomie
- Harnverhaltung nach Geburt, nach Schreck

Ergänzende Mittel:	Alum, Bar-c, Bry., Phos., Plb, Sulph
Antidot:	Kaffee, Bell, Camph, Cham, Coff, Cupr, Gels, Ip, Nat-m, Nux-v, Puls, Sulph, Verat-v
Unverträglich:	Gels, Ip

Opium ist das Folgemittel von Arnika und Belladonna.
Opium ist das chronische Mittel von Aconitum.

13.29 Phosphoricum acidum

Acidum phosphoricum, Phosphorsäure, H_3PO_4-Lösung

Gemütssymptome

- **geistige** Erschöpfung, sieht nicht müde aus, körperlich noch nicht beeinträchtigt
- Denkmüdigkeit, Apathie, „Null Bock"
- vergesslich
- konzentrationsschwach
- geistig abwesend, antwortet aber immer richtig auf Fragen
- Ursachen: Kummer, Sorgen, Drogen
- wird zunehmend schwächer
- will ihre Ruhe haben
- Beschwerden durch unglückliche Beziehung

Allgemeinsymptome

- Abmagerung
- Schwäche, Entkräftung
- blass
- zu schnelles Wachstum bei Kindern (wie Calcium carbonicum und Calcium phosphoricum)
- Wachstumsschmerzen, besser durch Wärme
- Diabetes
- Haarausfall
- Appetit auf Cola, Obst, Saftiges
- **Besserung** durch kurzen Schlaf

Schwangerschaft

- erbricht, wenn sie Speisen sieht
- Diarrhoe
- Proteinurie
- Dysurie

Wochenbett

- Blutungen
- müde, schwach, erschöpft
- zittrig
- Eklampsie
- Schamhaare fallen aus

Stillen/Brust

- Erschöpfung/Schwäche durch Stillen
- Milchmangel
- Kind verweigert Brust, erbricht Milch

Typisch:
Die Beschwerden entwickeln sich langsam.

Folgemittel:	Chin, Ign, Lyc, Nux-v, Puls, Sep, Sil u. a.
Ergänzende Mittel:	Bry, Calc-p, Chin, Ign, Sulph,
Antidot:	Acon, Arn, **Camph**, Coff, Ferr, Nux-v, Staph

13.30 Phosphorus

Phosphor, gesättigte Lösung in reinem Alkohol

Phosphor ist leuchtend grün-gelb, leicht entzündlich, muss in Flüssigkeit aufbewahrt werden, breitet sich schnell aus, strahlend, sprühend, schnell ausgebrannt, verändert sich: Licht → Nebel → Feuer

„Der Lichtbringer"
→ Strohfeuer
→ Streichhölzer
→ Feuerwerk

Bezug:
- Knochen, insbesondere Kiefer
- Knochenmark
- Leber → Blutungen, Glucosestoffwechsel
- Pankreas → Diabetes

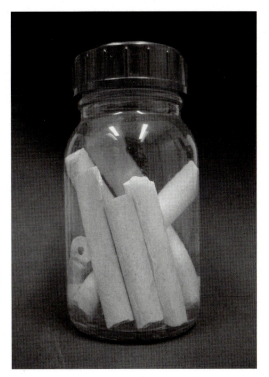

Abb. 13-17: Phosphorus

Gemütssymptome

- **schnell zu begeistern**, die Begeisterung ist aber auch schnell wieder verraucht
- **strahlend**, mitreißend, freundlich, bezaubernd, extrovertiert
- „Engel", „Sonntagskind"
- unbeständig
- unruhig, Hände/Beine sind permanent in Bewegung, auch bei sonst ruhigen Typen
- Hyperaktivität, aber schnell ausgebrannt
- sehr impulsiv, explodiert schnell, die Wut ist aber auch schnell verraucht und schnell vergessen
- nervös
- redet schnell, erzählt ausführlich, mit lebhafter Gestik und Mimik
- stolpert beim Reden, stottert
- großer Wortschatz
- Kinder lernen früh sprechen
- möchte „**magnetisiert** werden" durch Massage, Streicheln, Körperkontakt
- kitzelig
- übersensibel, **kann sich nicht abgrenzen**
- sehr **mitfühlend,** nimmt Stimmungen direkt auf und leidet ggf. mit
- hellsichtige Menschen, Vorahnungen
- große künstlerische Begabung, sehr **phantasievoll**
- schwere Depressionen (dann nach der Zeit vorher fragen)
- Angst
  - um andere
  - in Dämmerung, Dunkelheit
  - vor Gewalt
- Erwartungsspannung
- mag nicht alleine sein, fühlt sich besser in Gesellschaft
- möchte anderen gefallen
- Furcht
  - dass etwas passiert
  - vor Geistern, Gespenstern; sehen Gesichter, „etwas aus der Ecke kriechen"
  - vor Gewitter
- ängstliche Kranke, lässt sich aber schnell beruhigen
- wird gerne getröstet
- Hydrophobie in der Schwangerschaft
- hat selbst das Gefühl von Durchlässigkeit
- Wahnidee von Feuer, Flammen

- „verbrennen sich oft den Mund"
- liebt Theater, Zoo, Kino etc. (= „Action")
- Langeweile
- Erschöpfung, **Schwäche**, Apathie
- Konzentrationsschwierigkeiten
- trägt gerne knallige Kleidung, z. B. pink

Allgemeinsymptome

- **Blutungen**, Gerinnungsstörungen
- **Vorzeichen**: Brennen zwischen den Schulterblättern
- **Warnzeichen**: Durst auf eiskalte Getränke
- friert, aber Hitzegefühl der Hände/Handflächen
- gebeugte Haltung
- Beschwerden durch Röntgenstrahlung (Phosphorus = Antidot gegen Röntgenstrahlung)
- Anämie
- Schwindel
- Schwäche, Müdigkeit, mit Ruhebedürfnis
- hängende Schultern
- Knochenschmerzen
- Schmerzen **brennend**
- leicht ohnmächtig durch Gerüche
- Beschwerden eher auf der linken Seite oder rechts oben und links unten
- **Besserung** durch Reiben, Massieren, Körperkontakt, bei Dunkelheit
- **Verschlechterung** bei Vollmond, Föhn, Dämmerung, nachts, bei Sturm, durch Kälte (außer: Kopfschmerzen, dabei hilft frische, kühle Luft, und Magenschmerzen mit Verlangen nach kalten Getränken Anstrengung),

> **Typ:**
> - eher blond oder rothaarig
> - feines Haar, helle Haut, zart, durchscheinend
> - groß und schlank

Schwangerschaft

- Erbrechen, wenn sie Wasser sieht oder ihre Hände in Wasser hält
  – gebessert durch Trinken von eiskalten Getränken
- Fluor wässrig, milchig, wund machend
- schwach, zittrig
- Rückenschmerzen, das Gefühl, als würde er durchbrechen (wie Kalium carbonicum)
- Steißbeinschmerz
- Proteinurie
- Ikterus
- HELLP-Syndrom
- Thrombopenie
- Kondylome
- starkes sexuelles Verlangen in der Schwangerschaft

Geburt

- Wehen sehr schmerzhaft, ineffektiv
- Hyperventilation
- **Blutung** bei Wehe oder nach der Geburt
  – mit oder ohne Koagel
  – leuchtend rot, im Schwall
- **Vorzeichen**: Brennen zwischen den Schulterblättern
- **Warnzeichen**: Durst auf eiskalte Getränke

Stillen/Brust

- Magenkrämpfe durch Stillen
- ständiger Milchfluss
- wunde, rissige Mamillen mit brennenden Schmerzen
- stechende Schmerzen
- Schwäche durch Stillen
- Milch läuft auch nach der Stillzeit
- Achsellymphknoten vergrößert

Kind

- Frühgeburt
- Hirnblutung
- Sepsis
- Hypertoniesymptome, evtl. halbseitig
- Muskeltonuswechsel, Spastik
- fixiertes Streckmuster der Beine, Hüfte bleibt bei Traktionsversuch starr
- frühe Zahnung
- weint, wenn die Eltern Streit haben
- Säuglinge: Stomatitis, Soor, Beschwerden verstärken sich durch Stillen
- Entwicklungsverzögerung
- Rachitis

- retardiert
- bei Geburt schlank, groß, hellhäutig
- wird im Sommer aber ganz braun
- Sommersprossen auf der Nase
- glänzende Augen, blaue Augen, rote oder blonde feine Haare
- strahlt Wärme aus
- sehr neugierig, will früh aus dem Kinderwagen heraus
- Bewegungsdrang, unruhig, zappelig
- häufig rote Ohren
- umgänglich, liebevoll, versucht, es jedem Recht zu machen, Friedensstifter
- reagiert sehr feinfühlig auf Stimmungen
- hilfsbereit, sensibel, Mitgefühl (Geschwisterkinder weinen mit, wenn das Baby weint)
- sehr kitzelig
- ängstlich
- reizbar, schlecht gelaunt bei Hunger (Hypoglykämie)
- wickelt einen um den Finger, man kann ihm nicht böse sein
- überfordert sich, schläft bei Müdigkeit an unmöglichen Stellen ein, z. B. auch beim Essen
- Furcht in der Dunkelheit, will deshalb bei den Eltern schlafen, im Zimmer muss Licht brennen
- erwacht häufig
- selten auch introvertierte Persönlichkeit

Weitere körperliche Symptome

Kopf:
- Schmerzen durch Hunger

Augen:
- strahlend, leuchtend
- Augenblutung
- Blindheit durch Blitzschlag, Schweißflamme

Nase:
- empfindlicher Geruchssinn
- Nasenbluten

Gesicht:
- Sommersprossen
- starke Blutung nach Zähneziehen

Hals:
- Heiserkeit durch Reden/Singen

Magen-Darm-Trakt:
- isst gerne Eis, trinkt gerne Cola
- viel Durst auf kalte Getränke, gern eiskaltes Wasser
- Heißhunger, auch kurz nach dem Essen
- schlechte Laune durch Hunger
- Hypoglykämie
- Hunger gegen 11 Uhr (wie Sulphur)
- Erbrechen mit Verlangen nach kalten Getränken, erbricht wieder, sobald sie im Magen warm geworden sind
- brennende Magenschmerzen, verlangt nach eiskalten Getränken, die aber häufig wieder erbrochen werden, sobald sie im Magen warm werden
- Obstipation, Schwierigkeiten, den Stuhl auszuscheiden, obwohl er weich und dünn ist
- Hämorrhoiden
- **Verschlechterung** durch Wärme

Urogenitaltrakt:
- rezidivierende Zystitiden, nach Kälte
- mit Durst auf Eiskaltes

Extremitäten:
- Steifigkeit in Gelenken
- Schwäche in Gelenken
- Hitze der Hände, brennend
- Kribbeln/ Taubheit in Fingerspitzen

Haut:
- hell
- Sommersprossen
- Thrombopenie
- Neigung zu Hämatomen
- stark blutende Wunden

Schlaf:
- Lage auf linker Seite verursacht Herzklopfen

Ähnliche Mittel: Ars, Bry, Calc, Chin, Ign, Nat-m, Nux-v, Ph-ac, Puls, Sep, Sulph u. a.
Antidot: Ars, Camph, Cham, **Nux-v,** Puls, Sep, Sulph, **Ter,** Wein

Phosphorus ist das chronische Mittel von Nux vomica und Bryonia alba.

13.31 Phytolacca decandra

Kermesbeere

> **Bezug:**
> - Drüsen
> - Herdgeschehen (Eiterherde)
>
> Wirkt bei 60 % aller Brust-Probleme.

Allgemeinsymptome

- beschleunigt Eiterungen

Stillen/Brust

- Milchstau
- Brust schwer, muss Brust mit der Hand halten
- zurückgehende Milchproduktion
- Hypergalaktorrhoe
- Brust knotig
- wunde Brustwarzen, rissig
- starke Schmerzen beim Anlegen
- ziehen von der Brust in den Körper
- mit Rücken- und Gliederschmerzen
- Mastitis
  - nach Aufregung
  - mit Fieber, Schüttelfrost, roten Wangen, roten Mamillen
  - mit Rücken- und Gliederschmerzen
- harte Knoten, Schwellungen
- Achsellymphknoten geschwollen
- **Besserung** durch kalte Anwendungen
- **Verschlechterung** in Bettwärme, nachts

> Phytolacca ist in niedrigen Potenzen (D 2, D 3) zum Abstillen oder zur Reduzierung der Milchmenge geeignet.

Hals

- beißt ständig die Zähne zusammen
- Halsentzündung
- Brennen im Hals wie „glühende Kugel"
- Farbe rot(-blau)
- Schmerzen beim Schlucken, ausstrahlend zu den Ohren
- das Gefühl, als ob etwas im Rachen sitzt („Apfelbutzen")
- **Besserung** durch kalte Getränke
- **Verschlechterung** durch Wärme, Schlucken, nachts

Ähnliche Mittel:	Bry, Rhus-t, Sil
Folgemittel:	Con, Lac-c, Lyc
Antidot:	Bell, Coff, Kaffee, Merc, Milch, Salz, Sulph

13.32 Platinum metallicum

Platin

Edelmetall, verwendet für Schmuck, als Zahnersatz sowie in Katalysatoren, sowohl in Autos als auch in der chemischen Industrie.

Gemütssymptome

- Beschwerden durch Enttäuschung, Schock, Demütigung, Geringschätzung, sexuellen Missbrauch
- möchte gefallen, geliebt/angenommen werden
- fühlt sich allein gelassen
- feine, **edle** Ausstrahlung
- verletzlich, **empfindsam**
- arrogant, stolz, eitel, hochmütig
- fühlt sich **besser** als andere, verachtet alles andere
- Wahnidee, alle **um sie herum seien kleiner**
- „Es ist unter ihrer Würde, etwas zu geben, aber sie will natürlich schon etwas haben" (Roy)
- Angst um die eigene Gesundheit

- Angst, die **Kontrolle** zu verlieren (z. B. bei Narkose)
- Furcht, es könnte sich etwas Schlimmes ereignen
- Unruhe
- Reizbarkeit
- psychische und körperliche Symptome wechseln ab
- Depression
- Depression im Wochenbett
- Impuls zu töten
- Psychose
- Todesängste
- seufzt oft, hat das Gefühl, sie kann nicht richtig durchatmen
- sexuelle Überreizung
- Gemütssymptome **verschlechtern sich in der Schwangerschaft** (= unterdrückte Menstruation)

Allgemeinsymptome

- psychische Symptome wechseln mit körperlichen ab
- Krämpfe nach Ärger
- Taubheitsgefühl, Kribbeln
- Taubheitsgefühl auf Kopfhaut
- das Gefühl, Körperteile seien bandagiert
- Schmerzen beginnen und enden langsam
- Blutungen, schwarze Gerinnsel mit seröser Flüssigkeit
- chronische Bleivergiftung
- **Besserung** bei Bewegung
- **Verschlechterung** durch Druck, Berührung

Schwangerschaft

- drohender Abort
- Blutungen, Blut dunkel, klumpig
- starkes sexuelles Verlangen

- Genital extrem empfindlich, kann keine Berührung ertragen

Geburt

- Wehen schmerzhaft, erfolglos, hyperaktiv, hyperton
- rigide Zervix, spastisch kontrahiert
- protrahierter Geburtsverlauf
- drohende Uterusruptur
- starke Blutung während der Geburt, schwärzliches Blut
- extreme Empfindlichkeit der Vagina, **Untersuchung** nahezu **unmöglich**
- große Empfindlichkeit nach den Wehen
- mag keine Decke auf den Beinen, die **Beine dürfen sich nicht berühren**
- will Kontrolle behalten
- Angst vor Sectio
- Todesangst
- Beinkrämpfe
- fühlt sich **besser** bei Bewegung

Wochenbett

- starkes sexuelles Verlangen
- psychische Beeinträchtigung im Wochenbett
- Depression
- Psychose, Manie
- **Verschlechterung** durch unterdrückte Lochien

Weitere körperliche Symptome

Extremitäten:
- **Taubheit** der Extremitäten
- Druckgefühl wie **bandagiert**

Schlaf:
- krampfhaftes Gähnen ohne Müdigkeit

Ergänzende Mittel: Nat-m, Pall, Sep u. a.
Antidot: Bell, Colch, Puls u. a.

13.33 Pulsatilla praetensis

Pulsatilla nigricans, Kuhschelle, Kü(h)chenschelle, Windblume, Wiesenanemone, Osterblume, Wolfspfote, Tagschläferle

Sie gedeiht besser in höheren Höhen (z. B. Alpen), wächst auf trockenem, sandigem, kalk- und kieselsäurehaltigen Boden → Beziehung zu Silicea (Kieselerde) und Calcium (Komplement). Pulsatilla wächst nach der Befruchtung um ein Drittel ihrer Länge. Sie bewirkt eine Blasenbildung bei Berührung.

Blütezeit: April (Frühling, Wind, wechselhaftes Wetter) – Frühlingsblume, Blüte nach der Schneeschmelze (März bis Mai) → **liebt Kühle und frische Luft, mag keine Hitze, aber gerne sonnige Hügel.**

Blüte: blau-violett, leuchtende Farbe, kann die Farbe von bläulich nach rötlich wechseln.

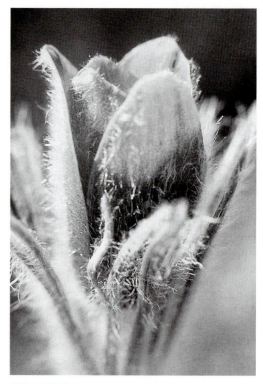

Abb. 13-18: Pulsatilla praetensis

Essenz:
- Fruchtbarkeit, Sinnlichkeit, Fürsorge, Veränderlichkeit mit Weichheit
- Weiblichkeit, Mütterlichkeit, Nähe
- Schwangerschaft ist das Schönste, was es gibt

Typisch:
- **wechselhafte, veränderliche** Symptome
- **friert** immer, kann aber **keine Wärme** ertragen
- **liebt frische Luft!**
- **durstlos**
- **tränenreich**

Gemütssymptome

- typisches Frauen- und Kindermittel
- immer in Familien mit mehreren Töchtern zu finden
- nach Ravi Roy heute Männermittel, mütterliche Männer
- sanft, **liebenswürdig, nachgiebig, mild,** gefühlsbetont, resigniert schnell
- Selbstmitleid
- naiv, kindlich, schüchtern
- ehrlich
- das Gefühl, verlassen zu sein
- Stimmung **wechselnd**, wie „Aprilwetter": weint schnell, ist aber auch schnell wieder gut gelaunt (ähnlich wie Phosphorus, Sepia)
- **weint leicht**
- setzt Tränen manipulierend ein (weint z. B. schon, bevor der Partner etwas klären will, so dass er sein Vorhaben aufgibt)
- unentschlossen, leicht zu beeinflussen
- Mangel an Selbstbewusstsein
- intuitiv, kreativ, sinnlich
- Lebensfreude (kann aus wenig viel machen)
- kann auch gereizt, barsch, mürrisch, zickig sein (aufgrund ihrer Empfindlichkeit)
- Verlangen nach Gesellschaft
- benötigt emotionale Sicherheit/Partner (Sicherheit und Schutz auf jeder Ebene!)
- braucht etwas zum Anlehnen (Partner, Familie, Gemeinschaft) = Furcht, **verlassen** zu werden

- Angst vor Männern
- widersprüchlich
- verletzlich, aber stärker als man denkt
- **Männer:** sanft, gutmütig, liebevoll, „Weicheier", Homosexuelle
- **Besserung** durch Trost
- psychische Symptome **verschlechtern** sich abends

Allgemeinsymptome

- blond, blauäugig
- Neigung zu Adipositas
- Säuglingsalter, Pubertät bevorzugt betroffen
- Gewichtsprobleme
- Symptome **wechselhaft**, widersprüchlich
- Schmerzen wechseln den Ort, wandern
- Haut marmoriert
- Varikosis, Besenreiser
- milde Absonderungen (Schnupfen, Fluor etc.)
- **Ohnmachtsanfälle** (in warmen, überfüllten Räumen)
- mag **kein Fett** (tierisch), isst aber gerne Butter und Sahne
- **Eisenmissbrauch!**
- **Besserung im Freien, an der frischen Luft,** durch **Kälte,** langsame Bewegung
- **Verschlechterung** durch **Hitze, Wärme,** Sonne, heißes Bad, Nasswerden, nassen Kopf, nasse Füße, abends

Schwangerschaft

> Bei Schwangerschaftsbeginn keine Tiefpotenzen!

- Abortneigung
- morgendliche Übelkeit, besser durch Bewegung und frische Luft, schlechter durch Milch und Fett
- Sodbrennen
- Gestose
- Hypertonie
- psychische Probleme
- Zystitis, nach nassen Füßen
- Lageanomalie, z. B. **BEL**
- Schmerzen durch „gefühlsmäßig" falsche Lage des Kindes, kann deshalb nicht liegen

- Fluor in der Schwangerschaft, sieht milchig aus (s. Gynäkologie)
- Varikosis, Venenstauungen
- blüht auf
- braucht viel Zuwendung
- Übertragung

Geburt

- vorzeitiger Blasensprung ohne Wehen
- weinerlich
- braucht **frische Luft**
- braucht **Zuwendung/Trost**
- leicht zu führen
- falsche Wehen
- unregelmäßige Wehen
- nachlassende, zu schwache Wehen
- möchte sich **bewegen**
- Schmerzen an wechselnden Orten
- Wehenschmerzen strahlen vom Kreuz aus bis in den Magen
- Magenschmerz und Erbrechen
- Wehenschmerz im Kreuzbereich
- verzögerte Plazentageburt (wie Nux vomica, Sepia)
- verstärkte Nachblutung
- Harnverhalt nach der Geburt
- **Besserung** durch langsame Bewegung, Druck, **frische Luft**

Wochenbett

- weinerlich, unsicher
- Heultag mit Übergang in Depression
- Eifersucht auf das Kind
- Neigung zu schwachen Nachwehen und Atonie
- Lochialstau
- Rückbildungsprobleme
- Nachwehen schmerzhaft
- Kindbettfieber
- Fluor während Lochien, sieht milchig aus
- Unterdrückung der Lochien durch Kummer, Krankheit etc.
- Hämorrhoiden nach der Geburt (wie Kalium carbonicum, Sepia)

Stillen/Brust

- weint beim Anlegen
- wandernde Schmerzen beim Stillen
- Rückenschmerzen/Kopfschmerzen beim/nach dem Stillen
- Milchmangel, Milchproduktion unterdrückt
- Beschwerden/Weinen beim Stillen
- Depressionen
- Mastitis bei Pulsatillafrau
- Milchfluss nach der Stillzeit
- Knoten in der Brust nach der Stillzeit

Kind

- schläft nur ein, wenn es gestillt bzw. getragen wird
- Konjunktivitis, Augen verklebt, verstärkt morgens
- Absonderungen gelbgrün, mild, nicht wund machend
- Augen im Freien weniger verklebt, dafür tränen sie mehr
- Nase verstopft
- Schluckauf
- Koliken, Kind ist mürrisch, blass, kalt
- krümmt sich zusammen
- Diarrhoe wässrig, grün, schleimig
- Stuhlgang ständig wechselnd, mal Diarrhoe, mal Obstipation, **jeder Stuhl ist anders**
- Fieber während Zahnung
- Temperaturschwankungen
- eine Wange rot, eine blass
- weinerlich
- eifersüchtig
- leicht beleidigt
- sucht Aufmerksamkeit
- sensibel, schmusebedürftig
- niedlich, anhänglich, spielt gerne mit Puppen
- launisch
- klammert, hängt am Rockzipfel (wie Calcium carbonicum)
- will nicht ins Bett gehen, weil es dort alleine, verlassen, getrennt von den Eltern ist
- knatschig, „jämmerlich"
- will getragen werden
- Nägelkauen, Daumenlutschen
- Beschwerden **besser** an frischer Luft
- Masern (Hauptmittel): Aussehen verheult, verrotzt, verquollen

- **Besserung** durch **Trost**, kalte Anwendungen
- **Verschlechterung** nachmittags, abends, in Wärme

Gynäkologie

- Menarche spät, Menses verzögert
- Blut dunkel, klumpig, veränderlich
- Dysmenorrhoe, verstärkt durch warme Umschläge, besser durch kalte Umschläge
- Fluor, milchig, ätzend, dick, wässrig, gelb
- entweder scharf, dünn, ätzend, brennend
- oder dick, cremig, mild
- unangenehmer Vaginalgeruch
- Inkontinenz beim Husten, Lachen
- später Eintritt der Schwangerschaft, Übertragung, „Alles kommt zu spät" (Graf).
- Ohnmacht bei Menses

Weitere körperliche Symptome

Kopf:
- Kopfschmerzen bei hormoneller Umstellung/Störung (Menarche, Menses)
- Kopfschmerzen im Schläfenbereich
- wird leicht rot (wie Phosphorus)
- Gesicht 1 Seite rot, 1 blass (wie Chamomilla)
- rote Wangen („Pfirsichbäckchen")
- Mundgeruch, stärker morgens
- Mundtrockenheit, aber durstlos
- **Besserung** durch Kälte, kalte Anwendungen (Gegensatz: Silicia besser bei Wärme)
- **Verschlechterung** durch Sonne, im warmen Raum, durch Überessen

Augen:
- Augen tränen, verstärkt im Wind
- trocken im warmen Zimmer

Magen-Darm-Trakt:
- Verlangen nach erfrischenden oder saftigen Dingen, Orangensaft
- hat Appetit, weiß aber nicht worauf
- mag keine fetten oder schweren Speisen, kein Schweinefleisch
- **Dustlosigkeit**
- Übelkeit, Reiseübelkeit
- Folgen von zuviel Durcheinanderessen

- Blähungen, Koliken, verstärkt abends, nachts, ganz früh am Morgen, durch Fett, Eiscreme, Obst
- Hämorrhoiden, schlimmer abends, im Liegen
- chronische Obstipation
- **Besserung** durch Bewegung, frische Luft

Extremitäten:
- läuft gerne barfuß, selbst im Winter
- Venenerkrankungen

Haut:
- marmoriert
- livide Verfärbung

Schlaf:
- liegt auf dem Rücken, die Hände über dem Kopf

> Pulsatilla sollte bei einer Erkältung nie im Anfangsstadium gegeben werden.

Ähnliche Mittel:	Arg-n, Ars, Bry, Cham, Graph, Lyc, Nux-v, Phos, Sep, Sil, **Sulph** u. a.
Antidot:	Calc-p, Chin, **Coff, Cham**, Kaffee, Ign , Lyc, Nux-v, Sulph, **Eiscreme** (Kent), Säuren, etc.

Pulsatilla-Frauen entwickeln sich manchmal zum Graphites- oder Sepia-Typ.
Als **akutes Mittel** wird häufig Nux vomica benötigt.
Silicea ist das chronische Mittel von Pulsatilla.
Pulsatilla ist das akute Mittel von Kalium sulfuricum und Silicea.
Pulsatilla ist ein Antidot zu Sulph.

13.34 Secale

Secale cornutum, Mutterkorn (Tinktur der frischen Körner, kurz vor der Ernte der Gerste)

Mutterkornvergiftung: „Kribbelkrankheit" mit Paräesthesien durch periphere Durchblutungsstörungen → trockene Gangrän

Gemütssymptome

- Delirium
- unruhig, hibbelig
- reizbar

Allgemeinsymptome

- **innere Hitze, aber die Haut fühlt sich eiskalt an, Verschlechterung durch Wärme jeder Art**
- kachektisch, knochig, ausgezehrt
- ausgelaugte Mehrgebärende
- sieht älter aus
- Blutungen sickernd, dunkel, dünn, übelriechend

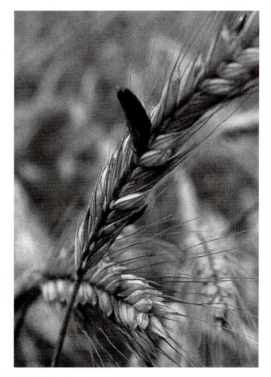

Abb. 13-**19**: Secale

- Gerinnungsstörungen
- **Gangrän**
- Sensibilitätsstörungen
- **Besserung** im Freien, durch Kälte
- **Verschlechterung** nachts, durch Wärme

Schwangerschaft

- Abort
- Blutung braun, schwarz, dünn, stinkend
- Subinvolutio uteri nach Abort
- **Placentainsuffizienz** mit (V)SGA
- Krämpfe in Waden und Fußsohlen
- Hypertonie
- Senkungsbeschwerden
- **bei kachektischen Frauen**
- **Verschlechterung** nachts

Geburt

- Wehen hyperaktiv und/oder hyperton, quälend schmerzhaft
- hoher **Grundtonus**
- abwärtsdrängende Schmerzen
- Wehenschwäche
- Muttermund weich, offen, Druck fehlt
- Muttermund kann auch rigide sein
- Ohnmacht bei Wehen
- Krampfanfälle
- Harnverhaltung
- Placenta adhaerens

Wochenbett

- Nachwehen lange anhaltend, sehr schmerzhaft
- Wochenfluss vorwiegend schwarz, dunkel, stinkend
- bleibt lange blutig
- Wochenflussstau
- Endometritis
- Wochenbettklampsie mit Opisthotonus

Stillen/Brust

- Mammae werden kleiner
- Milch geht zurück
- Milchfluss unterdrückt
- stechende Schmerzen beim Stillen
- Anlegen schmerzhaft

Gynäkologie

- Hypermenorrhoe
- Zyklusstörungen
- Blutung braun, schwarz, dünn, stinkend, verstärkt nach starken Bewegungen

Weitere körperliche Symptome

Schwindel:
- Ohnmacht bei Wehen

Magen-Darm-Trakt:
- Heißhunger auf Saures
- berührungsempfindlich
- Bauch muss entblößt sein

Extremitäten:
- Hände und Füße eiskalt, kann aber keine Wärme vertragen
- Sensibilitätsstörungen (taub, kribbeln, brennen)
- **Finger gespreizt**

Haut:
- trocken, welk, blaue Flecken
- Wunden bluten lange
- **bläulich** oder schwarz verfärbte Haut
- Sensibilitätsstörungen
- eiskalt, verschlechtert beim **Zudecken**

Ergänzende Mittel: Ars, Bell, Cupr, Psor, Thuj
Folgemittel: Acon, Ars, Bell, Chin, Kreos, Merc, Puls, Ust u. a.
Antidot: Camph, Chin, Lach, Op, Sol-n

13.35 Sepia

Sepia officinalis, Sepia succus, Tintenfisch, Tintenschnecke, Kalamar, Kuttelfisch.

Das homöopathische Mittel wird aus der Tinte hergestellt. Hahnemann prüfte Sepia, nachdem er bei einem befreundeten Maler auffallende Symptome beobachtet hatte. Dieser Maler leckte immer seine Pinsel – mit Tinte getränkt – ab.

Weichtiere, Familie der Mollusken (kein Fisch!) → verwundbar

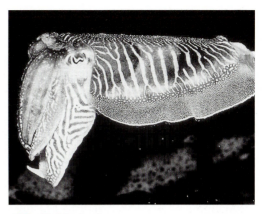

Abb. 13-20: Sepia

Cephalopode = Kopffüßler, Tentakel setzen direkt am Kopf an, ohne Bauch → kopflastig, wenig emotional.

Der Tintenfisch enthält inneren kalkhaltigen Schulp („weiche Schale, harter Kern"), den man am Strand finden kann. Dieser wird auch Vögeln als Wetzstein gegeben.

Die **Augen** des Tintenfisches sind groß, er beobachtet genau, kontrolliert die Umgebung, um bei Gefahr schwarze Tinte zu sprühen. In dieser Farbwolke kann er sich gut tarnen und seine Feinde einnebeln, so dass er Zeit zum Rückzug hat. Die Tiere sind sehr schnell und beweglich.

Der **Farbstoff** wurde früher als Tinte oder für Photographien genutzt (alte braune Photos), heute noch zum Färben von Nudeln („schwarze" Nudeln).

Hautfarbe: kann sich zur Tarnung der Umgebung anpassen, außerdem ändert sie sich entsprechend der Stimmung.

Die **Befruchtung** erfolgt ohne direkten Kontakt. Das Männchen legt Spermien mit einem seiner Arme in eine Speichertasche unter der Mundöffnung des Weibchens. Es kann die Samenzellen anderer Männchen aus dieser Tasche entfernen. Das Männchen stirbt nach der Paarung, das Weibchen nach der Eiablage. Das Gelege wird sich selbst überlassen. Wenn die Jungen schlüpfen, sind sie voll entwickelt.

Bezug:
- Hormone
- weibliche Genitalorgane

Themen:
- Stase (Stillstand, Stauung, Senkung)
- Sexualität
- Schwäche

Gemütssymptome

- weiche Schale, harter Kern!
- kopflastig, wenig emotional, kontrolliert, diszipliniert
- dezent, elegant, unnahbar
- beweglich
- **Thema: verletzte Würde** („Die Würde des Menschen ist unantastbar") (wie Staphisagria)
- muss sich zusammenreißen
- braucht Freiheit, Unabhängigkeit
- ist gern allein
- braucht zwischendurch Zeit für sich, um Kräfte zu sammeln
- nimmt keine Hilfe an
- gereizt, unzufrieden, wird schnell wütend, schreit wegen Kleinigkeiten
- reagiert empfindlich auf Geräusche, Gerüche, Kritik, Schmerzen
- versucht Ärger und Streit zu vermeiden
- unterdrückt ihren Zorn
- misstrauisch, kritisch

- wird über Anforderungen wütend, aber macht es dennoch
- Schwäche, Übermüdung, Erschöpfung, hat dadurch keine Kraft mehr für Partner, Kinder und wird gleichgültig ihrer Familie gegenüber
- Abneigung gegen Familie
- „Mir ist alles egal"
- innere Leere
- Depression
- flirtet gerne, aber wenn es ernster wird, zieht sie sich zurück
- provoziert, insbesondere Männer
- „Männer sind Schweine", verurteilt Männer schnell
- will alles unter Kontrolle haben
- kann kämpferisch sein, willensstark
- Karrierefrau, überarbeitet sich, überfordert sich, unternimmt sehr viel,
- in dieser Zeit keine Beschwerden
- intelligent, pflichtbewusst, diszipliniert
- das Gefühl, nicht gut genug zu sein
- kann gut austeilen, aber nicht einstecken
- ist undiplomatisch, sehr direkt (kann mit Worten angreifen, und das trifft)
- weint leicht
- weint, wenn sie von ihren Beschwerden erzählt
- Gerechtigkeitssinn
- Angst: Gewalt, Vergewaltigung
- Bulimie, Anorexie
- psychische Symptome werden durch körperliche Anstrengung gebessert
- **Besserung** durch Bewegung, **Tanzen**, Ablenkung
- **Verschlechterung** durch Trost

Allgemeinsymptome

- **Leitsymptom: Sepiasattel** (Hyperpigmentierung am Nasenrücken)
- **Typ:** Frauen schlank, edel, eher dunkle Haare, maskuliner Typ
- Pigmentierung verstärkt, insbesondere im Gesicht (Chloasma, Vitiligo, Sommersprossen,
- Psoriasis u. a.)
- Neigung zum Stirnrunzeln
- konstitutionelle Bindegewebsschwäche, Bänderschwäche, Blasenschwäche, aufgedunsen, schlaff
- Prolaps, Abort
- Varizen, Hämorrhoiden
- Hypotonie, Anämie
- Schwäche
- Ohnmachtsneigung, insbesondere beim Knien in der Kirche (Demutshaltung) und beim Aufrichten
- Ptosis (herabhängendes Augenlid) (wie Gelsenium und Causticum)
- sehr schnell, beweglich, geschmeidig
- Verlangen nach Stimulantien (Bewegung, Tanz, Gewitter, Aufregung, Sexualität)
- Folge von Säfteverlusten, z. B. Stillen
- nagendes Hungergefühl im Bauch, durch Essen nicht besser
- Ballgefühl im Unterleib, muss die Beine überkreuzen
- Farbe: liebt Blau-Töne, schwarz, rot-violett, altrosa
- liebt saure, süß-saure, gewürzte Speisen
- empfindlich gegen Speisengerüche
- meist frostig, Hitzewallungen
- mag keine enge Kleidung
- Übelkeit beim Autofahren, besser beim Selbstfahren („Steuer/Ruder in die Hand nehmen)
- Fälle, die „durch zu viele Mittel verdorben sind"
- **Besserung** durch (schnelle) **Bewegung**, Sport (Reiten, Joggen, Tanzen), Anstrengung, **Wärme**, Sonne, Kaffee, heftige Musik, Gewitter („fröhlich bei Gewitter")
- **Verschlechterung** vor Menses, (Reizbarkeit, Putzwut), in schlecht gelüfteten Räumen, **vor** Gewitter (schwüle Luft), nach Durchnässung, in Schwangerschaft, Klimakterium, durch Stillen, im Knien

Schwangerschaft

- viele Beschwerden in der Schwangerschaft, diese bekommt ihr aber gut (hormonell ausgeglichener) (Graf)
- **Sepiasattel**, Hyperpigmentierung, Vitiligo, Sommersprossen

- Abortneigung, insbesondere im 5.–7. Schwangerschaftsmonat, mit „Druck nach unten"
- primäre **Zervixinsuffizienz**
- vorzeitige Wehen und Muttermundseröffnung
- schmerzhafte, heftige vorzeitige Wehen mit Schmerzen im Kreuz- und Steißbeinbereich
- Übelkeit, **Hyperemesis**, besser durch Essen und intensive Beschäftigung (lenkt ab)
- Überempfindlichkeit gegen Gerüche, insbesondere von Küche und Partner (kann Ehemann nicht riechen)
- liebt Saures (Gurken), lehnt Milch und Fleisch ab
- Schweregefühl, Gefühl als ob ein Ball im Rektum wäre
- muss die **Beine kreuzen**
- Obstipation mit **Druck** nach unten
- lässt sich nichts vorschreiben
- „Kopf-Bauch-Missverhältnis"
- schmerzhafte Kindsbewegungen
- Fluor, Mykose
- Placenta praevia
- Hypotonie
- Genitalwarzen
- **Besserung** durch Sport/Bewegung, Wärme, Beschäftigung

Geburt

- fühlt sich wohl im **heißen Bad**
- **Rückenschmerzen** bei Wehen
- heftige Wehen mit Kreuz- und Steißbeinschmerzen
- übermäßig starke, quälend schmerzhafte Wehen
- Schmerzen verschlimmern sich bei ungünstigen Bedingungen
- Wehen drängen **nach unten**
- Wehenschwäche
- Gefühl einer inneren **Kugel, Ballgefühl** im Rektum
- Muttermund in der Wehe straff
- Berührungsempfindlichkeit der vorderen **Muttermundslippe**
- **Stiche** in der Zervix wie Nadelstiche
- Erschöpfung durch Wehen
- Hypotonie, Ohnmacht

- friert und zittert bei den Wehen, braucht warme Decken
- braucht Wärme, Ruhe, vertraute Hebamme (= „Schutz")
- Abneigung gegen **Partner**
- kalte Hände und Füße
- Ohnmacht
- Plazentaretention

Wochenbett

- idealistische Vorstellung von Mutter-Kind-Beziehung
- Nachwehen im Rücken
- Stase/Schwäche
- Subinvolutio uteri
- Hämorrhoiden
- **Prolaps**
- „Hängebauch"
- Lochien riechen schlecht
- Lochien halten lange an
- Inkontinenz
- schwere Wochenbettdepression, müde, ausgelaugt, keine Kraft mehr für Zuneigung zu Kind und/oder Partner
- Depression nach Sectio, fühlt sich nicht als vollwertige Frau
- weint, Selbstmitleid (sie braucht ihre Freiheit, diese ist durch das Kind gefährdet. Einerseits will sie eine gute Mutter sein, aber tief innen würde sie lieber wieder in ihrem Beruf arbeiten)
- häufig muss der Partner (der „an allem schuld" ist) unter ihrer gereizten Stimmung leiden.
- Haarausfall nach der Geburt
- **Besserung** durch **Wärme**

Stillen/Brust

- Stillprobleme
- einerseits möchte sie gerne stillen (ist ja das Beste für's Baby), andererseits lehnt sie im Unterbewusstsein das Stillen eigentlich ab. „Manche Frauen müssen erst eine Mastitis bekommen, bevor sie sich eingestehen, dass sie eigentlich gar nicht stillen wollen." (Ch. Hartmann)
- Schmerzen der Brustwarzen beim Stillen
- Brustwarzen wund
- Risse quer über die Mamillenspitze

- Muttermilch blutig
- Jucken der Brust/Mamille
- Milchstau, Mastitis
- Beschwerden durch Achsellymphknoten

Weitere körperliche Symptome

Urogenitaltrakt:
- Hirsutismus, verstärkter Haarwuchs, Damenbart
- Zyklusstörungen
- Prämenstruelles Syndrom, sehr reizbar und zickig
- „Putzwut" vor der Menses
- Vaginalmykosen (evtl. schon als Kind)
- Genitalwarzen
- **kein großes Verlangen** nach Sexualität, schmerzhafter Koitus infolge Trockenheit der Vagina
- sucht Zärtlichkeit, Koitus könnte unterbleiben
- Sterilität
- Probleme in Schwangerschaft, Klimakterium
- Fluor, weiß, übelriechend, wund machend, gelb, gelb-grün, stinkt
- Prolaps
- Inkontinenz

- Schmerzen abwärts drängend, als würde die Gebärmutter herausfallen, überkreuzt die Beine, was die Beschwerden bessert
- Beschwerden nach Interruptio (Schuldgefühle)
- häufig nach sexuellem Missbrauch

Gesicht:
- Ptosis (wie Gelsemium und Causticum)
- Sommersprossen, Chloasma, Vitiligo
- aufgedunsenes Gesicht

Magen-Darm-Trakt:
- Verlangen nach Essig, Saurem, Salatsoßen
- Leeregefühl und Hunger („Loch im Bauch"), an dem sich auch durch Essen nichts ändert
- Obstipation
- auch weicher Stuhl geht schwer ab
- Ballgefühl im Rektum, bleibt auch nach erfolgtem Stuhlgang bestehen
- Stuhl muss mechanisch entfernt werden

Rücken:
- Schmerzen
- **Besserung** durch anstrengende Bewegung und harten Druck

Haut:
- gelblich, Vitiligo
- Leberflecken
- Warzen

Ergänzende Mittel:	Nat-m, Phos, Nux-v, Puls, Puls, Sulph
Antidot:	**Essig,** pflanzliche Säuren, Acon, Rhus-t, Sulph
Unverträglich:	Bry, Lach, Puls

Sepia ist die „weibliche Nux vomica".
Sepia ist das Akutmittel für Natrium muriaticum und das chronische Mittel für Ignatia und Nux vomica.

13.36 Silicea

Silicea terra, Kieselsäure, Kieselerde, Sand, Quarz, Bergkristall

Das Wort „Kristall" kommt aus dem Griechischen (krystallos) und war die Bezeichnung für „Eis". Bergkristall ist extrem hart und findet deshalb Verwendung in der Industrie.

> **Langsames** Mittel: Beschwerden entstehen langsam, Mittel wirkt langsam.
>
> **Bezug:**
> - Nägel
> - Haut
> - Haare
> - Zähne

Gemütssymptome

- aristokratisch
- äußere Fassade ist wichtig , legt Wert auf Titel (um Schwäche zu verbergen)
- Nachgiebigkeit infolge von Schwäche
- fehlende Standhaftigkeit, braucht ein Stützkorsett
- Verhärtung weicher Gewebe
- keine Energie, müde, erschöpft, schwach
- Trägheit, Schwerfälligkeit, Stumpfsinn
- eigensinnig, starrköpfig, beharrlich
- geräuschempfindlich, schmerzempfindlich
- empfindlich gegen **spitze**, auf sie gerichtete **Gegenstände**
- **Furcht vor Nadeln**
- berührungsempfindlich, dadurch kitzelig
- Erregung
- schreckhaft
- Erwartungsspannung, z. B. vor Prüfungen
- immer in Eile, ruhelos
- Konzentrationsprobleme
- milde, sanfte Frau, weint leicht (wie Pulsatilla)
- sehr ordentlich, pingelig
- mürrisch und unfroh
- Mangelernährung durch schlechte Assimilation
- **schüchtern**, zaghaft, unentschlossen

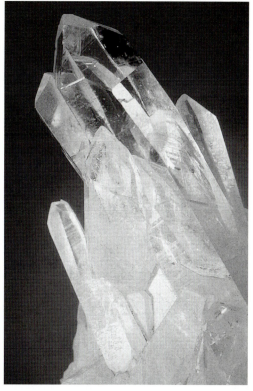

Abb. 13-**21**: Silicea

- mangelndes Selbstbewusstsein
- **mutlos,** unternimmt nichts, weil sie Angst hat, es würde misslingen
- still, bescheiden, unaufdringlich
- das Gefühl, verlassen zu sein
- Zwanghaftigkeit
- **Verschlechterung** durch Unterhaltung

Allgemeinsymptome

- Schwäche, Erschöpfung
- Kollaps
- Beschwerden entstehen langsam
- Rekonvaleszenz
- chronische Lymphknotenschwellung
- Wunden durch Fremdkörper, **Splitter,** Glassplitter
- langsame Wundheilung
- Neigung zu **Eiterungen**, Geschwüren
- Erkältungsneigung
- **Rachitis**

- Granulome
- Hämangiome, Pigmentnävi
- Fibrome, Mammazysten
- Schmerzen wie zerschlagen
- Splitterschmerz
- schwitzt viel
- Frostigkeit, **kälteempfindlich**, braucht immer warme Kleidung, Essen und Getränke müssen jedoch kalt sein
- selbst im warmen Sommer trägt sie ein Unterhemd
- verlangt nach frischer Luft, ist aber sehr zugluftempfindlich
- mag keine extreme Hitze
- reagiert empfindlich auf Temperaturschwankungen
- Impfschäden
- **Besserung** durch Ruhe, Wärme, fortgesetzte Bewegung
- **Verschlechterung** durch Bewegung, Druck, nasse Füße, Kälte, Zugluft, bei Vollmond

Schwangerschaft

- Abortneigung
- Zaghaftigkeit, Mutlosigkeit
- Ischiasbeschwerden
- starke Kindsbewegungen
- Übelkeit, Erbrechen

Wochenbett

- Lochien blutig, übelriechend, wund machend

Stillen/Brust

- Hohlwarzen
- Rückgang der Milchproduktion
- empfindliche Mamillen
- wunde Brustwarzen
- stechende Schmerzen in linker Mamma/Mamille (seltener rechts)
- Schmerzen beim Stillen, scharf
- Mastitis mit Eiterung
- Brust prall, dunkelrot, empfindlich
- drohende Abszessbildung, Fisteln
- Zysten
- juckender Ausschlag auf der Brust
- Lochien vermehrt während des Stillens
- Achselschweiß übelriechend, scharf

Kind

- Frühchen, SGA, sehen welk aus
- verweigert Muttermilch, Stillprobleme von Anfang an
- erbrechen Muttermilch und andere Nahrung
- Diarrhoe durch Muttermilch
- dystroph
- großer Kopf und magerer Körper
- später Fontanellenschluss
- Entwicklungsverzögerung
- Tränenkanalstenose
- Tränen laufen, verstärkt im Freien
- Neugeborenenkonjunktivitis, Lider eitrig verklebt, verstärkt morgens
- Säuglingsschnupfen
- Mund wund
- schwierige Zahnung, hat ständig die Finger im Mund und kaut darauf
- Diarrhoe oder Obstipation während Zahnung
- Bauchschmerzen schon während des Stillens oder 1 Std. danach
- geblähter Bauch, schlimmer durch Druck, auch enge Kleidung macht Beschwerden, besser beim Abgang von Blähungen
- stinkende Blähungen
- Kolik, besser durch Wärme
- freundlich, lächelnd
- frühreif, intelligent
- ordentlich, sauber, mag keine schmutzige Windel
- widerspenstig, eigensinnig, „Nein-Sager"
- Mamma-Kind
- zurückhaltend im Umgang mit anderen Kindern
- **Verschlechterung** durch Muttermilch

Weitere körperliche Symptome

Gesicht:
- sieht leidend aus
- trockene, rissige Lippen
- Mundwinkelrhagaden

Mund:
- Mundfäule
- Zahnwurzelvereiterung
- **Gefühl von Haar auf der Zunge**

Magen-Darm-Trakt:
- Übelkeit mit Herzklopfen
- ohne Erbrechen
- übler Mundgeruch, morgens
- Mundtrockenheit oder viel Speichel
- Blähungen, Kleiderdruck unangenehm
- Blähungen, großer geblähter Bauch, besonders Unterbauch
- Hunger, aber Ekel vor der Mahlzeit
- Obstipation, muss sich sehr anstrengen
- „**schüchterner Stuhl**" (schlüpft zurück)
- **Verschlechterung** nach dem Essen

Extremitäten:
- Panaritium
- Nägel verformt, dick, mit Rillen
- Niednägel

- Ischias-, Hüftschmerzen während der Schwangerschaft
- kalte Füße
- Fußschweiß, stinkend, wund machend

Haut:
- Wunden eitern, heilen langsam
- Narbenkeloid
- chronische Eiterungen
- beschleunigt **Eiterung** (z. B. bei Abszessen)

> Silicea wirkt langsam, aber tief.

Ergänzende Mittel:	Calc, Puls, Thuj, Bar-c, Hep, Lyc, Merc, Phos, Phyt, Sulph (Zwischengabe)
Antidot:	Hep, Sulph

Silicea ist das chronische Mittel von Pulsatilla und Hepar sulphuris.

13.37 Staphisagria

Delphinum staphisagria, Rittersporn, Stephanskörner, Läusezahn, Stephanskraut (hl. Stephan wurde mit Pfeilen gemartert)

Es wächst auf unfruchtbaren Berghängen und ist sehr genügsam. Die Samen haben eine an Delphine erinnernde Form, liegen eng beieinander in einer Kapsel, verformen sich, passen sich an, bleiben eigenständig, aber verändern sich. Sie sind weich, man kann sie leicht verreiben.

Delphine: heilige Tiere, wurden Aphrodite, der Göttin der Schönheit, zugeordnet.
staphis (gr.) = getrocknete Weintrauben
agrios (gr) = wild (scharf schmeckend)

Ritter: Reiter, Ehre, Turnier, gehobenes Volk, Rüstung
heute: Manager, Chef, Golf-Club, Reitverein, Ehrenwort
Schwachstellen: werden gemobbt

Traditionelle Anwendung: gegen Ungeziefer, Läuse, Zahnschmerzen, Hautjucken

Bezug:
- Nervensystem
- Rückenmark

Hauptthema:
unterdrückte Wut, unterdrückte Gefühle

Gemütssymptome

- „**Arnika der Seele**" (Graf)
- Beschwerden durch **Kränkung**, Enttäuschung
- verletzte Würde (wie Sepia)
- fühlt sich ungerecht behandelt
- lebt in einer Phantasiewelt, kommt mit der harten Realität nicht zurecht
- Opferhaltung
- wird verletzt und kann sich nicht wehren, anfangs wie gelähmt, **sprachlos**, dann gereizt und **entrüstet**

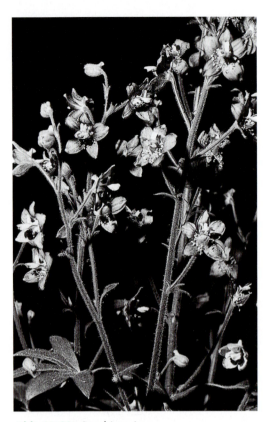

Abb. 13-22: Staphisagria

- **Entrüstung!!**
- lässt sich nicht provozierten (ist wie gelähmt)
- reagiert überempfindlich auf Grobheit, Schmerzen, Ungerechtigkeit
- Überempfindlichkeit der Sinnesorgane
- hat hohe Ideale (Moral, Idealismus)
- starke Emotionalität
- Folge von **Missbrauch, Vergewaltigung,** Misshandlung, fürchterlicher Ehe,
- Beleidigungen, Demütigungen, Kummer
- **Angst vor Kontrolle und Kontrollverlust**
- will selbst die Kontrolle behalten aus Angst davor, was sich bei einem Kontrollverlust entwickelt
- romantisch, verträumt, sentimental
- geringes Selbstwertgefühl
- schüchtern, wirkt aber nicht so
- sympathisch, anziehend, liebenswürdig
- erweckt das Bedürfnis zu helfen
- will andere immer zufrieden stellen und niemandem zur Last fallen
- unterdrückt jede Aggression
- ärgert sich leicht, wird aber meistens nicht richtig wütend
- zittert vor Wut
- Wutausbrüche, wirft mit Gegenstände
- Autoaggression
- starke Sexualität, sexuelle Exzesse in der Phantasie, Neigung zur Masturbation und deshalb Schuldgefühle
- Schuldgefühle
- schwach, müde, leistungsarm, phlegmatisch
- schneidet sich oft
- **Verschlechterung** bei Entrüstung

Allgemeinsymptome

- müde, schlapp, leistungsarm
- glattrandige Wunden, schmerzhafte Wunden (wie Hypericum)
- Globusgefühl in erkrankten Körperteilen
- Zittern nach Gemütsbewegung, innerliches Zittern
- Läuse, Flöhe
- Gefühl einer Kugel in der erkrankten Region
- Verhärtungen, z. B. Hagelkorn
- Blutverlust
- **Besserung** durch Wärme, Ruhe, nach dem Frühstück
- **Verschlechterung** nach **Operationen, Schnittverletzungen,** Masturbation, Schlaf, Kurzschlaf nachmittags, durch **Ärger,** Kummer

Schwangerschaft

- Übelkeit
- Juckreiz an wechselnden Orten, stärker beim Entkleiden
- empfindliches Genitale, Untersuchung schmerzhaft

Wochenbett

- nach glatten **Schnittverletzungen,** z. B. Episiotomien
- wenn Schnittwunden sehr schmerzen, obwohl sie „gut" aussehen
- Harnverhalt

- Reizblase nach schwieriger Geburt
- nach **Katheterisierung**
- Beschwerden durch Enttäuschung, Entrüstung, unterdrückte Wut (kommt nach der Geburt häufiger vor, als man denkt)

Kind

- wütend, ärgerlich (wie Chamomilla)
- wollen Gegenstände, die sie dann ablehnen, wenn sie sie bekommen (wie Bryonia und Chamomilla)
- schlecht gelaunt, ruhelos, nervös
- nachts unruhig
- Bauchschmerzen durch Ärger
- häufige Schnittverletzungen
- sensibel, schüchtern
- früh schlechte Zähne, Karies, schwarze Zähne

Weitere körperliche Symptome

Urogenitaltrakt:
- Zystitis nach Geschlechtsverkehr, nach erstem Geschlechtsverkehr, „Honeymoon-Zystitis"
- häufiger Harndrang
- Dysurie
- Urethritis
- Probleme nach Blasen-/Nieren-OP
- Beschwerden nach Katheterisierung (Urethra wird „mit Gewalt" erweitert)

Magen-Darm-Trakt:
- Bauchschmerzen als Folge von Wut, Zorn (wie Colocynthis), unterdrückter Wut, operativen Eingriffen
- Blähungen, stinkend
- vergrößerter Bauch bei Kindern
- Koliken nach Bauchoperation
- Koliken durch emotionale Erregung (Kränkung, Ärger)
- **Verschlechterung** nach dem Essen

Haut:
- Operationsverletzungen, Schnittwunden
- Schnittwunden sehr schmerzhaft, obwohl die Wunde gut verheilt ist
- Juckreiz, verstärkt abends und beim Ausziehen
- Haut juckt an wechselnden Stellen, wie Flöhe
- kratzt sich auf

Ähnliche Mittel: Aur, Caust, Nat-m, Puls, Thuj u. a.
Folgemittel: Caust, Coloc, Nat-m, Nux-v, Puls, Sulph, Thuj u. a.
Antidot: Camph

Staphisagria ist das akute Mittel von Colocynthis.

13.38 Sulphur

Sulphur lotum, Sulphur sublimatum

Schwefelblüten, gelb, stinkend, → **Vulkan**, in Stinkbomben

Schwefel wird nach dem Genuss von Spargel, Zwiebel, Knoblauch und Rettich frei. Viele antibiotische, antientzündliche Mittel enthalten Schwefel. Die meisten Weine sind geschwefelt, Schwefel ist in vielen Nahrungsmitteln enthalten. Es ist Bestandteil von Enzymen und regt den Stoffwechsel an. Homer kannte Schwefel als Desinfektionsmittel.

Bezug:
- Leber
- Haut

Gemütssymptome

- philosophiert gerne
- „der arme Poet" (Philosoph in Lumpen)
- **Lebenskünstler**

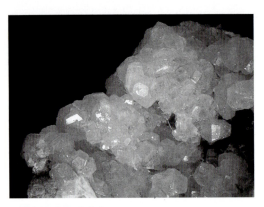

Abb. 13-23: Sulphur

- kann gut improvisieren
- Optimist
- sieht sich selbst im Mittelpunkt, egoistisch
- überheblich, „was kümmern mich die anderen"
- Anführer
- Besserwisser, hat immer Recht
- sehr kreativ, plant vieles, fängt aber nicht an bzw. wird nicht fertig; eine Idee behindert die nächste
- aufbrausend, explosiv, aber beruhigt sich schnell wieder
- nicht nachtragend
- will die Kontrolle behalten
- **Abneigung gegen Baden und Waschen**
- überempfindlich gegen unangenehme, eklige Gerüche
- erträgt ihren eigenen Geruch nicht
- unangenehmer Körpergeruch
- Höhenangst
- Furcht vor ansteckender Krankheit
- übernimmt nicht gerne Verantwortung
- **sammelt** alles
- mag keine engen Räume
- sehr ehrgeizig, dynamisch
- nicht sehr ordentlich, **schmuddelig**
- Sauberkeit ist für sie nicht wichtig
- für sie sind alte Lumpen schöne Kleider
- aber pingelig in Kleinigkeiten
- oder: wirkt nach außen hin ordentlich, aber Chaos im Schrank/ im Keller
- materialistisch, aber nicht geizig
- diskutiert gerne bei einem Glas Wein, insbesondere Rotwein (schwefelhaltig)
- intellektuell
- muss nicht viel lernen, besteht die Prüfungen trotzdem
- Depression
- Schwäche
- Trägheit

Allgemeinsymptome

- Haltung gebeugt
- körperlich warm, auch wenn andere frieren
- warme Füße, streckt die Füße aus dem Bett
- kann aber auch verfroren sein
- hitzig, meist Verschlechterung durch Hitze
- möchte frische Luft
- Folge von Unterdrückung von Entgiftungsvorgängen (auch durch Nasentropfen, Cortisonsalbe etc.)
- **Folgen von Impfungen** (Silicea)
- reagiert überempfindlich auf Medikamente
- Hunger um **11 Uhr** vormittags
- Schwäche durch Hunger
- rezidivierende Beschwerden
- Unterdrückung von Hautausschlägen
- Eiterungen
- rote Körperöffnungen
- Absonderungen brennen, machen wund
- Achselschweiß scharf, wund machend
- brennende Schmerzen
- Nachtmensch
- wird leicht wach
- Morgenmuffel
- **Verschlechterung** durch Stehen (Stehen ist schlimmste Haltung), Baden, **Waschen, Wintersonne, Hitze**

Schwangerschaft

- Übelkeit morgens
- Erbrechen in der ganzen Schwangerschaft
- Appetit auf Bier
- Übelkeit durch eigenen Körpergeruch
- schlechter Mundgeschmack, der Übelkeit verursacht
- Scheideninfekte, Mykosen
- Fluor brennend, scharf, reichlich, wund machend
- Hypertonie
- Hämorrhoiden
- Blutung

Geburt

- Schwäche mit verlängerter Austreibungsperiode

Wochenbett

- unterdrückter Wochenfluss, z. B. bei Infekt
- übelriechende Lochien
- Endometritis (mit Leeregefühl im Magen und heißen Füßen)
- Haarausfall nach der Geburt
- Neigung zu Eiterungen

Stillen/Brust

- Mamillen wund, rissig, blutend
- brennende Schmerzen
- Mastitis
- unterdrückte Milchproduktion
- blutige Milch

Kind

- Frühgeburt, besonders nach Intensivtherapie
- sieht alt aus, vertrocknet, faltige Haut
- nach HELLP-Syndrom
- kräftiges, oder großes und schlankes Kind
- schmust ganz gerne, muss es aber selbst wollen
- braucht wenig Schlaf
- verweigert Muttermilch
- sehr neugierig, dreht sich früh
- schon das Baby weiß schon genau, was es will
- Haut sieht eher schmutzig aus
- Haut nach Waschen knallrot
- von Anfang an gute Wärmeregulation, Hände und Füße warm,
- mag keine warmen Decken
- Koliken, besonders wenn die Mutter Kohl gegessen hat
- mag nicht gewickelt werden
- mag nicht gewaschen werden, badet aber gerne zum Vergnügen
- Windeldermatitis: wunder Po, knallrot
- Analfissuren
- Rötung aller Körperöffnungen
- saurer Stuhl, stinkender Durchfall
- verträgt keine Kuhmilch
- frühe Neigung zu Milchschorf, Ekzemen mit Jucken und Brennen
- kratzt sich bis es blutet
- Soor
- verzögerte, erschwerte Zahnung
- will alles alleine machen
- zurückgeblieben, retardiert
- Rückenschwäche, Säuglinge können erst verspätet den Kopf heben
- **Verschlechterung** durch Bettwärme, Wolle, Waschen

Weitere körperliche Symptome

Kopf:
- Milchschorf auf Kopfhaut und Ohren
- juckend
- Haut sieht **schmutzig** aus
- im Winter trockene, raue Wangen
- Lippen sehr **rot**
- leckt mit der Zunge auf den Lippen hin und her
- Herpes
- Akne
- Haare glanzlos, wirr, struppig
- Haarausfall nach der Geburt

Magen-Darm-Trakt:
- gerne Alkohol, fette, schwere Speisen, Süßigkeiten, Herzhaftes, Saures
- unverträglich: Milch (Blähungen, Erbrechen)
- Heißhunger
- frühstückt nicht, aber **Heißhunger gegen 11 Uhr**
- appetitlos, aber durstig
- Koliken nachts, besser durch Blähungsabgang
- Diarrhoe grün, blutiger Schleim
- Stuhl treibt morgens gegen 5 Uhr aus dem Bett
- After rot, brennend, entzündet

Rücken:
- allgemeine Erkrankungen des Rückens
- Schwäche
- Lumbago, Verschlechterung beim Bücken
- **Verschlechterung** beim Aufstehen vom Stuhl

Extremitäten:
- Hornhaut an Händen und Fußsohlen
- Hände rissig, aufspringend, verstärkt im Winter
- Nägelkauen, Niednägel
- Füße kalt, Fußsohlen brennend heiß
- muss nachts die Füße aus dem Bett strecken, um sie abzukühlen
- Wadenkrämpfe

Haut:
- Sommersprossen
- Hautausschläge
- Allergien

- Furunkel, Eiterungen
- Körperöffnungen röten sich leicht
- schmutziges Aussehen
- Jucken, verstärkt durch Waschen, Wolle
- Haut im Winter trocken und rissig
- **Verschlechterung** durch Waschen

Vorsicht bei Ekzem- oder hyperallergischen Patienten!
Die Sulphurgabe kann unter Umständen eine massive Erstverschlimmerung auslösen!

Ähnliche Mittel:	Acon, Arn, Ars, Bell, Bry, Calc, Euphr, Ip, Lyc, Nux-v, Op, Rhus-t, Puls, Phos, Sep, Sil, u. a.
Folgemittel:	Ars, Calc, Gels, Lach, Nux-v, Sil, Sep, u. a.
Antidot:	Acon, Ars, Coff, Nux-v, Puls, Sep u. a.

Sulphur ist in akuten Fällen oft ein gutes Folgemittel von Aconitum.
Sulphur ist ein chronisches Mittel von Aconitum, Nux vomica und Pulsatilla.
Klärungsmittel, z. B. nach Antibiotikatherapie, vor einer Nosoden-Gabe

Tab. 13-1: Arzneimittelbilder im Überblick

Mittel (Abkürzung)	Leitsymptome	Gemütssymptome	Allgemeinsymptome	Besserung durch	Verschlechterung durch	Verlangen	Abneigung gegen	Zeit
Aconitum (Acon)	**plötzlich, heftig, Panik, Angst, Schock,** Unruhe, Alpträume, Todesangst, nach **trockenem, kaltem Wind,** Notfallmittel	nervös, gereizt, panischer Gesichtsausdruck, berührungsempfindlich	plötzlich auftretende Erkrankungen, Pseudokrupp, Fieber, trockene Haut, enge Pupillen, großer Durst, Schüttelfrost, Herzklopfen, Tachykardie, akute Hypertonie, Körper heiß, trocken, nach Eiseskälte oder Sommerhitze	im Freien, in Ruhe	kalten Wind, Hitze, Abkühlen nach Schwitzen, Musik, Tabakrauch, Berührung, Winter	Wasser, Durst auf große Mengen, Saures		nachts, vor Mitternacht, abends
Apis (Apis)	Ödeme, **anaphylaktischer** Schock	arbeitsam, geschäftig, rastlos, ungeschickt, sehr eifersüchtig, Furcht vor Nadeln	Rötung, ödematöse Schwellung, heiß, brennend, stechende Schmerzen „wie Bienenstich", eher kalte Haut, friert, aber Verschlechterung durch Wärme, durstlos, Insektenstiche, Nierenprobleme, Fieber ohne Durst	kalte Umschläge, Kälte	Wärme, Berührung, Bewegung			
Arnika (Arn)	**Trauma, Zerschlagenheitsgefühl, Überanstrengung,** sagt, ihr fehlt nichts, obwohl sie krank ist, Hämatom, Blutung, Körperpflege/Kämmen verursacht Schmerzen, Furcht vor festem Händedruck	unruhig, Bett erscheint zu hart, möchte in Ruhe gelassen werden, Furcht vor Berührung, geistig abwesend, antwortet aber richtig auf Fragen	nach Trauma, Kopfverletzungen, Schlaganfall, Hämatome, Quetschungen, Prellungen, Verstauchungen, akute Herzschmerzen, Angina pectoris, Schlaganfall, Commotio cerebri, Kopfheiß, Körper/Extremitäten kühl, vor Operationen, stechende Brustschmerzen verstärkt durch tiefes Atmen, besser durch Druck		Berührung, Erschütterung, Bewegung, Stillen	Saures, Alkohol	Speisen, Milch, Tabak	

Tab. 13-1: Fortsetzung

Mittel (Abkürzung)	Leitsymptome	Gemütssymptome	Allgemeinsymptome	Besserung durch	Verschlechterung durch	Verlangen	Abneigung gegen	Zeit
Arsenicum album (Ars)	Unruhe, Angst, nach **Mitternacht**, Furcht vor **Tod**, Schwäche, sehr **ordentlich**, pedantisch, brennende Schmerzen, besser durch Hitze!	Depression, Manie, Furcht vor Räubern und Dieben, geizig, perfektionistisch, macht sich viele Sorgen	große Schwäche, Erschöpfung, großer Durst, **aber trinkt nur kleine Schlucke, Vergiftungen**, insbesondere durch verdorbene Wurst/Fleisch, Reisekrankheit, Diabetes, Hyperventilation, Asthma, **Allergien**, Kollaps, **maligne** Erkrankungen, Absonderungen ätzend, blutig, stinken wie faules Fleisch, **Lebensgefahr** durch Herzinsuffizienz, Mittel für die **Todesstunde**	Wärme, Hitze, feuchtes Wetter, feucht-warme Umschläge, Stehen, schnelle Bewegungen	Kälte, Zugluft, Liegen auf der kranken Seite, am Meer, morgens, nachts, Winter, Dämmerung	Alkohol, Süßigkeiten, warme Getränke bei Fieber, sonst eher kalte Getränke	Olivenöl, Essen allgemein, Obst	nach Mitternacht, 13–14 Uhr
Belladonna (Bell)	**plötzlich, Hitze, Rötung**, Brennen, Schmerzen hämmernd, pulsierend, extreme Hitze der betroffenen Region	qualvolle Angst, Delirium, **Hyperästhesie**, schlagen, beißen, spucken, reißen, Furcht vor Hunden, Verlangen nach Licht, Psychose, Manie	**plötzliches hohes** Fieber mit heißem, rotem Kopf und kalten Füßen, Fieberkrämpfe, Delirium, Krämpfe, weite Pupillen, Zähneknirschen, Hypertonie, Sonnenstich, rechts, Scharlach, Otitis media, heftiger Krankheitsverlauf, schnell beginnend und endend	Druck, Ruhe, Wärme, Knie-Ellbogen-Lage bei Wehen, nach vorne beugen, nach hinten strecken, rückwärts beugen	Erschütterung, Frühling, Sommer, rechts, Berührung, alle Sinnesreize, Bewegung, Unterkühlung, Überhitzung, Sonne, nachmittags, 15.00 Uhr, nachts gegen Mitternacht, Haare waschen	Limonade, Zitronen, kaltes Wasser	Getränke, Speisen, gegen alles, kaltes Wasser	Mitternacht, nachmittags, 15.00 Uhr

Arzneimittelbilder im Überblick   287

Tab. 13-1: Fortsetzung

Mittel (Abkürzung)	Leitsymptome	Gemütssymptome	Allgemeinsymptome	Besserung durch	Verschlechterung durch	Verlangen	Abneigung gegen	Zeit
Bellis perennis (Bell-p)	Trauma (physisch od. psychisch), „Arnika der Gebärmutter"	Stimmung grundlos gereizt, gedrückt, Angstgefühl	Quetschungen, Stauchungen, Prellungen, Verletzungen wiederholen sich, Schmerz wie zerschlagen, nach chirurgischen Eingriffen, nach Überhitzung, Schwitzen und Abkühlung, ignoriert Schmerzen, ähnlich Arnika, aber lokalisierter		Wärme, Überhitzung, Schwitzen und Abkühlung, Berührung, Wind, Bad			15.00 Uhr, 3.00 Uhr
Borax (Borx)	Furcht vor **Abwärtsbewegung**, Furcht bei Aufwärtsbewegung	erschreckt bei plötzlichen Geräuschen, geräuschempfindlich bei Wehen, klammert sich fest	**Aphthen, Geschwüre**, Soor, Nasenspitze rot, Brennen beim Wasserlassen, Kind schreit schon vorher, Schmerzen an linker Brust, wenn Kind an rechter Brust trinkt	im Freien, nach Stuhlgang, Druck, Nasenbluten, Meer, Rückwärtsstrecken	**Abwärtsbewegung**, Aufwärtsbewegung, rechts, warmes Wetter, Geräusche, Obst	Saures	Muttermilch	nach 23 Uhr, 9–12 Uhr
Bryonia (Bry)	will allein gelassen werden, **Trockenheit**, braucht festgelegte Strukturen, Zorn, Ärger, akute Erkrankungen mit langsamem Beginn	will nach Hause gehen, will ihre Ruhe haben, **Reizbarkeit**, mürrisch, weiß nicht, was sie will, Abneigung gegen Bewegung, Furcht vor Armut, Geiz	Trockenheit der Haut/Schleimhaut, stechende Schmerzen, Mangel an Lebenswärme, aber Verschlechterung durch Wärme, will frische, kühle Luft, rechts, großer Durst, trinkt viel auf einmal, Bedürfnis tief zu atmen	**festen Druck, Liegen auf der schmerzhaften Seite**, frische Luft, kühle Anwendungen, Schwitzen, feuchtes wolkiges Wetter	**Bewegung, Berührung**, Aufregung, Ärger, Hitze, Wärme, warmes Essen, Wetterwechsel, blähende Speisen	kalte Getränke, schlecht schmeckendes Essen, warme Getränke, weiß nicht wonach		9.00 Uhr, 15–21 Uhr, 21 Uhr

Tab. 13-1: Fortsetzung

Mittel (Abkürzung)	Leitsymptome	Gemütssymptome	Allgemeinsymptome	Besserung durch	Verschlechterung durch	Verlangen	Abneigung gegen	Zeit
Calcium carbonicum (Calc)	schreckliche oder traurige Ereignisse gehen ihr sehr nahe, schwerfällig, bedächtig, fröhlich bei Verstopfung, schwitzt leicht, besonders am Kopf, braucht Sicherheit, Geborgenheit, Vertrauen	viele Ängste, Höhenangst, "dick und gemütlich", friedfertig, verantwortungsbewusst, "langsam aber sicher" (braucht lange um etwas zu lernen, das behält sie dann aber auch), verzögerte Entwicklung	**Adipositas, saurer Geruch,** Abneigung gegen Bewegung (Anstrengung), dicker Kopf, eher dick, Milchschorf, Milch unverträglich, kalte Hände und Füße, Schweißfüße, schwitzt leicht, weicher Händedruck	Wärme, sanfte Bewegung, Verstopfung, nach Frühstück	Kälte, Nässe, Überanstrengung, nass-kaltes Wetter, **Treppensteigen,** Hungern, Milch, zunehmender Mond, Vollmond, Dämmerung	Eier, Milch, Eiscreme, Käse, Salziges, Süßes, **Unverdauliches,** Weiches	Milch, Kaffee, Fleisch, Tabak	13–15 Uhr, abends, nachts
Calcium phosphoricum (Calc-p)	**lebhaft,** aktiv, schlank, hoch gewachsen, oft rothaarig, Wachstumsschmerzen	traumatische Erfahrung bei der Geburt, unzufrieden, missmutig, wütend	Erkältungsneigung, langsame Heilung nach Knochenbrüchen, mager, schlaff, Entwicklungsstörungen	Sommer, Wärme, Ruhe, Laufen	Kränkung, Trost, Berührung, Schneefall, Schneeschmelze, Zugluft, Kälte	Geräuchertes, Salziges	Muttermilch	
Calendula (Calend)	nach Trauma, Schmerz steht in keinem Verhältnis zur Verletzung	unruhig, besonders nachts, nervös, schreckhaft	Schürfwunden, Muskelfaserrisse, infizierte Wunden, Narbenprobleme, Schwäche nach kleinen Verletzungen, Erkältungsneigung bei feuchtem Wetter	Ruhe, Umhergehen	feuchtes Wetter, feuchtes Milieu, rechts			morgens
Caulophyllum (Caul)	Mittel für Geburtshilfe, rheumatische Beschwerden	hysterisch, mürrisch, reizbar, ängstlich, schlaflos, ruhelos	Erschöpfung, Schwäche, kälteempfindlich, verlangt nach warmer Kleidung, durstiger als Pulsatilla, rheumatische Beschwerden (kleine Gelenke)	Wärme, frische Luft, Blähungsabgang	Kälte, Kaffee			nachts

Tab. 13-1: Fortsetzung

Mittel (Abkürzung)	Leitsymptome	Gemütssymptome	Allgemeinsymptome	Besserung durch	Verschlechterung durch	Verlangen	Abneigung gegen	Zeit
Causticum (Caust)	Schmerz brennend, Verbrennungen, anarchistisch, **Mitleid**, mitfühlend, erträgt keine **Ungerechtigkeit**	Mitgefühl, ängstlich, vorsichtig, weint leicht, Angst, dass irgendetwas geschehen könnte, Beschwerden nach Tod eines Kindes oder der Eltern	Brandwunden, Narbenkeloide, Warzen, besonders im Gesicht und an Fingern, Räusperzwang durch dicken Schleim im Hals, Lähmung, Harnverhalt, Inkontinenz	feuchtes, nasses Wetter, warme Luft, Sauna, kalte Getränke, im Regen spazieren, fortgesetzte Bewegung	Kälte, Gehen, Kaffee, trockene Luft (Heizungsluft), trockenes Wetter, schönes Wetter, Bewegungsbeginn, Dämmerung	Geräuchertes, Kaffee, Erfrischung, Bier	Süßes, Gemüse	abends, morgens, Dämmerung
Chamomilla (Cham)	Schmerz unerträglich, Laune unerträglich, Überempfindlichkeit aller Nervenfasern, 1 Wange blass, 1 rot, Beschwerden durch **Zorn/Ärger**	gereizt, zornig, schlecht gelaunt, meckert unentwegt, unhöflich, hysterisch, „Kotzbrocken", sehr schmerzempfindlich	Kindermittel, Zahnungsbeschwerden, Koliken, nachts ruhelose Beine/Füße, Füße heiß, müssen nackt sein, Durst auf kaltes Wasser, Hüftschmerzen auf der Seite, auf der sie nicht liegt (gegensätzliche Seite), Asthma durch Ärger, heftiger Krankheitsverlauf,	Warmwerden (Schmerz), Fasten, Kaffee, Kaltwerden, Saures, feuchtes Wetter	Ärger, Zorn, Aufregung, Berührung, Kälte, Wind, Zugluft, **Kaffee**, Narkotika, nachts, abends, Aufstoßen	kalte Getränke, saure Getränke, Saures		21.00 Uhr, 9.00 Uhr, nachts
China (Chin)	Folgen von **Säfteverlust** (Blut, Milch, Diarrhoe, Schweiß etc.), Schwäche	kann nicht mehr, macht aber immer weiter, Überempfindlich gegen Berührung, Geräusche, Gerüche, genervt, unzufrieden, tyrannisch, extravagant	schwach, **sehr blass**, erschöpft, Neurasthenie, spitzes Gesicht, Beschwerden in Rekonvaleszenz, Beschwerden in der Stillzeit, Periodizität	festen **Druck**, Zusammenkrümmen, Wärme, warme Anwendungen	kalte Feuchtigkeit, Nebel, Kälte, **Luftzug**, **Berührung**, Kleiderdruck, Bewegung, Obst, Wein, Milch	Bitter Lemon, Gin Tonic, Delikatessen, starke Gewürze, Süßes, Kirschen, Kaltes	Fettes, Brot, Obst, heißes Essen, Fleisch	nachts, Mitternacht

Tab. 13-1: Fortsetzung

Mittel (Abkürzung)	Leitsymptome	Gemütssymptome	Allgemeinsymptome	Besserung durch	Verschlechterung durch	Verlangen	Abneigung gegen	Zeit
Cimicifuga (Cimic)	körperliche und geistige Symptome wechseln, Gefühl, es seien „schwarze Wolken um sie herum",	Unruhe, Verzweiflung, Angst, Angst geisteskrank zu werden, misstrauisch, **hysterisch**, viel Seufzen, Depression, Gefühl wie „gefangen im Käfig", muss etwas tun, was sie eigentlich nicht will, Angst nicht gesund zu werden, viele Ängste in Bezug auf die Geburt	hormonartige Wirkung, Mittel für Geburtshilfe, Klimakterium, Neuralgien, Rheuma, Migräne, schmerzstillend, krampflösend, entzündungshemmend, fröstelt, Erkältungsneigung, Rücken-, besonders HWS-Beschwerden	Wärme, Wärmeanwendung, Zusammenkrümmen, frische Luft, Druck, Massage, Ruhe, leichte Bewegung	bei Menses (entsprechend Blutungsstärke), feucht-kaltes Wetter, Kälte, Bewegung, Berührung, Aufregung, Schreck, Furcht, links, seit Geburt,			nachts, morgens
Coffea (Coff)	schlaflos, Gedankenandrang, Folge von Erregung, auch Freude, Genussmitteln	geistig rege, verstärkte Sinnesempfindungen, verzweifelt durch heftige Schmerzen	nervöses Herzklopfen, Kopfschmerz wie Nagel, Trigeminusneuralgie, rotes Gesicht (V. a. Schlaganfall)	Wärme, Liegen	Aufregung, große Freude, starke Gerüche, Narkotika, **Geräusche**, Berührung, Kälte (außer Zahnschmerzen), Wein		Kaffee	nachts, vor Mitternacht

Tab. 13-1: Fortsetzung

Mittel (Abkürzung)	Leitsymptome	Gemütssymptome	Allgemeinsymptome	Besserung durch	Verschlechterung durch	Verlangen	Abneigung gegen	Zeit
Gelsemium (Gels)	**Lampenfieber**, Furcht, Aufregung, Kopfschmerz **besser nach reichlichem Wasserlassen**, Gefühl, das **Herz bleibt stehen, wenn sie sich nicht ständig bewegt**	zuerst übererregt, dann schläfrig, wie berauscht, benommen, möchte ihre Ruhe haben, bei geringsten Anlässen **zittrig**, unkonzentriert, leicht zu verunsichern, nervös, aufgeregt, depressiv	Gefühl wie zerschlagen, Nackenkopfschmerz, Fieber, glasige Augen, ohne Durst, Gesicht heiß, schwer, rot, **Ptosis** (herabhängendes Augenlid), Schwindel, **Zittern**, Lähmung, Kloßgefühl im Hals, Durchfall durch Aufregung, Hyperventilation, orthostatische Dysregulation, Föhnkopfschmerz	Ablenkung, **reichlich Wasserlassen**, ständige Bewegung, Zuwendung, Stimulanzien, Alkohol, Ruhe	Wärme, schlechte Nachrichten, Denken an Beschwerden, beginnende Bewegung, Schreck, Sonne, Sommer			nach Mitternacht, morgens, 16–20 Uhr
Ignatia (Ign)	Kummermittel, **akuter Kummer**, Enttäuschung, Seufzen, **Globusgefühl** (Kloß im Hals), Gemütssymptome abwechselnd mit körperlichen Symptomen, lacht über Ernstes, **paradoxe** Symptome, Widersprüchlichkeit	Kummer, Traurigkeit, Weinkrampf, wechselhafte Stimmung, **seufzt**, schluchzt, weint, hysterisch, reizbar, mag keine Berührung, nett, sensibel, verträumt, sehr emotional, unbeherrscht, Stimmungsschwankungen, Diskrepanz zwischen Wunschdenken und Wirklichkeit, Schwarzsehen, Hyperästhesie	Kitzelhusten, Kopf-/Magenschmerz, Dysmenorrhoe, Hypermenorrhoe, Bedürfnis tief zu atmen, fällt in Ohnmacht ohne sich zu verletzen („hysterische Ohnmacht"), Globus hystericus (Kloß im Hals), Hyperventilation, paradoxe Wirkungen von Arzneien	heftige Bewegung, körperliche Anstrengung, Sport, Reisen, Reiben, harten Druck, Wärme, Ruhe	Trost, leichte Berührung, Kälte, Winter, frische Luft, Licht, Sonne, Druck auf schmerzlose Seite, nach hinten Beugen, Tabakrauch, Kaffee, Süßes	Obst, weiß nicht, was sie will	Obst, Tabak, Rauchen, warme Speisen, Milch	morgens, abends

Tab. 13-1: Fortsetzung

Mittel (Abkürzung)	Leitsymptome	Gemütssymptome	Allgemeinsymptome	Besserung durch	Verschlechterung durch	Verlangen	Abneigung gegen	Zeit
Ipecacuanha (Ip)	Übelkeit begleitet alle Beschwerden	reizbar, unzufrieden, ungeduldig, unruhig	helle Blutung, anhaltende Übelkeit, nicht gebessert durch Erbrechen, Erbrechen bei Keuchhusten, Hypotonie, Blässe, Ohnmacht, Schlaganfall	Ruhe, Druck, nichts	Zorn, Empörung, unterdrückte Wut, Narkotika, Fleischgeruch	Obst, Delikatessen	Essen, Essensgeruch, Rauchen	abends, nachts
Kalium carbonicum (Kali-c)	Trias: Rückenschmerz, Schweiß und Schwäche, verlangt nach Gesellschaft, die sie aber unmöglich behandelt, Ödemneigung	Schwarz-Weiß-Denken, konservativ, kontrolliert, korrekt, Gefühl, das Herz hängt an einem Faden und schwingt hin und her	Wassersäckchen am inneren oberen Augenlid, schwach, ausgelaugt, zuckt bei Berührung zusammen, erschreckt leicht, Zusammenzucken im Schlaf, kitzelig, Rückenschmerzen, Gefühl „Rücken bricht durch" (LWS), Ödeme	Wärme, Knie-Ellbogen-Lage, nach vorne Beugen, frische Luft, harter Druck, Massage, Aufstoßen	Berührung, Luftzug, Wind, Föhn, Kälte, Winter, Gehen, Sitzen, Koitus, Fleisch, Milch	Süßes, Saures	Fleisch, schwere Speisen, Schwarzbrot	nachts, 2–4 Uhr
Kalium phosphoricum (Kali-p)	Neurasthenie, erschöpft, nervös	reizbar, apathisch, schläfrig unruhig, depressiv, ängstlich	allgemeine Erschöpfung, z. B. nach Infekt, nervöse Diarrhoe, Neurasthenie, Adynamie, Angina pectoris	Wärme, Ruhe, Zuwendung, langsame Bewegung, Anlehnen, Fasten	Aufregung, geistige Anstrengung, Koitus, Kälte, Luftzug, im Freien, Ruhe, Schlaf, bei beginnender Bewegung, Anstrengung, prämenstruell	Süßes		morgens, abends

Tab. 13-1: Fortsetzung

Mittel (Abkürzung)	Leitsymptome	Gemütssymptome	Allgemeinsymptome	Besserung durch	Verschlechterung durch	Verlangen	Abneigung gegen	Zeit
Lachesis (Lach)	Globusgefühl (Kloß im Hals), schläft in Verschlimmerung hinein, enge Kleidung verschlechtert, Besserung durch Ausscheidungen	Überreizung, Redefluss, eifersüchtig, misstrauisch, ängstlich, will die Beste sein, Prämenstruelles Syndrom	Hitzewallung, Entzündung dunkelrot, livide, links, Kloßgefühl im Hals kommt nach Schlucken wieder, kann keine enge Kleidung vertragen, Venenerkrankungen, Gerinnungsstörung, kann nicht auf linker Seite liegen, Herzsymptomatik, Herz-Kreislauf-Mittel, Amnioninfektionssyndrom, Sepsis	hartenDruck, Ausscheidungen, Kälte	Hitze, Wärme, warmes Bad, warme Getränke, feuchtes Wetter, Föhn, feuchtwarmes Wetter, nach Schlaf, nach Narkose, Berührung, leichten Druck, Unterdrückung der Ausscheidungen (z. B. in Schwangerschaft), Alkohol, Kaffeegeruch, links	Kaffee, Alkohol, Austern, Saures, Unverdauliches	Tabak, warmes Essen, Brot	morgens, abends, vor Mitternacht
Lycopodium (Lyc)	Erwartungsspannung, Morgenmuffel, Meteorismus, großer Hunger, nach wenigen Bissen satt, ein Fuß warm, der andere kalt, Oberkörper abgemagert, „Gassenglänzer"	Minderwertigkeitskomplex, Zorn durch Widerspruch, depressiv, weinerlich, sanft, mild, überfordert sich	Schwäche, rechts, Aufstoßen und Erbrechen sauer, Roemheldsyndrom, Neigung zum Schwitzen, leckt Lippen von einer Ecke zur anderen, Körper hat Birnenform, kleine Männer, Appetit kommt beim Essen, oder: Heißhunger, aber nach wenigen Bissen satt	frische Luft, Aufdecken, fortgesetzte Bewegung, Liegen, Bauchbeschwerden bessern sich durch Wärme	beginnende Bewegung, Erwartungsspannung, Sturm, Gewitter, Überanstrengung, Stehen, Liegen auf linker Seite, rechts, Wärme, große Hitze, blähende Speisen, Möhren, Schokolade, Vollmond	Heißes, Süßes, Oliven, Branntwein	Brot, Kaffee	morgens, abends, nachts, 16–20 Uhr

Tab. 13-1: Fortsetzung

Mittel (Abkürzung)	Leitsymptome	Gemütssymptome	Allgemeinsymptome	Besserung durch	Verschlechterung durch	Verlangen	Abneigung gegen	Zeit
Magnesium phosphoricum (Mag-p)	Krämpfe, Neuralgien	Stress, Eile, ignoriert Krankheit, wenn sie etwas vor hat	plötzliche, krampfartige Schmerzen, Schmerzen schießend, stechend, Muskelkrämpfe lang anhaltender Schluckauf, krampfartig	Wärme, Hitze, festen Druck, Ruhe, Zusammenkrümmen, Bauchschmerzen besser bei Bewegung	Kälte, Berührung, Überanstrengung, nachts, Bewegung	Appetit auf Kaltes		
Natrium muriaticum (Nat-m)	introvertiert, nachtragend Abmagerung trotz Hunger, großer Durst, **Kummer**, Verschlechterung durch Sonne	frist Kummer in sich hinein, möchte nicht verletzt werden, reizbar, redefaul, überempfindlich gegen Sinneseindrücke, depressiv, Trost verschlechtert, sehr fürsorglich, immer für andere da, bittet nicht um Hilfe, perfektionistisch, lacht über Ernstes, traurige Vorahnungen	frostig, chronischer Schnupfen, Kopfschmerz klopfend, Sodbrennen, Beschwerden verschlimmern sich mit dem Verlauf der **Sonne**, Nägelkauen, **Niednägel** (Nagelbett reißt ein, weil sie ständig an der Haut pidelt), Absonderungen weiß, Herpes	Liegen, Kälte, Schwitzen, kaltes Bad, Meer (in Verbindung mit Kühle), frische Luft, Winter	**Kummer, Sonne,** Hitze, Überhitzung, Föhn, Meer, Sommer, Frühling, Eier, Milch, Salziges, Stärkehaltiges, Kaffeegeruch	Salziges, Bitteres, Bier, Brot, Milch, Kohlensäurehaltiges, Fisch	„Matsch"-Essen (Eintopf etc.), Brot, Kaffee, Wasser, Tabak, Milch, Muttermilch	morgens, vormittags

Tab. 13-1: Fortsetzung

Mittel (Abkürzung)	Leitsymptome	Gemütssymptome	Allgemeinsymptome	Besserung durch	Verschlechterung durch	Verlangen	Abneigung gegen	Zeit
Nux vomica (Nux-v)	Folge von Genussmittelabusus (Nikotin, Kaffee, Wein etc.), **Hektik, Stress, übergenau,** Neigung zu krampfartigen Schmerzen, wacht nachts um 3 Uhr auf, kann nicht einschlafen, schläft erst am frühen Morgen ein und ist beim Aufwachen dann müder als beim Hinlegen, besser abends	jähzornig, reizbar hitzig, streitsüchtig, überempfindlich gegen Sinneseindrücke, lebhaft, sorgfältig, Erregung, will alles unter Kontrolle haben, will nicht angesprochen werden, psychogene Atemstörung, kann kein Blut sehen	vergeblicher **Stuhldrang, Rückenschmerz,** muss sich im Bett **aufsetzen,** um sich auf die andere Seite zu drehen, schlaflos durch Gedankenandrang, Sodbrennen, Übelkeit 1h nach Mahlzeit, **kurzer Schlaf erfrischt,** langer Schlaf verschlechtert, braucht Stimulantien, Ohnmacht durch schlechte Gerüche, verträgt keine enganliegende Kleidung, friert viel, Verlangen nach Wärme, die aber nicht bessert	Wärme, Ruhe, abends	morgens, Neumond, Narkotika, Gerüche, Kälte, Zugluft, feuchtes Wetter, rechts Kaffee, stark Gewürztes	Alkohol, Kaffee, Stimulanzien,	Essen, Tabak, Bier, Kaffee, Wasser	20–21 Uhr, morgens, 3–5 Uhr,
Opium (Op)	Folgen von Schreck, Schock, wie gelähmt, schmerzunempfindlich, Verletzungsschock, Scheintod	zuerst übererregt, dann wie gelähmt (vgl. Gelsemium), benommen, apathisch, wie betäubt, geräuschempfindlich	häufig bei Beschwerden von Säuglingen und alten Menschen, Reaktionsmangel, Muskeltonus vermindert, Schlaganfall (Folgemittel von Arnika), Taubheitsgefühl, schlaflos, obwohl sehr müde, Atemstörungen	Kälte, frische Luft	Narkotika, heftige Emotionen, Hitze, Bewegung, unterdrückte Absonderungen, morgens, Schlaf, Alkohol	Alkohol		nachts, morgens
Phosphoricum acidum (Ph-ac)	geistige Erschöpfung	körperlich noch nicht beeinträchtigt, Denkmüdigkeit, Apathie	Schwäche, Erschöpfung, Abmagerung, blass, langsam entstehende Beschwerden	Wärme, kurzer Schlaf	Ruhe, Zugluft, Koitus, Sonnenlicht	Saftiges, Erfrischendes, Cola, Obst	Muttermilch	abends, nachts

Tab. 13-1: Fortsetzung

Mittel (Abkürzung)	Leitsymptome	Gemütssymptome	Allgemeinsymptome	Besserung durch	Verschlechterung durch	Verlangen	Abneigung gegen	Zeit
Phosphorus (Phos)	strahlend, freundlich, bezaubernd, „Lichtbringer", gerne Massagen, möchte gestreichelt werden, Körperkontakt (= **magnetisiert** werden), Erbrechen, verlangt **kalte Getränke**, die erbrochen werden, sobald sie im Magen warm sind	schnell zu begeistern, impulsiv, explodiert schnell, Wut schnell wieder vergessen, lebhafte Gestik und Mimik, mitfühlend, kann sich nicht abgrenzen, viel Phantasie	schwach, erschöpft, **Blutungen**, Blutung leuchtend rot, im Schwall, **Vorzeichen:** Brennen zwischen Schulterblättern, **Warnzeichen:** Durst auf eiskalte Getränke, hyperton, Spastik, Gerinnungsstörungen, brennende Schmerzen, Hypoglykämie, Hunger gegen 11 Uhr, Ohnmacht durch Gerüche, kitzelig, Heiserkeit durch Reden, Singen	Reiben, Massieren, Körperkontakt, Wärme, Kälte, kaltes Bad, Essen	Föhn, Gewitter, Sonne, Kälte, Wärme, kalte Anwendungen, Dämmerung, Vollmond, Hunger, Liegen auf linker Seite, Sitzen, Bewegung, Berührung, Knoblauch, Salziges	Eiskaltes, Eiscreme, stark Gewürztes, Herzhaftes, Salziges, Schokolade	Milch, Tabak, Warmes	nachts, Dämmerung
Phytolacca (Phyt)	Bezug zu Brust und Drüsen, Eiterungen	beißt Zähne zusammen	Stillstörungen, Gliederschmerzen, Angina mit brennenden Schmerzen, wie von einer glühenden Kugel, nach Quecksilbermissbrauch	kalte Anwendungen, kalte Getränke	Wärme, nachts, Schlucken (Halsschmerzen)			
Platinum (Plat)	**fein, edel,** arrogant, stolz, eitel, Wahnidee, alle/s um sie herum sei/en kleiner, psychische und körperliche Symptome wechseln ab	nach Enttäuschung, Schock, will Kontrolle behalten, Verschlechterung in Schwangerschaft, Furcht, dass etwas geschieht, gewalttätige Impulse, Psychose, Todesangst, sexuelle Überreizung	Taubheitsgefühl, Kribbeln, Kälte, Gefühl, Teile des Körpers seien **bandagiert,** Schmerzen beginnen und enden langsam, hysterische Krämpfe, krampfhaftes Gähnen, Schwäche	feuchtes Wetter, frische Luft, Wärme, Gehen, Bewegung	Zimmer, Ruhe, Druck, Sitzen, Stehen, Berührung			abends, nachts

Tab. 13-1: Fortsetzung

Mittel (Abkürzung)	Leitsymptome	Gemütssymptome	Allgemeinsymptome	Besserung durch	Verschlechterung durch	Verlangen	Abneigung gegen	Zeit
Pulsatilla (Puls)	**sanft**, mild, nachgiebig, **weint leicht**, lässt sich gerne trösten, **durstlos**, liebt frische Luft, kühl, aber schlimmer durch **Hitze**, **veränderliche Symptome und Stimmungen**	unentschlossen, beeinflussbar, braucht Halt (Partner, Familie etc.), braucht Zuwendung, widersprüchlich	**wechselhafte** Symptome, **durstlos**, marmorierte Haut, Absonderungen **mild**, dick, gelb-grün, mag kein fettiges Fleisch, Eisenmissbrauch, alles kommt zu spät (Graf), Venenerkrankungen, Ohnmacht, rechts	**Kälte**, frische Luft, langsame Bewegung, Druck, feucht-kalte Anwendungen, kaltes Essen	Hitze, Wärme **heißes Bad**, warmes Zimmer, nass werden, beginnende Bewegung, abends, Brot, Obst, Milch, Öl, **Fett**, Schweinefleisch	Erfrischendes, Saftiges, heiße Getränke, kalte Speisen, Zitrusfrüchte	**Fett**, warmes Essen, warme Getränke, Milch, Obst, Schweinefleisch	**abends**, Dämmerung
Secale (Sec)	kachektisch, **Körper eiskalt, aber Verlangen nach Kälte**, äußere Kälte bei innerer großer Hitze	unruhig, reizbar, hibbelig	innerliches Brennen, kachektisch, knochig, ausgezehrt, ausgelaugte Mehrgebärende, großer Durst, dunkle stinkende Sickerblutung, Gerinnungsstörung, hält **Finger gespreizt**, Sensibilitätsstörungen, Haut bläulich oder schwarz verfärbt, Gangrän	im Freien, **Kälte**, kalte Anwendungen, Anfächeln, Zusammenkrümmen, Recken und Strecken, Aufdecken	nachts, Zudecken, warme Getränke, Bewegung, vor Menstruation	Saures (Heißhunger auf Saures), Süßes		nachts

Tab. 13-1: Fortsetzung

Mittel (Abkürzung)	Leitsymptome	Gemütssymptome	Allgemeinsymptome	Besserung durch	Verschlechterung durch	Verlangen	Abneigung gegen	Zeit
Sepia (Sep)	Abneigung gegen Partner/Familie, Beschwerden besser durch **heftige Bewegung**, Tanzen, **Sepiasattel** (verstärkte Pigmentierung auf Nasenrücken und Stirn), **Ballgefühl** im Unterleib/Rektum, Karrierefrau	verletzte Würde, braucht Freiheit, gereizt, unzufrieden, Workaholic, überfordert sich, empfindlich auf Gerüche, besonders von Küche, Essen, Partner, Abneigung gegen **Sexualität**, innere Leere, traurig, weint, wenn sie von ihren Beschwerden berichtet, Trost verschlimmert, Prämenstruelles Syndrom	Sepiasattel, Pigmentveränderungen, Hyperpigmentierung, Bindegewebsschwäche, Prolapsneigung, Gefühl, die Beckenorgane „fallen heraus", muss deshalb Beine kreuzen, Vaginalmykosen, Ptosis (herabhängendes Lid), Hypotonie, Ohnmacht beim Knien in der Kirche, Reisekrankheit, Leeregefühl im Magen, Essen hilft nicht, Übelkeit beim Autofahren, wenn sie nicht selbst am Steuer sitzt	heftige Bewegung, Tanzen, körperliche Anstrengung, Ablenkung, Wärme, Sonne, heiße Wanne, Kaffee, heftige Musik, bei Gewitter, abends, Hochziehen der Glieder, kalte Getränke	Trost, vor Frühstück, Narkotika, Schwangerschaft, Stillen, Klimakterium, Kälte, Ruhe, Stehen, Knien, Berührung, Linksseitenlage, Vollmond, schlecht gelüftete Räume, schwüles Wetter, vor Gewitter, Tee, Milch, Essig, Schweinefleisch, kalte Getränke, Nasswerden, am Meer	Stimulantien, Saures, Essig, Eingelegtes, Gewürztes, Süßes	Milch, Fleisch, Essen allgemein, Rauchen, Brot	morgens, 16–18 Uhr
Silicea (Sil)	Nachgiebigkeit, fehlende Standhaftigkeit, **Furcht vor spitzen Gegenständen, Nadeln**, Splitterverletzungen, (bringt Splitter zur Austreibung), Eiterungen, Rachitis, Frühgeburt	aristokratisch, legt Wert auf Titel, geräuschempfindlich, schmerzempfindlich, berührungsempfindlich, kitzelig, schreckhaft, schüchtern, **unentschlossen**, ängstlich, mild, sanft, weint leicht, ordentlich, mürrisch, gereizt	schwach, energielos, müde, Kollaps, **Eiterungen**, Granulome, Geschwüre, Zysten, chronische Lymphknotenschwellung, Wunden durch Fremdkörper, frostig, friert immer, fröstelt selbst im Sommer, Schweißfüße, **Gefühl ein Haar sei auf der Zunge**, „schüchterner Stuhl", Beschwerden entstehen langsam, Rekonvaleszenz, Impfschäden	Wärme, warme Kleidung, warme Kopfbedeckung, frische Luft, Ruhe, Sommer	Luftzug, extreme Hitze, nasse Füße, Bewegung, Druck, Vollmond, morgens, Waschen, Aufdecken, Kälte, Kaltwerden, nasskalte Witterung, Gewitter, Berührung, Alkohol, Muttermilch, kalte Speisen	kaltes Essen, kalte Getränke, Eiscreme, Rohkost, Unverdauliches	Fleisch, Käse, Milch, **Muttermilch**, Warmes	nachts, zweite Nachthälfte

Tab. 13-1: Fortsetzung

Mittel (Abkürzung)	Leitsymptome	Gemütssymptome	Allgemeinsymptome	Besserung durch	Verschlechterung durch	Verlangen	Abneigung gegen	Zeit
Staphisagria (Staph)	Entrüstung, **unterdrückte Wut**, Beschwerden durch Kränkung, Enttäuschung, Schnittverletzungen	Folge von Missbrauch, Vergewaltigung, Misshandlung, Demütigung, sensibel, verträumt, romantisch, schüchtern, wirkt aber nicht so, will niemand zur Last fallen, möchte Kontrolle behalten, Wutausbrüche, Autoaggression, starke Sexualität, Schuldgefühle, reagiert empfindlich auf das, was andere über sie sagen, innerliches Zittern vor Aufregung	schwach, müde, leistungsarm, blass, bläulich, schneidet sich oft, Gefühl einer Kugel in erkrankten Körperbereichen, **Honeymoon-Zystitis**, Beschwerden nach Katheterisierung, Bauchschmerzen vor Wut, Gerstenkorn, Hagelkorn, Läuse, Flöhe	Wärme, Ruhe, nach Frühstück, im Freien, nach Mittagsschlaf	Aufregung, Ärger, Kränkung, Kälte, Bewegung, Druck, Berührung, Kurzschlaf, Operation, Schnittverletzung, Masturbation, Essen, Flüssigkeitsverlust, Tabak, Milch	Milch, Suppe, Tabak	Milch, kaltes Wasser	morgens, 3 Uhr

Tab. 13-1: Fortsetzung

Mittel (Abkürzung)	Leitsymptome	Gemütssymptome	Allgemeinsymptome	Besserung durch	Verschlechterung durch	Verlangen	Abneigung gegen	Zeit
Sulphur (Sulph)	Lebenskünstler, „Philosoph in Lumpen", **Abneigung gegen Baden und Waschen,** sammelt alles, **Heißhunger gegen 11 Uhr,** brennende, wund machende Absonderungen, Nachtmensch, rezidivierende Erkrankungen, Ausleitungsmittel	improvisiert gut, Optimist, Besserwisser, egoistisch, ekelt sich vor Gerüchen, geruchsempfindlich, aufbrausend, explosiv, beruhigt sich schnell wieder, unruhig, nervös, übernimmt nicht gerne Verantwortung, **schmuddelig, unordentlich,** Kinder essen Popel, pingelig in Kleinigkeiten, vergesslich, Depression	unangenehmer Körpergeruch, schwach, träge, körperlich **warm,** auch wenn andere frieren, hitzig, streckt Füße aus dem Bett, gebeugte Haltung, frühstückt nicht, Schwäche durch Hunger, Stuhlgang treibt morgens aus dem Bett, braucht nicht viel Schlaf, Morgenmuffel, Mykosen, **Rötung** aller Körperöffnungen, **schmutzig** aussehende Haut, Absonderungen übel riechend, leckt Lippen hin und her, Rückenerkrankungen, linksseitige Beschwerden, Folge von Unterdrückung von Entgiftungsvorgängen, Impffolgen,	**frische Luft,** trockenes, warmes Wetter, Liegen, Rechtsseitenlage, Ausscheidungen	Hitze, schlecht gelüftetes Zimmer, **Baden, Waschen, Stehen,** Bücken, Bettwärme, Wolle, Berührung, Druck, beim Erwachen, 11 Uhr, Wintersonne, Alkohol, Milch, Zucker	Alkohol, fette, schwere Speisen, Süßes, Herzhaftes, Saures, Rohkost	Milch, Muttermilch, Eier, Leber, Oliven, Fleisch	11 Uhr, abends, nachts

Anhang

Tab. 14-1: Abkürzungen homöopathischer Arzneimittel

Abkürzung	homöopathischer Name	deutscher Name
abrot	Artemisia abrotanum Abrotanum	Eberraute
acet-ac	Aceticum acidum	Essigsäure
acon	Aconitum napellus	Eisenhut, Sturmhut
agn	Agnus castus	Mönchspfeffer
all-c	Allium cepa	Küchenzwiebel
alum	Alumina	Aluminiumoxyd, Tonerde
ant-c	Antimonium crudum	Spießglanz
ant-t	Antimonium tartaricum Tartarus stibiatus	Brechweinstein
apis	Apis	Honigbiene
apom	Apomorphinum hydrochloricum	Alakaloid aus Morphin
arg-n	Argentum nitricum	Silbernitrat, Höllenstein
arn	Arnica montana	Bergwohlverleih
ars	Arsenicum album	weißes Arsenoxyd
asar	Asarum europaeum	Haselwurz
aur	Aurum metallicum	Gold
bell	Belladonna	Tollkirsche
bell-p	Bellis perennis	Gänseblümchen
bor, borx	Borax veneta	Borax
bry	Bryonia alba	weiße Zaunrübe
calad	Caladium seguinum	giftiger Aron, Dieffenbachie, Schweigrohr
calc	Calcium carbonicum	Austernschalenkalk
calc-p	Calcium phosphoricum	Calciumphosphat, phosphorsaure Kalkerde
calen, calend	Calendula	Ringelblume
camph	Camphora	Kampfer
canth	Cantharis	spanische Fliege
caps	Capsicum	Cayennepfeffer, span. Pfeffer
carb-v	Carbo vegetabilis	Holzkohle
carc	Carcinosinum	Karzinom-Nosode
castor-eq	Castor equi	Pferdezehe
caul	Caulophyllum thalictroides	Frauenwurzel
caust	Causticum	Ätzkalk
cham	Chamomilla	Kamille
chel	Chelidonium majus	Schöllkraut

Tab. 14-1: Fortsetzung

Abkürzung	homöopathischer Name	deutscher Name
chin	China	Chinarindenbaum
cimic	Cimicifuga	Traubensilberkerze, Wanzenkraut
cocc	Cocculus	Kokkelskörner
coff	Coffea cruda	Bohnenkaffee, rohe Kaffeebaumfrucht
colch	Colchicum automnale	Herbstzeitlose
coloc	Colocynthis	Koloquinte
crot-h	Crotalus horridus	Waldklapperschlange
crot-t	Croton tiglium	Purgierbaum
cupr	Cuprum metallicum	Kupfer
dig	Digitalis purpurea	Fingerhut
dios	Dioscorea villosa	Yamswurzel
dol	Dolichos pruringens	Juckbohne
dulc	Dulcamara	Bittersüß
equis, equis-h	Equisetum hiemale	Schachtelhalm
erig	Erigeron canadensis	kandisches Berufskraut
euph	Euphrasia officinalis	Augentrost
ferr	Ferrum metallicum	Eisen
ferr-p	Ferrum phosphoricum	Eisenphosphat
gels	Gelsemium sempervirens	gelber Jasmin
ham	Hamamelis virginiana	Zaubernuss
hep	Hepar sulphuris calcareum	Kalkschwefelleber
hyper	Hypericum	Johanniskraut
ign	Ignatia amara	Ignazbohne
ip	Cephaelis ipecacuanha	Brechwurzel
kali-c	Kalium carbonicum	Kaliumcarbonat, Pottasche
kali-chl	Kalium chloricum	Kaliumchlorat
kali-p	Kalium phosphoricum	Kaliumphosphat
kali-s	Kalium sulphuricum	Kaliumsulfat
kreos	Kreosotum	Buchenholzteer
lac-c	Lac caninum	Rottweilermilch, Hundemilch
lac-d	Lac defloratum, Lac vaccinum defloratum	entrahmte Milch
lach	Lachesis	Buschmeisterschlange
lact-ac	Lacticum acidum, Acidum lacticum	Milchsäure
laur	Laurocerasus	Kirschlorbeer

Tab. 14-1: Fortsetzung

Abkürzung	homöopathischer Name	deutscher Name
led	Ledum palustre	Sumpfporst
lil-t	Lilium tigrinum	Tigerlilie, Türkenbundlilie
lob	Lobelia inflata	aufgeblasene Lobelie, Glockenblume
lyc	Lycopodium	Bärlapp, Kolben-/Keulenbärlapp
mag-c	Magnesium carbonicum	Magnesiumcarbonat, Magnesit, Bitterspat
mag-m	Magnesium muriaticum Magnesium chloratum	Magnesiumchlorid salzsaure Bittererde
mag-p	Magnesium phosphoricum	Magnesiumphosphat
med	Medorrhinum	Gonokokkeneiter, Nosode
merc	Mercurius solubilis Hahnemanni Mercurius vivus	Quecksilber
nat-m	Natrium muriaticum Natrium chloratum	Salz, Meersalz, Kochsalz Natriumchlorid
nat-s	Natrium sulphuricum	Glaubersalz, getrocknetes Natriumsulfat
nit-ac	Acidum nitricum, Nitricum acidum	Salpetersäure
nux-m	Nux moschata	Muskatnussbaum
nux-v	Nux vomica	Brechnuss
op	Opium, Papaver somniferum	Schlafmohn
petr	Petroleum	Petroleum
ph-ac,	Phosphoricum acidum Acidum phosphoricum	Phosphorsäure
phell, phel	Phellandrium aquaticum	Wasserfenchel
phos	Phosphorus	gelber Phosphor
phyt	Phytolacca decandra	Kermesbeere
plat	Platina, Platinum metallicum	Platin
podo	Podophyllum peltatum	Maiapfel
puls	Pulsatilla pratensis Pulsatilla nigricans	Küchenschelle, Osterblume, Wolfspfote, Wiesenanemone
pyrog	Pyrogenium	Nosode aus faulem Fleisch, künstliches Sepsin
ric	Ricinus communis	Christuspalme, Wunderbaum
rob	Robinia pseudacacia	Robinie, falsche Akazie
rhus-t	Rhus toxicodendron	Giftsumach
sab, sabin	Sabina	Sadebaum
sec	Secale cornutum	Mutterkorn

Tab. 14-1: Fortsetzung

Abkürzung	homöopathischer Name	deutscher Name
sep	Sepia succus Sepia officinalis	Tintenfisch
sil	Silicea terra	Kieselerde, Kieselsäure, Bergkristall
staph	Staphisagria Delphinium staphisagria	Rittersporn, Stephanskörner
stram	Datura stramonium Stramonium	Stechapfel
sul-ac	Sulphuricum acidum Acidum sulphuricum	Schwefelsäure
sulph, sulf	Sulphur lotum Sulphur sublimatum	Schwefelblüte
symph	Symphoricarpus racemosus	Schneebeere, amerik. Sandbeerbaum
tab	Tabacum Nicotiana tabacum	Tabak
thuj	Thuja occidentalis	Lebensbaum
tril, tril-p	Trillium pendulum Trillium erectum	Liliengewächs
tub	Tuberculinum	Tuberkulose-Nosode
urea	Urea pura	Harnstoff
urt-u	Urtica urens	Brennessel
ust	Ustilago maydis	Maisbrand (Pilz)
valer	Valeriana officinalis	Baldrian
verat	Veratrum album	weißer Nieswurz, Germer
vib, vib-o	Viburnum opulus	Schneeball
zinc	Zincum metallicum	Zink

Literatur

1. Augustin, Schmiedel „Praxis-Leitfaden Naturheilkunde", 2. Auflage 1994, Jungjohann Verlagsgesellschaft
2. Blasig-Jäger/Vint „Arzneimittelbeziehungen" 2. Aufl. 1999, Hahnemann Institut
3. Boericke „Homöopathische Mittel und ihre Wirkungen" 5. Auflage 1995, Verlag Grundlagen und Praxis
4. Enders, „Die homöopathische Frau", Auflage 1991, Haug-Verlag
5. Graf: „Homöopathie unter der Geburt", 2. Auflage, Spangsrade Verlag
6. Graf: „Praxis der Homöopathie, Bd. 1–7", Staude-Verlag
7. Graf: „Homöopathie und die Gesunderhaltung von Kindern und Jugendlichen", 1. Auflage 2003, Spangsrade Verlag
8. Graf: „Ganzheitliches Wohlbefinden – Homöopathie für Frauen", 4. Auflage 1996, Herder Verlag
9. Guernsey: „Homöopathie in Gynäkologie und Geburtshilfe", Auflage 1995, Similimum Homöopathische Literatur Aleksandar Stefanovic
10. Guernsey: „Homöopathische Behandlung bei Säuglingen und Kindern", Auflage 1996, Similimum Homöopathische Literatur Aleksandar Stefanovic
11. Hahnemann, „Organon der Heilkunst – aude sapere" 6. Auflage 1988, Haug-Verlag
12. Hahnemann „Die Theorie der chronischen Krankheiten" 3. Auflage 1999, Barthel & Barthel-Verlag
13. Haschenburger/Stratmann: „Arista Hilfsmittel während homöopathischer Behandlung", Vivanta-Verlag
14. Imhäuser: „Homöopathie in der Kinderheilkunde", 12. Auflage, 2000, Haug-Verlag
15. Jansen: „sythethic bedside repertory for gestation, childbirth and childbed", Auflage 1992, Merlijn Publishers Haarlem, Netherlands
16. Kents Arzneimittelbilder, 9. Auflage, 1996, Haug-Verlag
17. Kent: „Neue Arzneimittelbilder der homöopathischen Materia medica, 4. Auflage, 1997, Haug-Verlag
18. Mandl: „Arzneipflanzen in der Homöopathie", 2. Auflage 1997, Verlag Wilhelm Maudrich,
19. Morrison „Handbuch der homöopathischen Leitsymptome und Bestätigungssymptome", 2. Auflage
20. Nash: „Leitsymptome in der homöopathischen Therapie", 15. Auflage, 1989, Haug-Verlag
21. Pahlow: „Das große Buch der Heilpflanzen", 1993, GU-Verlag
22. Pennekamp: „Kinderrepertorium", 2. Auflage 1999, Pennekamp MDT-Verlag Osten-Isensee
23. RADAR 9.0 für Windows, Synthesis u. Pennekamp Repertorium
24. Rehmann: „Handbuch der homöopathischen Arzneibeziehungen", 2. Auflage, Haug Verlag
25. Roy: „Homöopathie für Mutter und Kind", 2. Auflage 1999, Goldmann-Verlag
26. Roy/Lage-Roy: „Homöopathischer Ratgeber Geburt" 4. Auflage 1999, Verlag Lage & Roy
27. Roy/Lage-Roy: „Homöopathischer Ratgeber Schwangerschaft" 4. Auflage 1999, Verlag Lage & Roy
28. Roy/Lage-Roy: „Homöopathischer Ratgeber Säugling", 2. Auflage 1998, Verlag Lage & Roy
29. Seideneder: „Mitteldetails der homöopathischen Arzneimittel Bd. 1–3", Similimum Homöopathische Literatur Aleksandar Stefanovic, Auflage 2000
30. Voegeli: „Leit- und wahlanzeigende Symptome der Homöopathie", 5. Auflage, 2002, Haug-Verlag
31. Vonarburg: „Homöotanik Band 1–3", Haug-Verlag 1997
32. Yingling: „Handbuch der Geburtshilfe", 1985, O.-Verlag
33. Mitschriften von Seminaren und Vorträgen u. a. von: Graf, Drähne, Weiland, Moses, Burger-Küchler, Vithoulkas, Roy, Lage-Roy
34. Internet-Recherche
35. Unterlagen der Deutschen Homöopathie-Union

Abbildungsnachweise

Abb. 6-2: Deutsche Homöopathie-Union, Karlsruhe

Abb. 13-1 bis **13-7**, **13-9** bis **13-16**, **13-18** bis **13-23**: Deutsche Homöopathie-Union, Karlsruhe

Abb. 13-8, **13-17**: ICA Stuttgart

Index

A

Abkühlung 121, 122, 195, 211, 221, 224
Ablehnen des Kindes 116, 117
Abmagerung 154, 162
Abneigung
- gegen Familie 44, 274
- gegen Partner 44, 46, 117, 164

Abort 36, 38, 74, 75, 76, 77, 78, 211, 213, 214, 218, 225, 235, 237, 241, 243, 245, 246, 249, 258, 260, 267, 272, 274
Abortneigung 42, 74f
Abortus imminens 37
Abortus incipiens 38, 43
Abrotanum 152, 154, 302
Absonderungen, unterdrückte 295
Abstillen 207
Abwärtsbewegung 135, 136, 156, 222
Abwärtsdrängen 44, 38, 85, 89, 115, 246
Aceticum acidum 302
Achsellymphknoten 202, 207, 266
Acidum phosphoricum 262
Acidum sulphuricum 305
Aconitum 39, 53, 75, 90, 98, 101, 110, 120, 122, 123, 124, 128, 129, 130, 131, 179, 183, 184, 210, 211, 215, 220, 260, 302
Adipositas 48, 54, 79, 102, 111, 136, 154, 160, 225, 269, 285
Adynamie 247
Ähnlichkeitsregel 3, 8
Aesculus 72
Agnus castus 201, 302

Akazie 304
Alkohol 54, 60, 80, 118, 248, 257, 258, 259, 263, 283
Allergie 183, 213, 284
Allium cepa 120, 121, 302
Alpträume 110
Alumina 47, 302
Amnioninfektionssyndrom 131, 249
Analfissur 158, 161, 162
Anämie 32, 33f, 41, 44, 54, 59, 72, 74, 107, 131, 228, 235, 255, 264, 274
Anamnese 17ff, 24, 144
- akut 120, 156, 211, 223, 271
- Säuglinge 19
Anaphylaktischer Schock 212
Angst 216
Antibiotika 118, 124, 128, 144, 167, 183, 186
Antimonium crudum 57, 302
Antimonium tartaricum 129, 130, 132, 302
Apathie 295
Aphthen 57, 59, 135, 136, 156, 157, 222, 226, 259
Apis 35, 36, 39, 54, 56, 75, 81, 82, 86, 90, 120, 152, 158, 179, 188, 189, 193, 212, 213, 220, 236, 256, 285, 302,
Argentum nitricum 120, 122, 139, 173, 240, 302
Ärger 39, 74, 76, 87, 139, 140, 141, 144, 161, 164, 165, 166, 180, 181, 184, 185, 193, 195, 201, 210, 223, 224, 231, 233, 234, 257, 259, 267, 273, 281
aristokratisch 216

Arnika 36, 39, 75, 83, 86, 90, 95, 98, 110, 127, 129, 130, 131, 169, 180, 182, 184, 189, 190, 194, 214, 215, 220, 221, 260, 261, 279, 285, 302
Aron 51
Arsenicum album 57, 129, 130, 180, 216, 219, 286, 302
Arzneimittel 10, 210ff
- Lagerung 11
- Verabreichungsformen 11
Arzneimittelprüfung 3, 8, 29, 143
Asarum europaenum 57, 302
Asphyxie 128, 131, 215, 227, 235, 249, 261
Aspiration 129
Atemnot 94, 106, 131, 211, 244
Atemstillstand 130, 261
Atemstörung 110, 116, 295
Atonie des Uterus 83, 84, 85, 88, 89, 97, 108, 117, 130, 178, 221, 231, 235, 246, 269
ätzend 37, 41, 45, 84, 88, 167, 185, 270
Ätzkalk 231, 302
Aufregung 185
Aufwärtsbewegung 156, 228
Augenentzündung des Neugeborenen 120f
Augentrost 121, 303
Aurum 173, 302
Ausfluss 47
ausgelaugt 33, 50, 59, 77, 78, 83, 88, 96, 106, 170, 175, 178, 181, 183, 245, 246, 247, 275
Austernschalenkalk 224, 302

Auswahl des Arzneimittels 17

B
Baldrian 305
Ballgefühl 38, 44, 49, 56, 61, 74, 78, 91, 94, 95, 97, 109, 117, 171, 183, 187, 274, 275, 276, 280
Bandagegefühl 34, 38, 44, 267
Bandgefühl um Uterus 111
Barbituratmissbrauch 88
Bärlapp 304
Beckenboden straff 239
Beine kreuzen 186
Beckenendlage 46, 123, 176, 227, 256, 269
Belladonna 12, 36, 39, 53, 76, 82, 86, 92, 95, 98, 102, 111, 120, 129, 130, 131, 140, 142, 166, 180, 184, 194, 195, 217f, 220, 221, 260, 261, 286, 302
Bellis perennis 72, 169, 195, 215, 220, 221, 287, 302
Benzingeruch 60, 62
berauschtes Aussehen 77, 93, 96, 98, 105, 241
Bergkristall 277, 305
Bergwohlverleih 214, 302
Berufskraut 303
Berührungsempfindlichkeit 32, 36, 39, 62, 75, 82, 83, 86, 87, 92, 94, 104, 106, 108, 123, 124, 127, 131, 139, 142, 160, 166, 180, 181, 194, 195, 211, 214, 215, 219, 223, 224, 239, 250, 272, 275, 277
Besenreiser 46
betäubt 137
Biene 212, 302
Bienenstich 189, 212
Bindegewebsschwäche 40, 44, 47, 52, 74, 164, 185, 225, 274
Bisse 55, 60, 73
Bittergurke 141
Bittersüß 202, 303

Blähbauch 137, 155
Blähungen 136, 138ff, 154, 155, 161
Blasenlähmung 90, 91, 217, 232, 260, 261
Blasensprung 112
Blasenverletzung 229
Blässe 41, 87, 137
Blumenduft 61
Blutgruppenunverträglichkeit 123
Blutungen 33 bis 44, 74, 76, 77, 78, 81, 82f bis 89, 95, 96, 97, 100, 108, 131, 175, 177, 215, 218, 219, 226 bis 231, 233, 235, 237, 244, 262, 265, 267, 271, 272, 282
Blutungsneigung 38, 42, 43, 55, 61, 73, 84, 88, 89, 97, 177, 235
Blutverlust 33, 34, 123, 135, 185, 234, 235, 280
Borax 135, 136, 156, 222, 228, 287, 302
Bradykardie 182
Braxton-Hicks-Kontraktionen 40, 76
Brechnuss 257, 304
Brechweinstein 302
Brechwurzel 244, 303
Brennen 42, 43, 86, 217
- zwischen Schulterblättern 84, 264
Brennessel 52, 202, 207, 305
Brustwarzen wund, siehe wunde Brustwarzen
Bryonia 39, 48, 57, 76, 86, 140, 166, 180, 184, 195, 196, 201, 220, 223, 224, 229, 287, 302
Buchenholzteer 59, 303
Buchführung, akkurate 216
Buddah-ähnliches Aussehen 136, 160
Buschmeisterschlange 248, 303

C
Calcium carbonicum 12, 13, 48, 54, 79, 102, 121, 127, 134, 140, 152, 156, 159, 160, 201, 215, 220, 224f, 227, 258, 268, 270, 288, 302
Calcium phosphoricum 134, 136, 152, 154, 227f, 288, 302
Calendula officinalis 159, 160, 228f, 288, 302
Camphora 129, 130, 302
Candidainfektionen 159, 160, 227
Cantharis 302
Capsicum 302
Carbo vegetabilis 130, 141, 302
Cardiainsuffizienz 143
Castor equi 190, 302
Caulophyllum 40, 76, 82, 93, 96, 102, 103, 112, 166, 169, 180, 185, 230f, 246, 288, 302
Causticum 231, 232, 289, 302
Cayennepfeffer 302
Chamomilla 36, 40, 76, 87, 98, 103, 104, 113, 123, 141, 156, 159, 161, 166, 170, 181, 185, 190, 201, 233, 234, 281, 289, 302
Chelidonium 123, 302
Cheyne-Stokes-Atmung 131
China 32, 36, 96, 104, 123, 131, 135, 163, 177, 185, 234f, 289, 302
Chinarinde 302
Chloasma 40, 185
cholerisch 116
Christuspalme 304
Cimicifuga 36, 40, 76, 93, 96, 104, 105, 114, 173, 181, 185, 236f, 290, 303
Cocculus 58, 303
Coffea 105, 170, 239, 290, 303
Cola 34, 177, 262, 265
Colchicum automnale 58, 303

Colocynthis 141, 142, 181, 281, 303
Commotio 130, 214, 215
C-Potenzen 9
Credé-Prophylaxe 120, 121, 256, 310
Crotalus horridus 83, 87, 290, 303
Croton tiglium 190, 303
Cuprum 79, 80, 131, 142, 170, 258, 303
Cyanose 129, 211, 249

D

Dammriss 229
Darmatonie 48
Datura stramonium 305
Dauerkontraktionen des Uterus 114, 115, 116
Delirium 111
Delphine 279
Demütigung 172, 175, 266
Depression 172, 173, 175, 225, 243, 248, 251, 255, 257, 267, 269, 274, 275, 282
desinfizieren 216
Deszensusgefühl 38, 43, 85
Diabetes mellitus 54, 59
Dieffenbachie 51
Digitalis purpurea 303
Dioscorea villosa 142, 303
D-Potenzen 9
Dolichos pruringens 51
Dosierungslehre 3, 10f
Druckgefühl 37, 44, 45, 102, 167, 171, 238, 267
Dulcamara 202, 303
dunkle Wolke 40
Durchnässung 165, 202, 274
durstlos 34, 36, 37, 43, 49, 50, 55, 61, 62, 73, 82, 84, 116, 121, 167, 170, 180, 182, 191, 212, 218, 241, 270
Dysurie 37, 87, 91, 262, 281

E

Eier 54, 58, 141, 226, 234, 248, 256

Eifersucht 175, 248, 256, 257, 269
eigensinnig 47, 164
Einschlafschwierigkeiten 161
Eisen s. Ferrum
Eisenhut 210, 302
Eisenpräparate 34, 47
eiskalt 34, 38, 43, 62, 78, 97, 108, 117, 141, 181, 182, 187, 195, 216, 227, 271, 272
– Getränke 37, 55, 61, 84, 264
– Haut 85, 167, 171
– Wasser 55, 61, 176, 177, 265
Eiterungen 176, 183, 277, 278, 279, 282, 284, 296
Eklampsie 40, 50, 76, 86, 107, 213, 218, 219, 233, 243, 249, 262
Ekzem 252, 284
empfindsam 42
Endometritis 167, 180, 181, 182, 183, 186, 187, 211, 213, 246, 249, 272, 283
Energie 161
entrahmte Milch 59
Entrüstung 141, 144, 175, 280, 281
Enttäuschung 96, 174, 175, 242, 266, 279, 281
Entwicklungsverzögerung 121, 136, 140, 154, 156, 160, 226, 256, 264, 278
Entzugserscheinungen 118, 240, 258
Equisetum 91, 303
Erbrechen der Muttermilch 134, 135, 226, 228, 278
Erigeron 37, 40, 77, 83, 87, 303
Erkrankungen 13, 176, 210, 218, 245, 260
– akut 12, 142, 220
– chronisch 12
ernst 137, 154, 161
Erregung 41

Erschöpfung 33, 36, 40, 44, 56, 62, 74, 76, 78, 80, 82, 83, 84, 87, 94, 95, 96, 99, 102, 103, 104, 108, 109, 112, 163, 164, 166, 175, 176, 180, 185, 214, 216, 225, 228, 230, 231, 235, 247, 248, 257, 258, 260, 262, 264, 274, 275, 277
erschreckt 115, 136, 154, 160
Erschütterung 36, 76, 82, 96, 130, 166, 180, 184, 194, 219, 220, 223
Erstanamnese 18
Erstverschlimmerung 10, 12, 13, 284
Erwartungsspannung 115, 247
Essig 56, 61, 220, 222, 250, 260, 276
Eugenische Kur 30
Euphrasia 121, 303

F

Fehleinstellung 93, 105, 114, 241
Ferrum metallicum 33, 72, 83, 87, 303
Ferrum phosphoricum 303
Fett 55, 60, 138, 144, 258, 259, 269, 271
Feuchtigkeit 78, 165, 177, 235
Fieber 36, 76, 82, 83, 91, 95, 102, 110, 130, 166, 167, 179, 180, 181, 182, 183, 184, 194, 195, 210, 211, 218, 219, 220, 224, 240, 242, 247, 260, 266, 270
Fingerhut 303
Fingerkrampf 79f
Flüssigkeitsverlust 163, 185, 234
Fluor 45
Frauenwurzel 230, 302
Freude 239
fröhlich bei Verstopfung 111
Froschlaich 143
Fruchtblase 93, 101, 105, 245, 246

Frühgeburt 105, 116, 122, 127, 129, 135, 137, 142, 144, 153, 154, 155, 161, 227, 230, 252, 256, 264, 278, 283
Furcht 114
– vor Nadeln 62, 178, 212, 277

G
Galaktorrhoe 202
Gangrän 272
Gänseblümchen 220, 302
Geburt 17, 18, 33, 37, 53, 59, 72, 73, 76, 78, 79, 82, 83, 84, 93, 95, 101, 102, 104, 105, 106, 107, 108, 119, 122, 123, 124, 128, 129, 130, 131, 134, 135, 143, 153, 166, 167, 169, 173, 180, 195, 201, 210, 211, 214, 215, 218, 221, 225, 227, 231, 233, 235, 236, 238, 241, 243, 244, 245, 246, 249, 252, 256, 258, 260, 261, 264, 267, 269, 272, 275, 281, 283
Geburtsschock 17, 122, 128, 129, 210, 211
Geburtsverletzung 95, 229
gedunsen 217
Gehirnblutung 130
gelähmt 41, 42, 114, 295
gelber Jasmin 303
Gelsemium 41, 77, 93, 94, 96, 98, 105, 114, 231, 240f, 260, 276, 291, 303
Genitalherpes 61
Genitalwarzen 45, 275, 276
Genussmittelabusus 42, 116, 154
geräuschempfindlich 57, 131, 156, 160, 162, 170, 238, 277, 295
gereizt 39, 44, 46, 164, 186
Gerinnungsstörungen 37, 43, 78, 83, 84, 87, 89, 117, 249, 250, 264, 272

Geruchsempfindlichkeit 58, 78, 275
Geschaukeltwerden 136, 154
Geschwätzigkeit 94, 106, 248
Geschwüre 88, 152, 154, 155, 156
Gestose 39, 86, 216
gestresst 55, 60, 73, 91, 107, 116, 118, 124, 128, 143, 153, 154, 157, 170, 258
Getragenwerden 161
Gewalt 176, 263, 274, 281
Gewichtsabnahme 33, 55, 60, 73, 255
gewissenhaft 216
Gewitter 221, 263, 274
Giftsumach 304
Glaubersalz 304
Globus hystericus 106, 181, 186, 243, 249
Glockenblume 304
glühende Kugel 266
Gold 173, 302
Gonorrhoe-Nosode 159
Graphites 190, 253, 271

H
Haarausfall 163ff, 226, 249, 252, 256, 262, 275, 283
Haarwuchs 45, 276
habitueller Abort 41
Hahnemann, Christian Friedrich Samuel 2
Halluzinationen 217, 218
Hamamelis 72, 83, 87, 303
Hämangiome 155
Hämatome 86, 95, 130, 157, 184, 214, 215, 221, 265
Hämorrhoiden 72f, 87
Harndrang 47, 50, 77, 90, 91, 93, 95, 96, 104, 107, 233, 258, 259, 281
Harninkontinenz 91, 232, 255, 259, 270, 275
Harnverhalt 90, 91, 211, 215, 216, 219, 232, 249, 252, 258, 259, 261, 269, 272, 280
Haselwurz 302

Hautausschlag 160
Heilungshindernisse 12, 15
Heilungsstörungen 155
Heißhunger 54, 55, 59, 60, 61, 152, 163, 228, 253, 255, 265, 272, 283
HELLP-Syndrom 264, 283
Hepar sulphuris 303
Hepatosplenomegalie 123, 131, 235
herabdrängend 44, 117, 186
Herbstzeitlose 58, 303
Heringsches Gesetz 10
Herzbeschwerden 44
Herzfehler 131
Herzklopfen 55, 94, 108, 211, 259, 265, 279
Herzschwäche 87
Hexenmittel 217
Hierarchie der Symptome 19
Hirnblutung 130, 131, 260, 264
Hirsutismus 276
Hitze 34, 36, 37, 38, 49, 53, 54, 55, 73, 76, 78, 82, 84, 95, 98, 102, 108, 121, 140, 160, 164, 167, 170, 174, 175, 181, 182, 183, 191, 195, 210, 218, 219, 220, 253, 265, 268, 269, 271, 278, 282
hochmütig 42
Hochpotenzen 6, 10, 12, 13, 210
Hohlkreuz 112
Hohlwarzen 189, 191, 192, 213, 278
Homöopathie
– Arzneimittel 10f, 210ff
– Entstehungsgeschichte 2
– Grundlagenforschung 4f
– Grundregeln 12
– Klinische Studien 4
Homöopathische Prophylaxe 29
Höllensteinstift 153, 154, 302
Holzkohle 141, 302
Hundemilch 303

Hunger 61, 62, 73, 135, 142, 143, 226, 252, 265, 276, 279, 282
Hydrozele 213, 259
Hydrophobie 176, 263
Hyperästhesie 86, 184, 218, 242, 248
Hypergalaktorrhoe 202
Hypericum 170, 175, 215, 280, 303
Hypertonie 50, 55, 60, 73, 107, 131, 173, 211, 249, 255, 269, 272, 282
Hyperventilation 93, 96, 101, 105, 108, 110, 216, 241, 243, 264
Hypoglykämie 42, 88
Hypotonie 114, 117
hysterisch 36, 76, 93, 96, 103, 104, 105, 113, 173, 210, 233, 237, 238, 241, 242, 243

I
Ignatia 96, 242f, 258, 291, 303
Ignazbohne 303
Ikterus 55, 60, 61, 122ff, 211, 235, 249, 252, 253, 258, 261, 264
Impffolgen 155
Impfungen 282
Indianer 230, 236
individuelles Krankheitsbild 3, 9
infizierte Wunden 187
Inkontinenz 91, 232, 255, 259, 270, 275, 276
inneres Brennen 187
Insektenstiche 213, 250
Interruptio 276
introvertiert 34, 50, 55, 60, 73, 107, 164, 174, 176, 245, 255, 265
Ipecacuanha 37, 41, 58, 59, 83, 87, 96, 244, 292, 303

J
Jasmin 240, 303
Johanniskraut 303

Juckbohne 51
Juckreiz 45, 51, 121, 124, 167, 189, 191, 192, 213, 276, 280, 281, 283, 284

K
kachektisch 43, 78, 89, 97, 167, 187, 271
Kaffee 53, 58, 60, 80, 128, 138, 220, 222, 231, 233, 234, 243, 253, 257, 258, 259, 260, 261, 266, 271, 303
Kaffeebaumfrucht 239
kaffeesatzartig 186
Kalium bromatum 173
Kalium carbonicum 33, 41, 50, 59, 88, 96, 106, 115, 245f, 170, 178, 181, 245ff, 292, 303
Kalium chloricum 156
Kalium phosphoricum 33, 247, 292, 303
Kalkschwefelleber 303
kälteempfindlich 179, 278
kaltschweißig 136
Kamille 233, 302
Kampfer 302
Katastrophen 114
Katermittel 259
Kathetrisierung 91, 281
Kelloide 229, 232
Kephalhämatom 127
Kermesbeere 207, 266, 304
Key-notes 29
Kieselerde 268, 277, 305
Kieselsäure 277
Kindbettfieber 166, 167, 179, 181, 182, 183, 184, 185, 223, 234, 269
Kindsbewegungen 46, 52, 75, 77, 214, 260, 275, 278
Kirschlorbeer 303
kitzelig 164
Klapperschlange 303
Klavikularisfraktur 226
klopfende Schmerzen 111, 184
Kloßgefühl 54, 243, 249
Knoten in der Brust 207

Knutschfleck 221
Koagel, 87
Kochsalz 254
Kohl 138, 140
Kokkelskörner 303
Koliken 123, 138ff bis 151, 153, 159, 219, 220, 226, 227, 228, 234, 236, 252, 253, 256, 258, 270, 271, 281, 283
Kollaps 33, 57, 58, 84, 88, 176, 258, 277
Komplementärmittel 12
Komplexmittel 29
Kondylome 73, 97, 264
Kontrolle 37, 46, 59, 77, 92, 98, 103, 105, 106, 108, 115, 164, 181, 225, 245, 246, 248, 267, 274, 280, 282
Kopfschweiß 48
Kopfverletzungen 124, 127, 130, 215
Krämpfe 294
Kraniotabes 135, 228
Kreislaufkollaps 130, 180, 216
Kreislaufschwäche 239
Kreißsaal 59, 75, 93, 103, 104, 105, 106
Kreosotum 37, 41, 59, 167, 185, 303
Krupp 211
Küchenschelle 304
Küchenzwiebel 120, 302
Kuhschelle 268
Kummer 34, 50, 53, 55, 57, 60, 73, 74, 96, 107, 154, 162, 164, 166, 167, 173, 174, 182212, 242, 243, 254, 255, 256, 259, 262, 269, 280
Kupfer 303

L
Lac caninum 202, 207, 303
Lac defloratum 59, 303
Lachesis 73, 94, 106, 123, 129, 130, 131, 174, 181, 186, 191, 220, 235, 248f, 293, 303

Lacticum acidum 59, 303
Lähmungen 231, 232
Laktationsprobleme 193ff
Lampenfieber 55, 60, 240
launisch 117
Laurocerasus 131, 303
Läuse 280
Lebensbaum 153, 305
Lebenskünstler 164, 281
Lebensmittelvergiftung 217
Lebermittel 142, 143
lebhaft 136, 154, 162
lebhafte Kindsbewegungen 42
Ledum 215, 221, 303
Leeregefühl 37, 55, 56, 57, 61, 73, 183, 243, 276, 283
Leistenbruch 154, 155
Lilium trigrinum 167, 186, 304
livide 131, 181, 249, 271
LM-Potenzen 15
Lobelia 304
Lochialstau 165ff, 170, 171, 174, 181, 182, 211, 223, 249, 269, 272
Lokalsymptome 24
loslassen 111, 115
Luftzug 59, 121, 246, 257
Lycopodium 42, 48, 55, 59, 73, 77, 107, 115, 123, 135, 137, 142, 143, 153, 154, 159, 161, 163, 191, 202, 227, 250f, 257, 258, 259, 293, 304

M

Magnesium carbonicum 143, 304
Magnesium muriaticum 143, 304
Magnesium phosphoricum 80, 143, 253, 294, 304
Magnesiumchlorid 143, 304
Maiapfel 304
Maisbrand 305
Manillenbeschwerden 188f
marmoriert 141, 269, 271

Mastitis 193ff, 213, 215, 219, 223, 226, 237, 252, 266, 270, 275, 276, 278, 283
Materia medica 29
Medikamente 18, 59, 106, 118, 119, 128, 237, 248, 257, 258, 282
Medorrhinum 159, 161
Mekoniumabgang, verzögerter 127
Mercurius 156, 304
Meteorismus 42, 115, 137, 154, 161
Milchfluss 200f, 207
Milchgänge 191
Milchmangel 201, 202
Milchmenge 200f
Milchsäure 59, 303
Milchstau 193ff, 223, 266, 276
Milchunverträglichkeit 111
Minderwertigkeitskomplex, 163
Missbrauch, sexueller 266, 276, 280
Misstrauen 40, 93, 94, 104, 114, 174, 237, 238, 248, 251, 273
Mitgefühl 231
Mittelgabe, Reaktionen 15
mittlere Potenzen 9
Möhren 135, 138, 142
Mönchspfeffer 201, 302
Mondschein 57
Morgenmuffel 55, 60, 73, 164, 251, 253, 257, 282
Muriaticum acidum 156
mürrisch 57, 58, 76, 107, 144, 160, 163, 166, 167, 180, 190, 195, 222, 223, 230, 231, 235, 236, 255, 268, 270
Mundsoor 155f
Muskatnussbaum 304
Muskelkrämpfe 38, 44, 80, 243, 254
Muskelriss 229
Mutter-Kind-Beziehung 202, 207
Mutterkorn 271, 304

Muttermilch 54, 55, 56, 57, 59, 61, 135, 138, 142, 191, 193, 194, 195, 201, 211, 224, 226, 228, 234, 249, 256, 262, 264, 266, 272, 275, 283, 303
– läuft von selbst 201
Muttermilchunverträglichkeit 143
Muttermundsbefund 33, 85, 92ff, 101, 102, 103, 104, 105, 106, 107, 108, 109, 211, 214, 231, 233, 238, 241, 252, 258, 272, 275
Muttermundslippe 92, 94, 109, 117, 275

N

Nabel 83, 131, 135, 152, 153, 182, 226, 228
Nabelbluten 153, 154, 155, 226
Nabelbruch 152, 153, 154, 155, 226, 228, 258
Nabelgranulom 152, 153, 154, 155, 226, 228
Nabelprobleme 152f
Nabelschnurblutnusoden 30
Nachgiebigkeit 47, 116
Nachtmensch 161, 164, 187
nachtragend 174, 254, 282
Nachwehen 169f
Nackenkopfschmerz 114
Nadelstiche 47, 94, 109, 117, 164, 275
Narkose 94, 108, 124, 181, 249, 267
Narkotika 105, 118, 119, 128, 233, 258, 295
Nasenbluten 37, 84, 88, 265
Natrium muriaticum 32, 33, 50, 51, 55, 60, 73, 107, 121, 153, 154, 160, 162, 164, 254f, 294, 304
Natrium sulfuricum 124, 127, 304
Neugeborenen-Asphyxie 217
Neuralgien 239
Niednägel 255, 279, 284

Niereninsuffizienz 217
Nieswurz 176, 305
Nikotin 257, 258
Nitricum acidum 84, 88, 160, 162, 167, 186, 304
NSU 123, 130, 131
Notfälle beim Neugeborenen 128ff
Nuckelkind 135, 253
Nux moschata 84, 88, 153, 155, 304
Nux vomica 42, 48, 55, 73, 77, 78, 80, 96, 97, 107, 116, 118, 124, 128, 131, 143, 153, 154, 170, 236, 257f, 269, 271, 295, 304

O

Obstipation 47f
Ödeme 33, 34, 36, 37, 39, 41, 49, 50, 55, 59, 60, 73, 77, 82, 115, 130, 131, 173, 189, 212, 213, 216, 255
Ohnmacht 32, 33, 34, 37, 38, 41, 44, 58, 83, 87, 94, 100, 104, 106, 107, 108, 110, 113, 114, 116, 117, 170, 176, 181, 185, 235, 238, 243, 244, 245, 249, 258, 270, 272, 275
Ohnmachtsneigung 33, 36, 38, 96, 178, 223, 235, 274
Ohrensausen 36, 83, 87, 185, 235
Oligurie 36, 39, 82, 86, 213
Operationen 175, 214
Opiate 118, 124, 131, 137
Opisthotonus 130, 261, 272
Opium 42, 48, 53, 91, 119, 124, 128, 131, 135, 137, 210, 215, 260f, 295, 304
Optimist 164

P

Panaritium 279
Panik 39, 40, 53, 74, 75, 90, 101, 110, 129, 176, 184, 210, 211, 214
Papaver somniferum 260
Parästhesien 43, 117, 271

Pavian-Po 161
perfektionistisch 57, 163, 164, 174, 180, 216, 255, 256, 257
Periodizität 57, 235, 258
Petroleum 60, 304
Pfeffer 54, 302
Pferdezehe 190, 302
pflegeleicht 154, 160
Phellandrium 191, 304
Phosphor 34, 37, 42, 55, 61, 84, 88, 108, 124, 177, 215, 249, 263f, 270, 296, 304
Phosphoricum acidum 177, 262, 295, 304
Phosphorsäure 262, 304
Phosphorus s. Phosphor
Phytolacca 191, 195, 207, 221, 266f, 296, 304
Piercing 176
Pigmentierung 94, 109, 178, 274
Pigmentveränderungen 45, 52, 56, 62, 74, 117, 183
Piranha 137
Placebo 12
Placenta praevia 40
Platinum 34, 42, 108, 175, 266, 296, 304
Plazentablutnosoden 30
Plazentainsuffizienz 78, 107, 108, 117, 130, 217, 272
Plazentaretention 84, 95f, 219, 231, 243, 275
plötzlich 36, 38, 39, 75, 76, 80, 82, 84, 86, 102, 105, 110, 111, 128, 130, 140, 143, 176, 181, 184, 194, 210, 211, 212, 218, 222, 241, 251
Podophyllum 304
Pollakisurie 40
Polypen, 47
Potenz, Auswahl 13
Potenzierung 3, 9, 15
Pottasche 245, 303
Präeklampsie 216
Prolaps 73, 168, 171, 183, 220, 225, 259, 274, 275, 276

Proteinurie 49, 50, 55, 60, 73, 213, 235, 255, 262, 264
Pruritus s. Juckreiz
psychische Symptome wechseln mit körperlichen ab 37
Psychische Veränderungen 172ff
Psychose 172, 175, 176, 219, 267
Ptosis 41, 77, 91, 96, 98, 105, 114, 232, 241, 242, 274, 276
Pulsatilla 12, 37, 38, 43, 48, 50, 53, 55, 61, 73, 78, 84, 88, 97, 102, 103, 108, 116, 120, 121, 144, 167, 170, 175, 180, 182, 186, 191, 202, 207, 230, 258, 268f, 297, 304
Pulsationsgefühl 45, 53
Purgierbaum 303
Purgierkörner 190
Pyrogenium 187, 304

Q

Q-Potenzen 13
Quarz 277
Quecksilber 304
Quecksilbermissbrauch 296
Quetschung 189, 194, 221, 223

R

Rachitis 226, 264, 277
Räusperzwang 232
Reaktionsmangel 295
Redefluss 114, 186
Reisekrankheit 57, 58, 217
Reiseobstipation 48
Reißblei 190
Reizbarkeit 44, 112, 117
Rekonvaleszenz 228, 235, 277
Repertorisierung 25f
Rhus toxicodendron 43, 78, 215, 221, 304
Ricinus communis 202, 304
Rigidität 245
Ringelblume 228, 302

Rittersporn 279, 305
Robinia 304
Roemheld-Syndrom 60, 252, 258, 259
Rosskastanie 72
rothaarig 34, 37, 84, 228, 264
Rücken 38, 77, 83, 93, 97, 101, 102, 105, 106, 107, 108, 170, 189, 190, 191, 215, 224, 231, 238, 241, 246, 247, 258, 259, 266, 271, 275, 276, 283
Rückenschmerzen 33, 36, 37, 38, 40, 41, 43, 50, 59, 72, 77, 88, 94, 96, 106, 107, 108, 109, 111, 115, 170, 178, 181, 245, 246, 247, 258, 259, 264, 270, 275
Rückwärtsbeugen 111
Ruhelosigkeit 36, 50, 76, 101, 216

S

Sabina 43, 84, 89, 97, 304
Saccharum lactis 12
Sadebaum 304
Säfteverlust 104, 131, 137, 177, 235, 274
Salatsoße 56
Salpetersäure 84, 167, 304
Salz 50, 181, 242, 247, 254, 266, 304
Salzige Nahrung 55, 60, 73, 256
Salzsäure 156
Sandbeerbaum 305
sanft 163
sauer/Saures 54, 55, 56, 59, 61, 62, 78, 117, 141, 143, 144, 159, 226, 227, 272, 275, 276, 283
Saugreflex 136, 137
Schachtelhalm 303
scharf 37, 45, 59, 83, 106, 156, 158, 159, 166, 167, 182, 190, 192, 246, 270, 278, 279, 282
Scheintod 219

schimpfen 36, 40, 76, 87, 98, 103, 170, 176, 190, 233, 251, 257
Schlaflosigkeit 52f, 239
Schlafmohn 260, 304
schläfrig 42, 59, 76, 77, 86, 88, 93, 105, 119, 124, 128, 134, 135, 137, 241, 259
Schlaganfall 295
Schluckauf 294
schmerzempfindlich 164, 185
schmerzunempfindlich 48
schmuddelig 164
Schneeball 305
Schneebeere 62, 305
schneidende Schmerzen 41
schnelle Geburt 115
Schnittverletzungen 176, 280, 281
Schock 17, 42, 53, 74, 90, 91, 110, 124, 128, 129, 130, 131, 135, 166, 175, 210, 212, 243, 250, 260, 266
Schöllkraut 302
Schreck 35, 36, 37, 41, 47, 53, 61, 74, 75, 76, 77, 90, 91, 129, 130, 135, 139, 166, 176, 184, 210, 211, 212, 223, 237, 241, 260, 261
schreckliche, traurige Ereignisse 111
Schreikind 118, 123, 124, 137, 142, 143, 153, 154, 161
Schrunden 88
schüchtern 47, 164
Schulterblätter 88, 191
Schussverletzungen 229
Schüttelfrost 32, 93, 104, 110, 180, 181, 183, 185, 224, 238, 260, 266
Schwäche 32, 33, 34, 36, 38, 40, 41, 43, 44, 45, 50, 54, 55, 56, 61, 62, 72, 74, 78, 82, 83, 84, 87, 88, 91, 93, 95, 99, 102, 103, 106, 107, 108, 111, 115, 130, 135, 137, 152, 163, 164, 166, 167, 175, 176, 177, 178, 180, 187, 215, 216,
221, 222, 225, 226, 229, 230, 231, 234, 235, 241, 243, 245, 246, 247, 248, 252, 256, 258, 259, 262, 264, 265, 274, 275, 277, 282, 283
Schwall 35, 36, 37, 81, 82, 83, 84, 87, 88, 89, 264
schwammig 44, 89
Schwangerschaft 33, 52, 54, 60, 62, 72, 73, 76, 84, 105, 106, 107, 118, 119, 122, 131, 139, 143, 167, 172, 173, 175, 176, 211, 214, 218, 221, 223, 225, 230, 233, 237, 241, 243, 244, 246, 249, 252, 258, 261, 262, 267, 269, 270, 274, 276, 280, 282
schwarze Wolke 185
Schwarzsehen 37, 40, 76, 96, 104, 173, 237
Schwefelblüte 281, 305
Schwefelsäure 157, 305
Schweiß 41
Schweregefühl 39
schwerfällig 111
Schwindel 58, 62, 225, 226, 235, 240, 264, 272
schwitzen 154
Secale 38, 43, 78, 85, 89, 97, 108, 117, 167, 170, 182, 183, 187, 271f, 297, 304
Sectio 106, 107, 108, 119, 123, 128, 129, 176, 246, 260, 267, 275
Seekrankheit 60, 61, 62
Selbstbewusstsein 77, 225, 268, 277
Sensibilitätsstörungen 78, 167, 272
Sepia 38, 44, 52, 56, 61, 62, 73, 74, 78, 79, 92, 94, 109, 117, 124, 164, 168, 171, 175, 178, 183, 187, 191, 224, 236, 253, 258, 259, 269, 271, 273f, 298, 305
Sepiasattel 45, 78, 94, 109, 168, 171, 183, 274

Sepsis 131, 174, 179, 180, 183, 187, 216, 229, 249, 264
Seufzen 96, 173, 210, 227, 237, 238, 242, 243
sexuelles Verlangen 175, 250, 264, 267
SGA 78, 117, 118, 122, 127, 130, 135, 137, 139, 142, 144, 153, 154, 155, 161, 217, 252, 272, 278
Sickerblutung, 44
Silbernitrat 120, 302
Silicea 12, 62, 121, 127, 135, 136, 143, 153, 155, 164, 178, 192, 228, 253, 261, 268, 271, 277f, 282, 298, 305
Sodbrennen 54, 55, 56, 59, 61, 62, 116, 226, 269
Sommersprossen 109, 249, 265, 274, 276, 284
Sonne 55, 73, 108, 220, 256, 269, 274
Soor 155, 156, 157, 159, 161, 222, 227, 264, 283
Sorge 114
spanische Fliege 302
spastische Kontraktion 114
Speichelfluss 54, 58, 59, 62, 156
Spießglanz 302
Spinat 161
Splitter 277
Staphisagria 91, 144, 175, 176, 215, 221, 279f, 299, 305
Staphylokokkeninfektion 162
Stechapfel 176, 217, 305
Stein 58, 195
Stephanskörner 279, 305
Stephanskraut 279
Sterbephase 216
Stiche 117
Stillprobleme 127, 135, 153, 191, 275, 278
Stimulanzien 55, 117, 242, 257, 258, 259, 274

Stirnrunzeln 42, 118, 135, 137, 142, 153, 154, 159, 161, 252, 274
Stramonium 176, 305
Streptokokkeninfektion 39, 49, 76, 86, 213
Stress 42, 77, 107, 143, 253, 257, 258, 294
Stomatitis 155f
Stuhl scharf 161
Stuhldrang 55, 60, 73, 77, 80, 90, 95, 96, 100, 107, 116, 118, 124, 128, 143, 170, 258, 259, 261
– ohne Erfolg 48
Subinvolutio 38, 166, 168, 170, 171, 178, 179ff, 219, 246, 256, 272, 275
Sulphur 62, 120, 122, 124, 128, 144, 157, 160, 162, 183, 187, 192, 202, 211, 221, 281f, 300, 305
Sumpfporst 303
Symphoricarpus 62, 305

T
Tabak 60, 61, 62, 259, 305
Tachykardie 39, 44, 216
Tachypnoe 39
Taubheitsgefühl 34, 43, 78, 117, 187, 267, 295
Terminüberschreitung 104, 114, 237, 270
Thrombopenie 55, 61, 264, 265
Thuja 100, 153, 155, 252, 253, 305
tiefe Potenzen 9
Tigerlilie 304
Tintenfisch 273, 305
Todesangst 39, 94, 95, 100, 107, 108, 109, 110, 117, 184, 210, 211, 216, 237, 238, 239, 267
Todesnähe 143
Tokolyse 105, 118, 119, 258
Tollkirsche 217, 302
Tonerde 302

Tränengangsstenose 120, 121, 137, 153, 155, 226, 278
Transfusionssyndrom 131
Traubensilberkerze 236, 303
Trauer 164
Trauma 39, 75, 82, 86, 90, 110, 180, 184, 189, 195, 214, 215, 221, 227, 261
traumatische Geburt 136
Träume vom Fallen 47
Traurigkeit 50, 55, 60, 73, 107, 172, 174, 213, 237, 243, 255
Trillium pendulum 44, 305
Trinkprobleme 134ff bis 137
trockene Schleimhäute 50, 58, 59, 60, 140, 166, 180, 223
Trockenheit 39, 48, 58, 76, 86, 184, 195, 201, 210, 223, 224, 255, 276
Trost 116
Tuberculinum 305
Tuberkulose-Nosode 305
Türkenbundlilie 304

U
Übelkeit 19, 37, 38, 41, 54, 56 bis 71, 82, 83, 87, 95, 96, 100, 173, 223, 225, 233, 237, 238, 244, 246, 252, 258, 259, 269, 270, 274, 275, 278, 279, 280, 282
– und Erbrechen 56
Überanstrengung 35, 37, 38, 39, 40, 43, 44, 74, 75, 76, 77, 78, 80, 82, 86, 87, 88, 89, 91, 110, 184, 189, 214, 215, 223, 253, 254, 258
überdreht 239
überempfindlich 37, 42, 55, 59, 60, 61, 78, 82, 84, 86, 91, 98, 102, 104, 105, 107, 111, 116, 130, 140, 153, 154, 159, 161, 163, 166, 167, 170, 184, 185, 186, 222, 234, 235, 237, 238, 239, 242, 257, 258, 275, 280, 282

Überstrecken 138, 140, 142, 143
Ulcus cruris 230
unerträglich 40, 60, 87, 94, 96, 98, 102, 103, 105, 107, 113, 161, 166, 169, 170, 185, 190, 233, 234, 252
Ungerechtigkeit 231
unordentlich 202
Unruhe 33, 53, 75, 76, 90, 93, 95, 96, 107, 110, 115, 130, 143, 144, 180, 210, 211, 214, 231, 267
Untersuchung, schmerzhaft 98
unzufrieden 46, 116, 154, 161
Urtica urens 52, 202, 207, 305
Urtikaria 51, 52, 164
Ustilago 44, 85, 89, 305
Uterusatonie s. Atonie

V
Vaginalmykosen 45, 52, 276
Valeriana 305
Varikosis 42, 43, 46, 50, 72, 73, 77, 78, 83, 87, 88, 174, 221, 250, 252, 269, 274
VBS 116
Veratrum album 176, 305
Verätzung 154
Verbrennungen 230, 231
vergeblicher Stuhldrang 48
Vergiftung 130, 210, 216
verkleppern 183
verlassen 268, 270, 277
Verletzungen 36, 72, 74, 75, 90, 108, 123, 127, 130, 169, 170, 194, 214, 215, 221, 223, 225
Verletzungsschock 295
vernünftig 164
verschlossen 47
verschluckt Wörter 47
Verstauchungen 43
verweigert Brust 137, 222, 249, 256, 262
verweigert Muttermilch 134, 135, 226, 283

Viburnum opulus 44, 305
Virusgrippe 41
Vitiligo 109, 255, 274, 276
Völlegefühl 55, 58, 59, 60, 62, 236, 253
Vollmond 259, 264
vorzeitige Wehen 74f, 116

W
Wadenkrämpfe 52, 79, 80, 107, 108, 116, 254, 258, 284
Wanzenkraut 236
Warzen 47, 91, 97, 155, 229, 231, 276
Waschen 62, 122, 157, 160, 282, 284
Wasserfenchel 191, 304
Wasserlassen 114
Wassersäckchen 41, 50, 59, 83, 88, 96, 106, 115, 170, 178, 181, 246
wechselhaft 56, 78, 167, 186, 207, 268, 269
Wehenschwäche 112, 115
Wehenstörung 99ff bis 117
weinerlich 34, 43, 84, 97, 116, 167, 175, 182, 269, 270
weint 45, 49, 50, 53, 55, 56, 60, 61, 73, 78, 107, 108, 119, 128, 135, 142, 144, 168, 182, 191, 210, 212, 251, 252, 264, 265, 268, 270, 274
Wertigkeit 25
Wiesenanemone 268, 304
wildes Fleisch 154
Windeldermatitis 158ff bis 162, 227, 228, 252, 283
Wirkungsdauer 15
Wochenbettdepression 167, 171, 174, 178, 238, 246, 275
Wochenflussstau siehe Lochialstau
Wolken 53, 173, 237
Workaholic 42, 44, 77, 78, 187, 255, 257
wuchernden Narben 229

Wucherungen 47
wund machend 37, 45, 59, 121, 159, 166, 167, 168, 182, 183, 187, 227, 234, 264, 270, 276, 279, 282
wunde Brustwarzen 190, 191, 192, 194, 215, 229, 252, 266, 278
Wunden 37, 124, 159, 160, 180, 182, 190, 249, 250, 265, 272, 277, 279, 280
Wunderbaum 202, 304
Wundheilung 227, 277
Würde 175, 266, 273, 279

Y
Yamswurzel 142, 303

Z
Zähneklappern 93, 96, 105, 241
Zahnung 160
Zahnwurzelvereiterung 278
Zaubernuss 72, 303
Zaunrübe 223, 302
Zehenkrämpfe 79f
Zerschlagenheitsgefühl 75, 78, 86, 100, 110, 169, 180, 184, 189, 194, 214, 215, 221, 241, 278
Zervixinsuffizienz 41, 44, 77, 78, 275
Zervixriss 229
Ziegelmehlsediment 142, 252
Zincum metallicum 305
Zink 305
Zittern 36, 62, 76, 82, 93, 94, 96, 97, 102, 104, 105, 108, 109, 110, 112, 114, 117, 124, 130, 180, 185, 216, 231, 237, 240, 241, 257, 260, 275, 280
Zorn 36, 39, 40, 74, 76, 78, 87, 123, 139, 141, 144, 161, 166, 181, 223, 233, 234, 244, 259, 273, 281
zugluftempfindlich 47, 164, 278

Zusammenkrümmen 104, 138, 140, 141, 142, 236, 238, 253, 254, 259

Zusammenzucken 50, 130, 247

Zyanose 130, 131, 215, 250, 261

Zystitis 50, 269, 281

Die Autorinnen

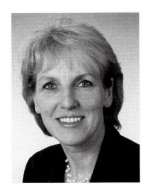

Ingrid Revers-Schmitz

ist seit 1979 Hebamme und seit 1998 Heilpraktikerin. Die ersten „homöopathischen Schritte" machte sie im Januar 1990 bei Dr. Friedrich Graf. Es folgte eine gründliche 2jährige Homöopathie-Ausbildung sowie zahlreiche Fortbildungen, Seminare, Vorträge (u. a. bei Graf, Drähne, Vithoulkas, Roy) und eine jahrelange Teilnahme an homöopathischen Arbeitskreisen bzw. Supervision.

Seit 2002 führt sie homöopathische Fortbildungsseminare für Hebammen und Frauenärzte durch.

Neben ihrer Teilzeittätigkeit als Hebamme im Kreißsaal arbeitet sie freiberuflich als Hebamme und seit 6 Jahren auch in der eigenen homöopathischen Praxis.

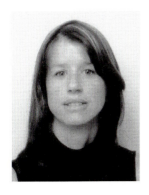

Sabine Nitz-Eisendle

ist Krankenschwester und Hebamme. In ihrer Diplomarbeit für das Hebammenexamen (2002) an der Landesfachhochschule für Gesundheitsberufe in Bozen/Südtirol befasste sie sich mit dem Thema Homöopathie in der Geburtshilfe. Für diese Arbeit erhielt sie den 2. Preis bei der ersten Verleihung des Justina-Siegemund-Preises des Hippokrates Verlags.

Seit 2005 arbeitet sie als Klinikhebamme in Wien.